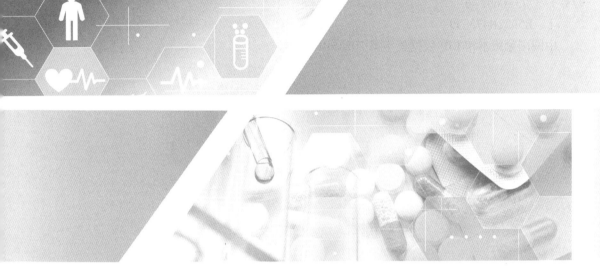

老年医疗康复与护理

主 编 刘永瑞 葛开发 张会聪

郑州大学出版社

图书在版编目(CIP)数据

老年医疗康复与护理／刘永瑞，葛开发，张会聪主编． -- 郑州：郑州大学出版社，2024.11． -- ISBN 978-7-5773-0692-6

Ⅰ．R592;R473.59

中国国家版本馆 CIP 数据核字第 20245BR311 号

老年医疗康复与护理

LAONIAN YILIAO KANGFU YU HULI

策划编辑	薛　晗	封面设计	王　微
责任编辑	薛　晗	版式设计	王　微
责任校对	董　珊　马锦秀	责任监制	朱亚君

出版发行	郑州大学出版社	地　　址	郑州市大学路 40 号(450052)
出版人	卢纪富	网　　址	http://www.zzup.cn
经　销	全国新华书店	发行电话	0371-66966070
印　刷	河南印之星印务有限公司		
开　本	787 mm×1 092 mm　1/16		
印　张	20.5	字　　数	463 千字
版　次	2024 年 11 月第 1 版	印　　次	2024 年 11 月第 1 次印刷

书　号	ISBN 978-7-5773-0692-6	定　价	79.00 元

编审委员会

作者名单

主　编　刘永瑞　葛开发　张会聪

副主编　李　彤　杨　宁　蔡　琛　王　艳　杜　静

编　委　司新艳　杨　柳　张　晴　陈瑞敏　王　芳

　　　　简　妮　赵玉伟　王玉杰　吕　靖　高亚茹

　　　　张　佩　陈婉莹　郭　倩　李梦博　孙　艳

　　　　苏　慧　孙晓东　张晓非　王瑞遵　蒋重阳

　　　　王小雯

前　言

　　人口老龄化是 21 世纪全世界面临的重大挑战,近十年来,我国人口老龄化的速度迅猛,老龄人口呈现基数大、增长快、高龄化的特点,老年人的身心健康问题也越来越突出,需要更多的医疗和护理,随之而来的是老年康复医疗服务供需矛盾突出。如何提高广大康复与护理人员的老年照护能力和专科水平,满足老年人日益增长的医疗护理服务需求,是摆在我们面前一个迫切需要解决的问题。

　　我们在广泛查阅国内外文献与最新研究进展的基础上,聚焦老年医疗康复与护理新理念及康复诊疗技术,精心组织撰写了本书,旨在提高老年医疗康复与护理服务质量。本书首次阐述老年医疗康复与护理新理念、新模式及老年生活方式,通过真人演示,使居家照护指导流程更贴近临床真实场景。全书共分为九章,分别为老年医疗康复与护理相关概念、功能状态评定、老年常用康复治疗技术、中医特色疗法、常见老年疾病诊疗与护理、老年安全风险防范、老年生活方式与管理、居家照护指导技术及老年安宁疗护,同时文后附有丰富的、实用性强的各类评估量表及操作流程二维码,方便对老年人进行全面评估。此外,书中还总结了老年常见疾病的诊治要点,方便读者对相关内容进行回顾。本书内容丰富,深入浅出,实用性强,内容紧密结合临床实际,图文并茂,可为广大老年医疗康复与护理工作者提供专业指导。

　　本书在编写过程中,各位编者付出了辛勤的劳动,郑州市老年医疗康复护理服务质量控制中心专家成员和郑州大学出版社给予了大力支持和帮助,在此一并表示衷心的感谢!本书编者均工作在临床一线,由于水平和经验有限,书中如有疏漏和缺陷之处,敬请广大读者批评指正!老年医疗康复与护理是一项崇高的事业,任重而道远,让我们携手并进,共同创造老年医疗康复与护理更美好的明天。

编者

2024 年 3 月

目录 CONTENTS

第一章

老年医疗康复与护理相关概念

第一节 老年医疗康复与护理内容

老年医疗康复与护理是指为长期卧床、慢性病、生活不能自理的老年患者,以及其他需要长期护理服务的老年患者,提供医疗护理、康复促进、健康评估、健康管理、医养服务、照护服务、安宁疗护与人文关怀等服务的医疗、康复及护理措施。

老年护理学起源于现有的护理理论和社会学、生物学、心理学、健康政策等学科理论。老年护理学涉及的护理范畴广泛,包括评估老年人的健康和功能状态,制订护理计划,提供有效护理和其他卫生保健服务,评价护理效果等;强调维持和促进健康,治疗和康复,预防和控制由急、慢性疾病引起的残疾,协助自理和慢性病管理,为衰弱和自理能力缺失的老年人提供医疗护理服务、姑息治疗和临终关怀等连续护理服务。

老年护理有着特定含义,是指为老年人提供医疗护理、预防保健、精神慰藉、康复娱乐等一系列服务,以促使其达到最佳的身体、心理、社会功能状态。因此,老年护理工作有其特殊的规律和专业的要求:老年人的患病基础是组织器官在形态及生理功能上发生衰老变化,社会心理上存在不稳定因素;老年人患病率高,常多病共存,多属慢性疾病,具有发病较隐匿,进展较缓慢,症状不典型,并发症多而凶险,药物敏感性差、不良反应大,预后差,死亡率高,致残率高等特点,故将老年病的早期治疗、综合治疗、药物调理、身心护理及功能康复有机结合,并将预防保健与抗衰老措施合理搭配,是当前社会和医学所需求和希望的,也是能更丰富医学学科的内涵建设和发展的。因此,老年医疗康复与护理有其特殊性。

一、老年医疗康复与护理评估

1. 功能评估 患者入院时的功能状态与其发生不良事件(包括再入院和死亡)的风险相关,入院时功能评估适用于所有老年患者,用于评估其日常生活活动(ADL)和工具性日常生活活动(IADL)。

2. 认知功能评估 在患者入院时和住院期间定期评估其认知非常重要。如老年患者易发生谵妄,可通过拉姆齐镇静(RASS)评分来评估其镇静程度,评分>+1 或<-1 时,

再结合临床表现,基本可诊断为谵妄,其特异性为99%。预防谵妄,并在谵妄发展时立即识别谵妄,有助于降低发病率,并减缓患者的痛苦。

3.疼痛评估　疼痛是许多老年患者的常见症状。护理时尤其需要考虑疼痛对老年患者日常功能的影响,以及对患者当前表现的影响。疼痛若不及时治疗,会导致痛苦、谵妄,甚至影响药物治疗。患者自己的疼痛报告是确定疼痛程度的最佳方法。

4.其他评估　如体重评估、营养评估、二便评估、听觉评估、视觉评估等。

二、老年医疗康复与护理的主要内容与技术

(一)药物管理

老年患者经常服用多种药物,并且更容易发生药物不良事件,因此,评估每种药物的适宜性、临床效用及其不良反应或药物相互作用的可能性,对于满足患者的急性需求和预防药物不良事件至关重要。

(二)生活状况和社会支持

老年患者入院评估的重要组成部分是询问患者的生活状况和社会支持。生活状况的多个方面会影响老年患者的健康(例如,与家人或朋友住在一起、有兼职或全职人员帮助、楼梯的存在、获得进餐时间支持、社会隔离)。

(三)康养结合模式

老年患者康复训练的重点是建立独立生活能力,减少依赖他人。康复治疗可以改善老年患者的肢体功能,减少并发症。功能康复训练在促进老年患者中枢神经系统可塑性方面有非常重要的作用。研究证明,通过感觉刺激、功能康复训练及学习,可修复大脑相应皮质代表区的功能,也可对脑损伤的适应性进行调整。康复训练是经循证医学证实的降低致残率有效的方法之一,老年患者应尽早进行康复训练,并且需要全程、全面、系统、持续地进行。

(四)循序渐进康复干预

1.疾病急性期　尽早开始康复治疗服务,可预防相关并发症。如防止脑卒中偏瘫后出现肩痛、肩关节半脱位、关节挛缩、骨质疏松,避免长期卧床引起失用症等。

2.疾病恢复期　即使某些疾病已造成残疾,亦可采用综合康复服务措施,帮助患者激发自身潜力,进行机体的代偿训练以增强功能,避免因运动减少而引起并发症或继发障碍,从而改变无功能生命状态,降低残疾程度,减少盲目、无效用药的耗资,减轻社会和家庭的经济和劳力负担。

3.疾病后期　对老年患者进行必要的康复教育,可以提高老年患者的社会适应能力。

三、老年医疗康复与护理的原则

1. 满足需求　人的需要满足程度与健康成正比。因此,首先应以满足老年人合理的、多样的需求为基础。护理人员应当增强对机体退化过程的认识,将正常机体退化过程、病理退化、老年人独特的心理社会特性与一般的护理知识相结合,及时发现老年人现存的、潜在的健康问题和各种需求,使护理活动能满足老年人的各种需求和照护条件,真正有助于其健康发展。

2. 早期防护　衰老起于何时,尚无定论。部分老年病发病演变时间长,如高脂血症、动脉粥样硬化、高血压、糖尿病、骨质疏松症等多起病于中青年时期,因此,应及早开展一级预防,从中青年时期开始进行老年护理,进入老年期时需更加关注其健康问题。要了解老年患者常见病的病因、危险因素和保护因素,采取有效的预防措施,延缓老年疾病的发生和发展。对于有慢性病、残疾的老年人,根据情况实施医疗、康复和护理,开始的时间越早越好。

3. 关注整体　老年人在生理、心理、社会适应能力等方面与其他人群有不同之处,尤其是多病共存,疾病之间彼此影响。因此,护理人员必须树立整体护理的理念,研究影响老年人健康的因素,提供多层次、全方位的护理措施。一方面要求护理人员对患者全面负责,在工作中注重患者身心健康的统一,解决患者的整体健康问题;另一方面要求护理业务、护理管理、护理制度、护理科研和护理教育各个环节的整体配合,共同促进护理水平的整体提高。

4. 因人施护　衰老是全身性的、多方面的、复杂的退化过程,其程度因人而异。同时影响衰老和健康的因素也错综复杂,特别是出现病理性改变后,老年个体的状况差异较大,加上患者性别、病情、家庭、经济等各方面情况不同,因此,护理时既要遵循一般性原则又要注意因人施护,执行个体化护理,做到针对性和实效性护理。

5. 面向社会　老年护理的对象不仅是老年患者,还应包括健康的老年人及其家属。因此,老年护理必须兼顾医院、社区、家庭和人群,护理工作场所不仅仅是病房,而且也应包括社区和全社会,从某种意义上讲,家庭和社区护理更加重要,因为不但本人受益,还可大大减轻家庭和社会的负担。

6. 连续照护　随着衰老,加上老年疾病病程长,合并症、并发症、后遗症多,多数老年患者的生活自理能力下降,有的甚至出现严重的生理功能障碍,对护理工作有较大的依赖性,需要连续性照护,即长期照护(long term care,LTC),如医院外的预防性照顾、精神护理、家庭护理等。因此,对各年龄段的老年人,无论健康还是患病,均应做好细致、耐心、持之以恒的护理,减轻老年人因疾病和残疾所遭受的痛苦,缩短临终依赖期,对生命的最后阶段提供系统的护理和社会支持。

四、老年医疗康复与护理的目标

1.增强自我照顾能力　面对老年人的虚弱和需求,医护人员常常寻求其他资源协助,很少考虑到老年人自身的资源。老年人在许多时候都以被动的形式生活在依赖、无价值、丧失权利的感受中,自我照顾意识淡化,久而久之将会丧失生活自理能力。因此,要善于运用老年人自身的资源,以健康教育为干预手段,采取不同的措施,尽量维持老年人的自我护理能力,维持和促进老年人功能健康。

2.延缓衰退及恶化　通过三级预防策略,对老年人进行健康教育和健康管理,改变不良的生活方式和行为,避免和减少健康危险因素的危害,做到早发现、早诊断、早治疗、积极康复,对疾病进行干预,防止病情恶化,预防并发症的发生,防止伤残。

3.提高生活质量　护理的目标不仅仅是疾病的转归和寿命的延长,更需促进老年人在生理、心理和社会适应方面的完美状态,提高生活质量,体现生命意义和价值。避免老年人抱病余生,老年人要在健康基础上长寿,做到年高不老、寿高不衰,提高健康预期寿命,更好地为社会服务。

4.安享生命晚年　对待临终老年人,护理工作者应从生理、心理和社会方面全方位为他们服务。对其进行综合评估分析、识别、预测并满足其需求,在其生命终末阶段有陪伴照料,以确保老年人能够无痛、舒适地度过生命的最后时光,让老年人走得平静,给家属以安慰,使他们感受到医护人员对老年人及其亲属的关爱和帮助。

第二节　老年医疗康复与护理新理念

一、专科护理新模式

专科护理新模式,是以患者为中心,以提升临床服务能力为发展方向,制定康复护理学专科建设的发展规划,团队紧紧围绕患者打造协同护理、SMART 目标护理、"互联网+"护理三位一体的护理模式,在开展护理服务、保障患者利益、减轻社会和个人经济负担的基础上,开展教学和科研活动,培养康复护理专科队伍,开展基于临床问题的康复护理学科研,建立康复护理专科服务标准,积极推进护、教、研协同发展。

(一)协同护理

协同护理,是指将医疗资源与养老资源相结合,养老机构和医院功能相结合,集医疗、护理、康复、养生、养老于一体,实现社会资源利用的最大化,为老年人提供生活照料和医疗、康复、护理服务的新型养老照顾模式。康复和护理服务是"医养结合"体系整合的重要举措,护理院、康复疗养机构等是康复护理机构与综合医院老年医学科的重要补充,有利于全面推进康复护理服务人群医疗照护、家庭病床、居家护理等服务普及化。需康复护理的患者疾病复杂,并发症多,治疗周期长,且常规护理多为经验施护,护理内容单一,无法满足患者实际护理需求。康复护理团队转变护理服务理念,以患者的需求为出发点,秉承中西医共同发展、特色互补、内修素质、外强技术的科室发展理念,积极推进中医诊疗手段与现代西医康复技术相结合的康复诊疗模式,创建协同护理模式。协同护理服务是随社会发展、医疗模式变化而形成的新型护理模式,能充分利用现有医疗资源,充分调动护理人员、主治医师、患者、家属的能力,形成整体护理循环,全面打通医—护、医—患、患—家、医—家、护—患、护—家的沟通壁垒,形成学科交叉、全方位、多维度、全周期护理,以提高护理效率和护理质量,保障患者在治疗、康复过程中得到优质、高效的护理。

1. 协同护理与传统护理的区别　协同护理是在传统的生活护理服务、精神慰藉服务、老年文化服务的基础上,更加注重医疗、康复保健服务,涵盖医疗、健康咨询、健康体检、疾病诊治、护理服务及临终关怀服务等,是对传统养老服务的延伸和补充。"医",不等同于医院,它主要包含3个部分:一是急性医疗,可以在养老项目中设置医疗室,设置急救设施或120急救车,与医院合作开通急救通道,让老年人在身体出现异常情况时得到及时的救助和治疗。二是健康管理,也是协同护理服务模式的核心价值所在,针对老年慢性病进行健康管理。三是康复和护理,以养老机构为主体,对老年人进行康复锻炼指导和生活护理。与一般养老机构相比,协同护理服务重点面向患有慢性病、易复发病、大病恢复期、残障、失能及癌症晚期老人,提供养老和医疗服务。

2. 主要优点　协同护理可以有效整合现有的医疗和养老资源,拓展养老机构的功能,为老年人提供健康教育、生活照护、医疗保健、康复护理、文化娱乐等服务,达到老有所养、老有所医、老有所乐。

在传统的老年人基本生活需求保障、日常照护的基础上,协同护理能对老年人,尤其是"空巢"老人和失能、半失能老人,开展医疗护理、康复训练、健康保健等服务。

协同护理在老年人日常生活、医疗需求、慢性病管理、康复锻炼、健康体检及临终关怀服务中实现一站式服务,可以提高老年人的生活品质,提高其生命质量。

(二)SMART 目标护理

康复护理面对的患者人群涉及老年人、中青年、少年、幼儿,疾病以脑部疾病、运动系统疾病、术后康复为主。患者的年龄、性别、疾病的多样性等增加了康复护理的难度。康复护理团队遵循 SMART 原则,坚持以患者为中心,以疾病为出发点,创建 SMART 目标护理模式,即护理目标必须具有明确性(specific),护理目标必须可以衡量(measurable),护理目标必须可以实现(attainable),护理目标必须和其他医疗目标具有相关性(relevant),护理目标必须具有时限性(time-bound)。基于 SMART 原则制定可行性较强的目标康复护理计划,促使患者行为发生正向转变,加速疾病康复。

1. SMART 目标护理具体流程

S(明确性):护理亚专业小组成员通过讨论、查找核心文献和查找以往疾病病例资料,明晰护理目标,制订具有针对性的疾病护理计划表,并依据患者病情,明确患者每日运动量(每日何时开始、结束运动,每周运动几次,告知患者如何做方能达到目标)和饮食(发放饮食表,告知患者每日三餐所摄入营养为多少方能达到目标)。

M(衡量性):小组成员依据护理计划,记录患者饮食情况、恢复情况、运动量等,并将获得的信息录入科室电子系统中进行分析,以数据作为衡量患者是否达成目标的依据。

A(实现性):根据患者实际情况,将护理目标分解成若干个小目标。以运动系统疾病为例,设定患者第1周目标为每日活动15 min,第2周目标为每日活动25 min,循序渐进,最终完成所制定的目标。

R(相关性):采用一对一宣教方式,告知患者详细的护理计划,并借助视频、图画等,以音频、图文结合等方式,对患者宣讲康复的必要性,并定期开设讲座,分享克服困难的经验,确保每例患者都能完成目标。

T(时限性):限定患者完成目标的时间,小组成员积极与患者沟通交流,分析患者心理特点,调动其积极性,使其在规定时间内积极完成护理目标,并依据完成情况在下次小组会时制定新的目标,如此往复,不断改进。

2. SMART目标护理的实施   目标必须是具体的、可衡量的、达到的、相关的和有时间限制的,但这些特征在不同活动有所不同。医务人员作为SMART目标管理的主体,不仅要为患者制定切实可行的目标,还要对患者目标的实施过程进行跟踪。SMART目标管理应用于老年康复教育,有利于提高患者的依从性及自我效能,较一般的老年康复教育方式更有具体的目标。这个目标不一定是最完美的,但一定是可实施的,要具体到量,每一个计划的实施要与总的目标具有相关性,实施过程要有时间限制,在整个过程中要有随访和评价,是不断修改、不断完善的过程,这样才充分体现了以患者为中心的服务理念,注意做到充分授权,尊重患者的选择,以利患者目标的达成。这种教育方法,行之有效,值得在临床各科室健康教育中推广应用。

SMART原则已经被有效应用于康复医学,以脑卒中患者为例,将日常生活中的活动作为患者的目标,能够使目标更具体,更形象,患者更容易明白,从而引导患者不断努力达到日常生活活动上的独立。书写个性化目标的患者在Barthel指数和功能独立测量方面有了更大的改进。当患者被支持表达目标,并制定策略实现自我护理领域的目标时,他们对自我护理能力的看法得到改善。设定SMART康复目标能够改善脑卒中患者的生活质量,而生活质量的改变可能是通过影响患者的参与程度、认知水平及力量维度来实现的。决定康复结局的一个关键因素是患者动机参与。患者在目标设定时往往希望自己能够达到比实际情况更高的目标,目标设定通过影响患者的动机参与进而影响患者的康复结局。

(三)"互联网+"护理

第七次全国人口普查显示我国人口老龄化程度进一步加深,已成为世界上人口老龄化速度较快的国家之一。随着人口老龄化的不断加剧,慢性病发病率与患病率逐年上升,成为影响老年人健康的重要因素。慢性病患者基数扩大、生存期延长,医学照顾需求随之增加,其中70% 老年人有慢性病照顾需求。由于家庭功能不足及出院后长期照护服务不足或缺失,许多独居、"空巢"、高龄老人在医院治疗好转后也不得不选择长期滞留在医院,从而导致"社会性住院""可避免住院"现象严峻,加重临床工作负担,医保基金不堪重负。研究显示,73% 的"可避免住院"费用发生在慢性阻塞性肺疾病、糖尿病和高血压疾病,50 岁及以上人群是"可避免住院"费用的消费主体。以医院内提供健康服务为主的模式暴露出诸多弊端,因此,积极探索并构建以医疗价值和健康为中心的医疗卫生服务体系是未来医疗服务方式的发展趋向。

随着现代智慧信息技术的飞速发展,"互联网+"护理模式迅速兴起,为我国解决上门康复护理带来希望。"互联网+"护理是指结合智能设备、信息化系统、大数据、物联网等科技手段,对需要康复护理的人群进行医疗数据采集、分析和评估,制定出最佳护理方案及措施,为需求者提供便捷、高质量的康复护理服务,从而提高该人群的生活质量。

搭建全省统一的"互联网+"护理信息平台,通过"线上申请,线下服务"的模式,由注册护士为老年人、行动不便人员、新生儿、孕产妇等提供专业、便捷的上门护理服务,满足个性化的护理需求,提高护士职业价值,促进护理服务更加贴近社会。同时,采取多种措施推动优质护理资源下沉,鼓励各护理团体积极参加健康科普宣讲活动,并增加老年护理服务供给。加大支撑保障,确保取得实效。河南省卫生健康委员会要求,医疗机构要完善医疗机构护理管理体系,建立健全医疗机构护理管理制度,并通过智慧医院、智慧病房、电子病历信息化建设,加强护理信息化发展,优化护理服务流程,提高护理工作效率,减轻临床一线护理工作人员的负荷。

将互联网与康复护理融合,能够弥补以往康复护理方式的不足,解决传统康复护理模式的难题,突破时间和空间的限制,有利于康复护理服务的未来发展。郑州人民医院于 2015 年成立家庭医疗上门服务团队,通过一支由 1 名康复专科护士、1 名护理管理者、1 名健康管理师、1 名信息工程师、1 名医师、1 名治疗师组成的"互联网+"护理服务团队,依据专家共识及目前临床实际情况制定团队分工合作表,可以精准为患者服务。患者康复出院后通过公众号评估患者情况,并通过视频进行交互指导,由此,患者可以得到从院前、院内、出院后的全程的教育和管理。

一站式解决方案,赋能医疗机构,快速建立业务体系和成效强大的知识库和业务解决方案,帮助医院快速创建业务流程、管理机制、绩效机制、宣传方案、运营方案,快速完成包括业务体系、软件体系、运营体系在内的整体方案,快速完成项目建设并取得成效。

该模式注重医疗质量安全、护士人身安全、信息安全,采用多重安全保障机制,便民无忧。采用大数据技术、人脸识别技术等,从质控机制设计、随访机制建设、一键报警、实时定位、服务录像、保险配置等方面保障医疗质量安全和护士人身安全,并采用多种安全保障机制,使医院能够安心服务,没有后顾之忧。

"互联网+"护理支持单体医院、医疗集团、县域医共体与医联体等模式,实现统一管理,同质化服务。采用云计算、分布式、移动互联网等新一代信息技术,支持多种部署模式,满足集团医院、医共体、医联体的统一人员、统一财务、统一价格、统一订单等管理需求,实现各级医疗机构的同质化服务。深入研究"互联网+"护理模式对加快智慧信息技术和康复护理方式的融合,提供针对性、适宜的护理服务,对提高康复护理服务人群生活质量具有重要意义。

1.降低医疗成本

(1)节省患者就医费用和时间。"互联网+"护理服务信息平台,实现医院、社区、家庭之间信息的互联互通,使患者花更少的费用和更短的时间得到更好的医疗服务,最大限度方便患者就医;方便医院一线医护人员工作,使其更快捷地获取患者的健康信息,及时为患者提供医疗服务。

(2)降低慢性病复发率及非预期再入院率。"互联网+"护理服务在慢性病患者的治疗康复中具有重大的临床意义。患者慢性病并发症是导致非预期再入院的主要原因。应用平台监测患者并发症发生风险,进行早期干预,可预防和阻断严重并发症,降低慢性病患者常见并发症的发生率。因此,做好并发症的预防与监管可以降低非预期再次入院率。

(3)节约医疗费用和医疗资源,降低社会医疗成本。该项目将慢性病管理运用至所有接受治疗的住院患者,能弥补慢性病日间治疗的弊端,填补慢性病日间治疗的质量控制及评价体系的空白,更好地推进日间治疗的发展,缩短住院时间,使患者的均次住院总费用降低,节约患者的医疗费用和社会的医疗资源,降低医疗成本。

2.缓解社会矛盾

(1)解决慢性病患者住院难的问题。由于目前的医疗资源相对匮乏,大部分慢性病患者一旦确诊,即涌入大医院,加重了住院难的问题,同时因慢性病患者多病共存,治疗周期长、反复治疗的特性,治疗过程中同时服用多种药物,易发生药物不良反应,如果没有及时预防和处理,会使新发慢性病患者入院与老患者的入院形成很大的矛盾。"互联网+"护理服务通过降低慢性病患者非预期再入院率和"社会性住院"现象,可一定程度缓解患者住院难的问题。

(2)提高慢性病患者满意度,构建和谐医患关系。"互联网+"护理服务信息系统可降低危险因素对慢性病患者的危害,做到早发现、早诊断、早治疗,提高患者生活质量,同时应用软件可拉近医患沟通的距离,改善患者对医疗服务的感受,提高患者就医满意度,使医患关系进一步和谐。

(3)复制性强,可在全国范围内推广和普及。"互联网+"护理服务项目适用于所有的慢性病患者,推广成本低,产出效益高,特别是目前信息系统的飞速发展,使广大不便就医的农村慢性病患者也能及时得到专业的指导和关注。

3.优化生态效益 "互联网+"护理服务信息平台,实现医院、社区之间信息资源共享,降低重复检查等,有效地减少医学检查所带来的资源消耗。同时信息平台大数据的管理,方便管理层做出正确的分析决策,使医院管理层及时掌握各种医疗指标和运行指标,对卫生资源进行合理调配,提高资源利用率。通过该服务平台还可统计在职、离岗、退休的医疗卫生技术人员,为社会老龄化储备大量专业化人才,亦可让该人群自由选择在合适的时间和地点提供专业服务,解决社会就业问题。

二、全方位护理理念

在人口老龄化大时代背景之下,我国老年人口的规模和比例进一步增长,医疗卫生服务需求和生活照料需求叠加的趋势逐渐显著,越来越多的老年人将因疾病、认知障碍或身体功能减退等原因而需要长期照护服务,这催生更多的护理服务需求,即要进行全方位护理管理。

(一)全方位护理管理模式的实践应用

从康复医院到护理院、养护院、居家护理站,实现区域康养护一体化闭环。全方位护理管理模式是一种综合性护理管理模式,是在医疗团队之间建立一种协调一致的卫生服务形式。全方位护理管理模式可以实现全方位的护理管理,提高护理质量,改善患者的就医体验。下面将从3个方面探讨全方位护理管理模式的实践应用。

1.医护协同合作　全方位护理管理模式要求医护人员之间紧密协作,以达到最佳护理效果。内科的诊治过程中,护士可以参与康复科医生的诊疗,根据医生的建议及治疗方案对患者进行全方位护理管理。医护人员之间的协作可以减少患者治疗的时间、降低患者的痛苦感,提高治疗效果。

2.护理流程管理　全方位护理管理模式中的护理流程管理可以使护理工作精细化、标准化、规范化。在全方位护理管理过程中,根据患者的病情和需要,护士对其进行综合评估,制订具体的护理计划,并指导患者合理用药、注意休息。在患者治疗过程中,护士还可以通过监测患者病情的变化,及时调整护理计划,保证患者得到最优的护理服务。

3.技术应用管理　随着医学技术的发展和推广,康复科治疗中的护理技术急剧增多。全方位护理管理模式要求护理人员掌握相关的专业技能和知识,提高护理服务水平。通过不断学习和培训,护士可以熟练掌握各种康复科护理技术,提高患者的治疗效果和安全性。

同时,全方位护理管理模式还要求护理人员加强与患者的沟通和交流,关注患者的心理健康,促进患者的康复。

(二)全方位护理理念的优点

从医护协同合作、护理流程管理、技术应用管理这3个方面进行的全方位护理管理模式,在临床实践应用中有助于优化患者的护理管理,提高护理质量,改善患者的护理体验,加强医护协同合作,规范护理流程管理和技术应用管理。

三、多维度护理理念

多维度护理主要是从患者生理、心理、社会等多个维度进行干预的一种护理模式,能够为患者提供更具针对性、个性化的护理服务。

所谓心理，是指人脑对客观事物的主观反映。老年人的心理状况，反映且影响着其生理状况及所处的社会环境，还与多种疾病有着密切关系，如高血压、胃溃疡等，均与老年人长期紧张、焦虑情绪分不开。此外，老年人心理对老年人机体退化过程，对老年人的健康长寿及老年疾病的治疗影响都很大。因此，我们必须重视对老年人心理特点及变化的研究。

四、生命全周期护理理念

作为一种现代护理理念和方式，全周期护理已逐步向国家和社会护理各领域拓展。其实质是，全周期护理注重从护理的结构要素、系统功能、决策机制和运行过程等方面进行全方位整合和全过程统筹，使各环节系统有序、高效运转、协同配合。全周期护理的主要特征是，护理具有全面性、整体性、系统性和预见性。实施全周期护理的关键在于，牢固树立全局意识，坚持系统思维，提高工作的预见性，加强检查监督，同时善用智慧化管理手段。

"全周期护理"通过全要素管控和统筹整合，做到事前防范、事中控制、事后总结的全方位、全流程闭环护理。

"全周期护理"要求我们根据疾病发生、发展各阶段功能障碍的变化特点，采用有针对性的康复介入措施，需要摒弃"头痛医头、脚痛医脚"的局部应对做法，对各种疾病秉持"预防为主、事先化解"的应对原则，见微知著，未雨绸缪。

我国老年人整体健康状况不容乐观，中国老龄科学研究中心发布，截至 2022 年末，我国 60 岁及以上老人约有 2.8 亿，其中失能、半失能老人大约 4 400 万，80 岁以上老年人中失能、半失能者占 40% 左右，他们不同程度地需要医疗护理和长期的照护服务。老年失能严重影响老年人的生存质量，也给家庭和社会带来巨大的经济压力和负担。为了积极应对人口老龄化，提高健康预期寿命，世界卫生组织《健康服务体系中的康复》提出，康复是从预防、治疗、康复到健康促进的全周期服务，其中老年人是服务对象之一。

对慢性疾病、多病共存及老年综合征患者进行全周期护理，可以减少患者功能障碍的发生，提高患者的生活质量，从而实现健康老龄化。

第二章

功能状态评定

第一节 认知功能评定

认知功能即高级脑功能,主要是指大脑所进行的认知、语言、情绪等高级加工活动。认知功能是认识和理解事物的能力,包括感知、识别、注意、记忆、概念形成、思维、推理及执行功能等。认识过程是从感觉开始的,感觉、知觉、记忆、思维等都是认识过程的有机组成成分,反映了事物的性质和规律。当信息通过人体的感觉系统最初进入时,它就被登记在感觉记忆内。这些感觉记忆包括视觉信息的映象记忆和听觉信息的回声记忆等。感觉记忆能储存大量的信息,但保存时间短。经过对各种信息的接收、加工、分析、贮存、提取、利用等认知过程,完成了人脑对客观事物的现象和本质的反映过程。因此,感知和认知同属于认识过程。感知包括了感觉、知觉、短时记忆等过程,认知则包含了注意、记忆、思维、推理等过程。在康复医学领域,常见的大脑高级功能障碍主要涉及失认症、失用症和失语症。这些既有感知功能障碍,同时也属于认知功能障碍。

认知功能评定是评定中枢神经与行为关系的常用方法之一,目的是评定受试者的感知觉、言语、记忆力、注意力、思维等脑功能,了解和预测器质性或功能性脑功能障碍的性质及程度。认知功能的评定根据测验内容大致可分为单项测验和成套测验两大类,根据测验目的又可分为神经心理筛选测验和成套神经心理测验两大类。

单项测验包括本德格式塔测验(Bender gestalt test)、威斯康星卡片分类测验(Wisconsion card sorting test,WCST)等。成套测验包括霍尔斯特德–雷坦神经心理成套测验(Halstead-reitan neuropsychological battery,HRNB)、L-N神经心理成套测验(Luria-Nebraska neuropsychological battery,LNNB)、世界卫生组织老年认知功能评价神经心理成套测验(World Health Organization battery of cognitive assessment instruments,WHO–BCAI)、剑桥神经心理自动化成套测验(Cambridge neuropsychological test automatic battery,CANTAB)等。神经心理筛选测验则包括简易精神状态检查表(mini–mental state examination,MMSE)、本顿视觉保持测验(Benton visual retention test,BVRT)、快速神经学甄别测验(quick neurological screening test,QNST)、蒙特利尔认知评估量表(Montreal cognitive assessment,MoCA)及认知状态的筛查测验等。

本节所述的认知是指中枢神经系统加工信息所用的方法,包括注意、组织、吸收和利用信息,注意力、定向力和记忆是信息加工的基本过程,故认知功能障碍是脑损伤而致的信息加工障碍。失语症可以完整体现大脑对信息收集、加工、再利用发生障碍的过程,是大脑由于各种原因受损所产生的一种获得性语言障碍,表现为口语的理解(听)和表达(说)、书面语的理解(阅读)和表达(书写)等多种语言模式不同程度受损,轻者仅部分语言功能受限,重者语言功能完全丧失。

一、失语症评定

通过各种语言测验明确失语症的类型和不同语言方式损害的水平与程度,评价语言加工模块受损和保留信息的方法。

(一)基本内容

1. 资料收集　收集患者的临床专科资料及个人史、家庭环境、兴趣爱好等。

2. 听理解检查

(1)听词-图匹配:出示3～6张图片或实物,检查者说出词,患者指出相应图片或实物。测验内容可以为不同语义范畴的词,如人造物、植物、动物、动作、颜色、躯体部位等。这一测验可以分辨出患者是否存在语义范畴的选择性损害。

(2)句子理解:出示3～4张图片,检查者说出句子,患者指出相应图片。测验的句子包括简单的主语—谓语结构、主语—谓语—宾语结构,以及有一定难度的被动句、比较句等。

(3)语段理解:检查者朗读语段,患者听后回答检查者的问题。测题由具有故事情节的短文构成。对语段的理解不但需要一定的语法知识,还需有短时记忆的能力。

(4)执行口头指令:在桌子上摆放3～4个实物,患者执行检查者的言语指令或动作指令。执行指令测验由长度不等的语句指令组成,句中包括一些方位词,如"旁边""前面""里""之间",目的是观察患者对方位词的理解能力及听语保持广度。如果患者对指令"把钢笔放在盘子旁边"的反应是摸一下钢笔,又摸盘子,但不知如何摆放,说明他可理解语句中的实义词,短时记忆正常,但不理解方位词及两者的关系。

3. 言语表达检查

(1)对话:检查者询问患者的姓名、年龄、住址、工作、家庭信息等,了解患者的言语流利性、语调、语句长度、发音的灵活性、语法结构,是否有找词困难、有无错语,是否有言语失用症或构音障碍。

(2)图画描述:出示一张有故事情境的图画,让患者尽可能多说,观察患者的言语表现,具体内容同上。

(3)系列言语与自动语序:要求患者自己数数,或跟着检查者一起数数;背诵熟悉的诗词或诗歌。观察重度失语症患者是否保留简单的自动语序。

(4)词复述:检查者说一个词,患者复述,检查者可以重复一次。复述的词汇长度由1～3个字组成,以便观察词长效应。如果进行非词与真词复述测验,两类词长应相同,利于对真词和非词复述进行比较。词复述是一个简单作业,失败的原因应从两方面分析:一是听力输入,二是言语输出。

(5)句复述:检查者说一个句子,患者复述。句复述测验中的语句由短至长排列。短句3个字,长句20个字左右。

(6)图/物命名:出示一幅图画或一个物体,要求患者说出它的名称。命名时图画或物体出示的时间一般为30 s,记录患者的反应。如果30 s无反应,进行下一个项目的命名测验。检查中可以采用实物命名和躯体部位命名。当实物、躯体部位命名不成功,可以触摸实物和躯体部位后再命名,以除外视觉失认造成的命名失败。

(7)句子完形命名:出示一幅图画,患者听一个需要完形的句子。如检查者说"这是我们坐着休息的一把____",患者说"椅子"。这个测验用于观察命名困难的患者,是否具有语句完形的能力。

(8)反应命名:检查者提问,患者回答。答案可以包括名词、动词、颜色等,如"铅笔是干什么用的"。该测验属于找词测验,但同时也依赖于一定的听理解能力。

(9)列名:要求患者在1 min内尽量多说动物或水果名称。观察患者词联想的流畅性和灵活性。

(10)图画描述:出示动作图片,要求患者用语句描述,如"孩子们堆了一个大雪人"。图画描述可以观察患者找词和构成句法结构的能力。

在上述言语表达测验中,都应详细记录患者的言语反应,尤其是错语,如语义错语、无关错语、音位性错语、新词和持续言语等。通过分析错语的类别,判断患者找词或命名的损害层级,有利于指导治疗。

4.阅读与朗读检查

(1)字辨认:出示一个靶字,患者从4~5个近形字中选出与靶字相同的字。不论是朗读还是阅读,前提是辨认熟悉的符号。它不涉及语义的理解,是单纯的视知觉匹配作业。

(2)字词朗读:出示一个字词,患者朗读。朗读中的词应该与听词辨认、命名测验的部分词汇相同,以便将听、说、读、写功能进行对照分析。

(3)语句朗读:出示一个语句,患者朗读。朗读的语句一般与复述等测验内容相同,便于在视-说(朗读)与听-说(复述)功能之间进行比较。

(4)词-图匹配:呈现3~6张图片,检查者出示词,患者指相应的图片。目的是了解字形-语义间的联系。该测验应与听词-图匹配内容相同,便于在听、视通路之间进行比较,有助于判断是感觉通路的损害还是语义系统的损害。

(5)阅读语句:出示一个不完整的语句,患者阅读句子,根据句子的意思从4个词中选出正确的一个词填空。供选择的4个词之中有的是近义词,有的与语句中的某些词汇有联系。在做出选择时,患者要检查所选词在上下文中的句法及语义方面可接受性,对提供的选择逐一排除。

(6)执行文字指令:在桌子上摆放3~4个实物,出示文字指令,患者按文字要求移动物品。它与听理解测验中的执行口头指令内容相同,涉及一些方位词的理解,但呈现刺激的方式不一样。一种是以听刺激作为输入方式,另一种是以文字刺激作为输入方式。将两个测验结果进行比较,判断听接收与视接收两种功能的保留效果。

5. 书写检查

(1)书写姓名、住址及抄写:要求患者写出自己的姓名和住址。如果不能书写,则抄写。目的是初步了解患者的书写能力,是否存在构字障碍、镜像书写等。

(2)初级水平听写:检查者朗读数字、偏旁、部首、笔画少的文字,患者书写。这一任务是简单的文字符号提取。

(3)看图书写命名:出示图片,患者写出图中事物的名称。图片可包括人造物、植物、动作。可与听理解、视图命名、阅读、复述测验的部分内容相同,以便在多个语言功能之间进行比较。

(4)描述书写:给患者看一张情景图画,要求患者尽可能多地写出看到的事情。这一测验涉及找词、组成语句的复杂操作。

(5)听写语句:检查者朗读句子,患者书写。听写语句的内容与看图书写的内容相同。目的是在这两种测验的反应之间进行比较。在书写测验完成后,要对书写文字进行错误分析。

(二)评定量表选择

失语症评定通常根据测题数进行评分,以每个分测验的测题总数为分母,正确回答题目数为分子,计算每个分测验的正确率。临床常用西方失语症成套测验(WAB)和波士顿诊断性失语症检查(BDAE)。西方失语症成套测验是以失语症分类为主要目的,测题量相对较少。波士顿诊断性失语症检查(BDAE)、汉语标准失语症检查(CRRCAE)、汉语失语症检查(ABC),其编制以临床表现为基础,以失语症分类为目的,测验项目和测题相对较多,可以用于观察治疗前后语言功能的变化。汉语失语症心理语言评价(PACA)是建立在语言加工模型基础上编制的,其目的是揭示语言加工某个或某些模块及模块间的联系是否受损,测题较多,可以用于观察治疗前后语言功能和语言加工模块的变化。检查者根据患者的临床表现和检查目的,选择适当的检查和适当的测验进行评价。

二、感知功能障碍评定

感知功能包括感觉和知觉。感觉是指客观事物的个别属性在人脑中的直接反映。如物体的形状、大小、颜色、软硬、气味、声音等这些个别属性,直接作用于人体相应的感觉器官而产生感觉。皮肤的痛、温、触、压等也是感觉。感觉是认识的基础。知觉是指客观事物的各个部分及其属性在人脑中的整体反映。知觉是在感觉的基础上形成的,它是多种感觉互相联系和活动的结果。因此,知觉具有整体性(知觉对象的整体反应)、恒常性(知觉映象保持相对不变)、选择性(当一组复合刺激时,首先感知某一个具有特性的对象)和理解性(凭借以往的知识和经验去认识对象)等基本特征。感知功能的评定包括精细运动、感觉分区、运动速度与耐力，双侧感官同时接受刺激时双侧触觉、听觉、视觉等方面的功能。测量的方法有Reitan-Klove感知觉测验，此测验尚可推断是否存在外周或中枢加工过程障碍。失认症和失用症是感知障碍中典型的两种障碍亚型。

失认症是指在没有感觉障碍、智力衰退、意识不清、注意力不集中的情况下，不能通过器官认识身体部位和熟悉物体的一种临床症状，包括视觉、听觉、触觉和身体部位的认识能力缺失。

失用症是指在无运动或感觉障碍时，在做有目的的动作或精细动作时表现出行为异常的一种临床症状，有时也表现为不能在全身动作的配合下，正确地运用一部分肢体完成动作的临床症状。

（一）视觉失认

视觉失认是指在无视觉障碍、视野缺损、语言障碍、智力障碍等情况下，却不能通过视觉认识原来熟悉物品的质、形和名称，最常见的是视觉物体失认症、色彩失认和视空间失认症等。视觉失认评定是指对视觉失认进行评定的方法。

1. 评定内容

（1）向患者说明评定的目的、意义和方法。

（2）图片配对：请患者看一张图片，移开图片后让患者在多张图片中选择与出示完全相同的一张图片。

（3）辨别命名：出示几张图片，要求患者说出图片中物体的名字。

（4）图形摹写：出示常用物品的图片，要求患者进行临摹。

（5）图形分类：出示几张常用物品的图片，要求患者按照交通工具、日程器具、建筑物等特性进行分类。

（6）特性描述：出示常用物品图片（笔、毛巾、牙刷、镜子、铅笔等），让患者描述物品的用途和特性。

（7）触觉命名：嘱患者闭眼，让患者触摸并命名常用物品，如笔、毛巾、牙刷、镜子、铅笔等实物。

（8）面孔识别：出示患者家属照片，让患者对照片中熟悉人员面部识别和命名。

（9）特征描述：要求患者对检查者所出示的照片中的人员面部特征进行描述。

（10）面孔匹配：要求患者通过照片与真实人员匹配，或从若干照片中挑选出同一人的照片。

（11）辅助识别：要求患者通过人员其他特征描述（如声音、步态、服装等）对人员进行识别。

（12）色彩识别：与色盲不同的是，视觉失认者可以区分出两种不同颜色，在使用色盲检查表时表现正常，但是不会给看到的颜色命名，也不会在听到颜色名后指出相应色卡或该颜色的物品。

（13）颜色命名：要求患者给检查者所出示的颜色命名。

（14）颜色分类：检查者出示一张色卡，要求患者在众多色卡中选出与之相同的颜色。

（15）颜色配对：检查者向患者提问，要求患者回答，如笔是什么颜色、苹果是什么颜色等。

（16）视空间评定：评定患者是否能识别空间物体远近。

（17）评定记录及总结。

（18）评定结果反馈给受检者。

2.评定标准　以上评定结果出现至少一项异常，则可以确诊。

（二）听觉失认

听觉失认是指听觉正常，却不能依靠听觉辨识以前熟悉的事物。完全失认患者会失去领会任何声音的能力，根据声音的种类又可细分为语聋、环境音失认、音乐失认等。听觉失认评定是指对听觉失认进行评定的方法。

1.评定内容

（1）向患者说明评定的目的、意义和方法。

（2）听觉检查：目的是排除听力障碍所引起的对声音的辨别障碍。

（3）环境音辨别：在患者背后播放声音，包括钟声、动物叫声、水流声等自然界声音，要求其辨别。

（4）言语听觉辨别：患者听理解、复述和听写功能等评定可以参照言语治疗篇相关部分。

（5）音乐辨别：在患者背后放常见音乐，包括国歌、患者以前熟悉的歌曲，要求其辨别。

（6）评定记录及总结。

（7）将评定结果反馈给受检者。

2.评定标准　以上评定结果出现至少一项异常，则可以确诊。

（三）触觉失认

触觉失认是指触觉、温度觉、本体感觉及注意力均正常，却不能通过触摸识别原已熟悉的物品，即不能说出物品的名称，也不能说明和演示物品的功能、用途等。触觉失认评定是指对触觉失认进行评定的方法。

1.评定内容

（1）向患者说明评定的目的、意义和方法。

（2）闭眼命名：让患者闭眼，让患者触摸铅笔等实物，并命名。

（3）闭眼选物：选择不同质地、形状的材料。如积木、海绵、棉布、丝绸、钥匙、玻璃球等，冷、热水袋各一个。放在患者面前，患者闭眼，按照指令选择物体。

（4）图形选择：准备多个用硬纸片或塑料片制成的几何图形，如正方形、三角形、椭圆形等，同时在一张纸上绘出数个几何图形。任选一片请患者闭目触摸，然后睁眼从若干绘画图形中找出刚触摸过物体相同的图形。

（5）评定记录及总结。

（6）将评定结果反馈给受检者。

2.评定标准　以上评定结果出现至少一项异常，则可以确诊。

（四）单侧空间忽略

单侧空间忽略又称单侧忽略、单侧不注意或单侧空间失认，是指无视觉异常、听觉异常、触觉异常和嗅觉异常的情况下，对来自损伤半球对侧视觉、听觉、触觉或嗅觉的刺激缺失，不能注意到对侧躯体运动，伴空间定位等行为能力的异常。单侧空间忽略评定是指对单侧空间忽略进行评定的方法。

1.评定内容

（1）向患者说明评定的目的、意义和方法。

（2）书面评价：①分线试验。检查者在一张白纸上，平行画出3组、每组包括不等长的6条线条，上下各加1条示范线条，示范线条不纳入统计。让患者坐位持笔在每条线段中点上作一标记，检查者计算平均偏离百分数。②划消试验。检查者在一张白纸上，随机排列英文字母，要求患者划消所看到的某一字母，正常者可划消所有要求划销的字母。③临摹试验。要求患者临摹平面图及立体图。

（3）日常生活活动能力评价：包括日常行为观察和使用日常生活活动（ADL）能力量表进行评价。单侧忽略明显影响日常生活能力，包括：①坐姿时，不能独立保持稳定的坐姿；躯干向健侧倾斜；脸偏向健侧，眼睛（视线）只注视健侧；未能注意患侧肢体放置位置是否正确；与人交谈时不目视对方，忽略站在其患侧的人等。②进食时，忽略患侧的餐具及餐具内患侧的食物。③剃须、梳头、洗脸、刷牙、洗澡时忽略患侧部分；化妆和佩戴首饰时遗漏患侧。④穿衣困难，漏穿患侧的衣袖，找不到患侧的袖口；漏穿患侧的鞋、袜等。⑤如厕时，忽略位于患侧的冲水把手、纸篓。⑥转移时遗忘患侧肢体；忽略制动轮椅的患侧手闸，忽略抬起或放下患侧的脚踏板；驾驶轮椅时撞到患侧的人或障碍物。⑦行走时，忽略患侧的行人及建筑物，走过位于其患侧的目标或出现迷路。⑧读横排的文字时漏读患侧的文字或漏写患侧偏旁。⑨在象棋、围棋等游戏活动中不使用患侧的棋子或不把棋子放在患侧的棋盘，也忽略患侧来自对手的攻击。

2.评定标准

（1）分线试验：所画线段的中点偏移超过全长10%者为异常。

（2）划消试验：划消出现半侧全部或大部分遗漏者为异常。

（3）临摹试验：只能画出图形的一半，或临摹的图画显著偏向一侧则为异常。

以上评定结果出现至少一项异常，则可以确诊。

（五）体像失认

体像失认是指患者无法说出身体各部位的名字，且无法辨认自己的身体与外界环境相对关系的异常。体像失认评定是指对体像失认进行评定的方法。

1.评定内容

（1）向患者说明评定的目的、意义和方法。

（2）指认试验：让患者指出自己身体部位试验。

（3）图像识别：让患者在照片或图形中识别人体不同部位。

（4）拼图试验：让患者采用人形拼图或脸部拼图，拼出正确的人体或人脸图形。

（5）画人试验：让患者自行在纸上画出完整人体。

（6）评定记录及总结。

（7）将评定结果反馈给受检者。

2. 评定标准　以上评定结果出现至少一项异常，则可以确诊。

（六）意念运动性失用

意念运动性失用是指患者不能执行运动口令，但可以自动、反射地完成动作及工具运用，知道并可说出如何做，但不能按指令完成复杂随意动作或模仿动作的异常。意念运动性失用评定是指对意念运动性失用进行评定的方法。

1. 评定内容

（1）向患者说明评定的目的、意义和方法。

（2）先让患者自行准备刷牙，挤牙膏到牙刷上。

（3）先让患者自行点燃蜡烛，用火柴点燃蜡烛。

（4）先让患者自行让手电筒可使用，再演示，然后让患者操作，让患者听指令将电池放入手电筒中，并点亮手电筒。

（5）Goodglass Kaplan 失用测验：先让患者按指令做如下动作，如不能完成，再模仿检查者做动作；若仍不能完成，再提供实物。①颜面部动作：咳嗽；用鼻用力吸气或嗅；吹火柴；用吸管吸饮料；鼓腮。②肢体动作："再见"；"过来"；手指放唇上作嘘声；敬礼；"停止"；刷牙；刮胡须（只限男性）。③全身动作：拳击；打羽毛球；正步走；铲雪；立正、向后转、再向后转、坐下。

（6）评定记录及总结。

（7）将评定结果反馈给受检者。

2. 评定标准　Goodglass Kaplan 失用测验中，意念运动性失用者不能按指令完成动作，但能自行完成以前熟练的技能动作。其他评定中，患者可自动完成工具运用，但不能按指令完成动作或模仿动作则可以确诊。

（七）肢体运动性失用

肢体运动性失用是指肢体尤其是上肢远端运动障碍的异常。常表现为上肢远端失去执行精巧、熟练动作能力，无论是模仿、言语指令动作或是自发动作均有障碍。肢体运动性失用评定是指对肢体运动性失用进行评定的方法。

1. 评定内容

（1）向患者说明评定的目的、意义和方法。

（2）手指模仿试验：让患者用手指模仿检查者的手指动作。

（3）前臂旋转试验：让患者前臂快速地做旋前旋后的动作。

（4）手指屈曲试验：让患者用拇指和示指做快速屈伸、碰指尖的动作。

（5）手抓握试验：让患者手指做快速抓握和伸展动作。

（6）指尖（足尖）敲击试验：让患者用一只手指指尖快速连续敲击桌面，或用一只脚的脚尖快速连续敲击地面。

（7）Goodglass Kaplan 失用测验。

（8）评定记录及总结。

（9）将评定结果反馈给受检者。

2.评定标准　在 Goodglass Kaplan 失用测验中，不用实物即可按指令完成大多数动作模拟者为正常，给予实物时才能完成大多数动作者为功能障碍，即使给予实物也不能完成动作者为严重障碍。其他评定结果出现至少一项异常，也可以确诊。

（八）结构性失用

结构性失用是指在平面和空间相关的作业活动中存在的障碍。主要表现为绘画、排列、组装、建筑等结构活动的各个构成及其互相关系出现错误的认识，患者可有自知力，可发现自己的错误，但无法纠正。结构性失用评定是指对结构性失用进行评定的方法。

1.评定内容

（1）向患者说明评定的目的、意义和方法。

（2）模仿画图：检查者向患者展示绘制有几何线条图形的画板，要求患者进行复制。

（3）拼图测定：采用拼图，看患者能否顺利完成。

（4）积木测定：采用积木，要求患者完成拼装，看患者能否顺利完成。

（5）Kohs 立方体组合测定：采用 16 个各种颜色的立方体和 17 张测验卡片，每张卡片上绘有一个用积木组成的图形，要求患者按照测验卡要求，用立方体拼装成不同的样式。

（6）评定记录及总结。

（7）将评定结果反馈给受检者。

2.评定标准　以上评定结果出现至少一项异常，则可以确诊。

第二节　运动功能评定

一、身体形态评定

（一）姿势

观察或测量受检者在静止或运动中身体所处空间位置的过程。

1.操作方法与步骤

（1）目测法：左、右侧面观察有无足弓消失、膝关节屈曲挛缩或过伸、髋关节屈曲挛缩、胸腰椎局部后凸(圆背或驼背),前、后面观察有无脊柱侧屈、双肩是否对称。

1)躯干:观察头颅是否前倾、旋转或侧屈,胸廓呼吸是否对称,一侧胸锁关节或肩锁关节是否高于另一侧,胸部有无陷凹、隆凸或桶状胸,有无塌肩凸臀(一侧肩关节低于对侧,对侧髋关节向外侧凸出),脊椎有无侧凸和旋转,两侧肩胛骨是否与脊柱不等距、不等高,是否有翼状肩胛、躯干肌萎缩等。

2)上肢:观察两上肢体位是否一样、一侧上肢是否远离躯干或过度内外旋、两侧上肢是否等长;有无上肢畸形及肌肉萎缩等。

3)下肢:观察有无扁平足,有无马蹄足,有无足内外翻,有无膝关节内外翻,有无髋过度内外旋,有无下肢肌肉萎缩等。

(2)铅垂线测量法:目测法发现患者姿势异常后可以采取铅垂线测量。受检者站立位,铅垂线从枕骨隆突的中点下垂,如果铅垂线不经过臀中沟表示有脊柱侧凸,姿势异常但铅垂线经过臀中沟,则表示脊柱侧凸的代偿完全。

(3)放射学评定:对疑有脊柱侧凸的受检者(孕妇除外)可以进行放射学检查。拍摄直立位第1胸椎至第1骶椎的正、侧位片,在X射线片上测量脊柱侧凸的角度。

2. 注意事项

(1)熟悉人体脊柱解剖生理结构和肢体的标准姿势。

(2)评定时在征得受检者同意后,尽量让其裸露身体,脱去鞋袜,采取自然姿态或动作。

(3)评定女性受检者时,须有女医护人员在场或家属陪同。

(二)身高与体重

利用客观的测量器具评定身高和体重的方法。

1. 操作方法与步骤

(1)身高:受检者不穿鞋站立,用身高测量仪等测量头顶至足跟的垂直距离,以厘米(cm)表示。

(2)体重:受检者不穿鞋,尽量去除大部分衣物,站立在体重秤上,读出体重数,以千克(kg)表示。成年人与儿童的标准体重计算公式如下:

1)成年人:按照世界卫生组织(WHO)推荐的计算方法。男性:[身高(cm)-80]×70%;女性:[身高(cm)-70]×60%。标准体重±10%为正常,±10% ~ ±20%为超重或消瘦,±20%以上为肥胖或明显消瘦,其中21% ~30%为轻度肥胖,31% ~50%为中度肥胖,50%以上为重度肥胖。

2)儿童:可参考以下公式推断,超过标准体重20%为肥胖。7 ~ 12岁:标准体重(kg)= 年龄×2+8;13 ~ 16岁:标准体重(kg)= [身高(cm)-100]×0.9。

3)体重指数(BMI):通过公式计算,体重指数= 体重(kg)/[身高(m)]^2。WHO推荐的BMI标准为:BMI<18.5 kg/m^{2}为体重过轻;18.5 kg/m^2≤BMI<25 kg/m^{2}为正常;25 kg/m^2≤BMI<30 kg/m^{2}为轻度肥胖;30 kg/m^2≤BMI<35 kg/m^{2}为中度肥胖;BMI≥35 kg/m^{2}为重度肥胖。

2. 注意事项　测量身高和体重时不宜穿鞋,重复测量 3 次,取平均值。

(三)肢体长度和围度

利用客观的测量器具评定肢体长度和围度的方法。

1. 操作方法与步骤

(1)肢体长度

上肢长度:受检者坐位或站立位,上肢自然垂于身体一侧。上肢相对长度为第 7 颈椎至中指尖的距离,绝对长度为肩峰至中指尖的距离;上臂相对长度为肩峰至尺骨鹰嘴的距离,绝对长度为肩峰至肱骨外上髁的距离;前臂相对长度为肱骨内上髁至尺骨茎突的距离,绝对长度为尺骨鹰嘴至尺骨茎突或桡骨小头至桡骨茎突的距离。

下肢长度:受检者仰卧位,骨盆摆正。下肢相对长度为脐至内踝尖的距离,绝对长度为髂前上棘至内踝尖的距离;大腿相对长度为髂前上棘至股骨外侧髁的距离,绝对长度为股骨大转子顶点至膝关节外侧平面的距离;小腿绝对长度为胫骨平台内侧上缘至内踝尖的距离,或腓骨小头至外踝下缘的距离。

(2)肢体围度(周径)

上肢围度:受检者坐位或站立位,上肢自然垂于体侧。上臂围度测量部位在肱二头肌肌腹或上臂最隆起处,一般在用力屈肘和上肢下垂放松时各测量一次。前臂围度测量部位在前臂最粗处。

下肢围度:受检者仰卧位,放松肌肉,分别测量大腿围度和小腿围度。大腿围度测量部位是从髌骨上缘向大腿中段取一距离(一般取髌骨上极向上 10 cm),然后测量其周径。小腿围度测量部位在小腿最粗处。

(3)躯体围度

胸围:通过乳头上方和肩胛骨下角下方绕胸部一周,分别在平静呼气末和吸气末测量。

腹围:通过脐部绕腹部一周。

臀围:通过大转子和髂前上棘连线中间臀部最粗处。

2. 注意事项

(1)熟悉体表标志,找准测量参照点。

(2)评定时在征得受检者同意后,尽量让其裸露检查局部。

(3)评定女性受检者躯体围度时,须有女医护人员在场或家属陪同。

二、关节活动范围测量

关节活动范围(range of motion,ROM)测量是测定某一关节活动的范围,即远端骨所移动的度数,不是关节两骨之间所构成的夹角。

(一)四肢关节

利用量角器等测量工具测量肢体关节活动范围。

1. 操作方法与步骤

(1)通用量角器:将量角器的轴心与关节的运动轴心对齐,固定臂与关节近端骨长轴平行,移动臂与关节远端骨长轴平行并随之移动,移动臂所移动的弧度即为该关节的活动范围。

(2)电子量角器:测量时将固定臂和移动臂的电子压力传感器与肢体的长轴重叠,用固定带固定在肢体表面,活动关节,显示器所显示的数字即为该关节的活动范围。

(3)关节量角器:测量掌指关节时,将量角器的固定臂放在掌骨远端,移动臂放在近端指骨上,并随之移动;测量指间关节时,量角器的两端分别放在指骨关节的近端和远端,移动臂随远端骨移动,所移动的弧度即为该关节的活动范围。

2. 注意事项

(1)熟悉关节的解剖位、中立位和关节的运动方向。

(2)熟练掌握各关节测量时轴心、固定臂、移动臂的具体规定。

(3)测量时充分暴露被测量关节,先确定骨性标志,再放置量角器。

(4)同一对象应由专人测量,每次测量应取相同位置,用同一种量角器,便于比较。

(5)如关节活动受限,先测量关节主动活动,后测量被动活动,分别记录。

(二)脊柱关节

利用量角器等测量工具测定脊柱关节活动范围。

1. 操作方法与步骤

(1)将脊柱测量器放在拟测活动范围的脊柱节段棘突上,随着背部向前屈曲,测量器上显示的度数即为该节段的屈曲活动范围。

(2)测量指尖与地面距离:受检者双脚分开与肩同宽,躯干分别前屈(向前弯腰)、后伸(向后伸腰)及向两侧屈曲。测量中指指尖与地面的距离来评定脊柱的整体活动范围,以厘米(cm)表示。

2. 注意事项　同四肢关节。

(三)肌力评定

1. 徒手肌力评定　受检者按照检查者的指令在特定的体位下完成标准动作,检查者通过触摸肌腹、观察受检者完成动作,以及受检者肌肉对抗肢体自身重力和由检查者施加阻力的能力,评定所测肌肉或肌群最大自主收缩能力的方法。

(1)检查前准备:向受检者说明徒手肌力评定的意义及步骤,取得受检者配合;充分暴露被检查部位,比较两侧肌肉形态的对称性,必要时测量两侧肢体的围度;确定与被检查部位相关的关节被动活动度,以该范围作为全关节活动范围,用于衡量肌力大小;正确选择并摆放受检者体位,将被检查肢体摆放于抗重力位,有效固定身体近端。

(2)检查时:向受检者解释并示范检查动作,可通过被动活动引导受检者完成一次检查动作;发出口令嘱受检者收缩肌肉并完成全关节范围活动,观察受检者的动作,必要时触诊被检查肌肉;如果受检者能够完成抗重力位全关节范围活动,可进一步进行抗阻运动,将阻力施加于肢体远端,嘱受检者用最大力量抗阻完成动作;如果受检者无法完成抗重力位活动,则须将被检查部位摆放于非抗重力位,并用滑板、滑石粉等方法减少接触面摩擦,嘱受检者用最大力量收缩肌肉并完成全关节范围活动。

(3)检查后:记录徒手肌力等级、检查日期,并评估受检者表现。

2. 等速肌力评定　使用等速肌力测定仪,在预定角速度下,测定特定部位肌群相关参数的肌力评定方法。

(1)检查前准备:开机,校准仪器,根据检查要求摆放受检者体位,对受检者进行良好固定;根据不同测试肌群调节仪器的动力头位置,使关节活动轴心与动力头的轴心一致。调节动力臂的长度,设定关节解剖 0°位和关节活动范围,必要时进行肢体称重。正式检查前先让受检者进行 3~4 次预测试,以使受检者熟悉检查方法和要领。慢速测试时,测试次数为 4~6 次;快速测试时,测试次数为 20~30 次。

(2)检查方式:分为等速向心测试和等速离心测试,临床常用等速向心收缩方式进行检查。测试速度<60°/s 为慢速测试,主要测定肌肉力量;测试速度>180°/s 为快速测试,主要测定肌肉耐力。每种测试速度之间通常间歇 1 min,以使肌肉有短暂休息。耐力测试后需要间歇 1.5 min 以上,两侧肢体的测试应间歇 3~5 min。

(3)评定指标:多采用峰力矩、峰力矩体重比、峰力矩角度、总做功、平均功率、力矩加速能、耐力比、主动肌与拮抗肌峰力矩比等。

(4)注意事项:①检查前说明检查目的、步骤、方法和感受,消除受检者紧张情绪。正确选择检查体位及肢体摆放位置。②检查中,先检查健侧,抗阻方向与肌肉牵伸方向相反,抗阻点设在被测肢体的远端。如有疼痛、肿胀或痉挛情况,应在结果记录中注明。③测试仪器在检查前需要先行校正,以保证检查结果的可靠;检查中应给予适当鼓励性指令,以便提高受检者主观能动性,获得最大肌力。④避免在运动后、疲劳时及饱餐后进行肌力测试。

3. 其他器械肌力评定　某些部位的肌力可用专用器械评定,以获得精确的定量数据。包括握力测定、捏力测定及背肌测定。

(1)握力:受检者上肢在体侧自然下垂,握力计表面向外,将把手调节至适当宽度,测量 2~3 次,取最大值。握力指数=握力(kg)/体重(kg)×100%。正常握力指数>50%。

(2)捏力:受检者用拇指与其他手指相对捏压捏力计,反映拇对掌肌及屈曲肌的肌力,正常值约为握力的 30%。

(3)背肌力:受检者两膝伸直,将拉力器把手调节到膝关节以上高度,然后做腰背伸展动作,用力向上拉把手。背肌力可用拉力指数评定,拉力指数=拉力(kg)/体重(kg)×100%。拉力指数正常值:男性 150%~200%,女性 100%~150%。此检查方法易引起腰痛患者症状加重,不宜用于腰痛患者或老年人。

4. 肌肉耐力评定　肌肉耐力是骨骼肌重复或持续收缩的能力。临床常用肌力所能维持的时间来评定肌肉耐力。

(1)等长肌肉耐力:在等速测试仪上设定运动速度为 0°/s,测定受检者肌群以最大等长收缩起始至收缩力衰减 50% 的维持时间。

（2）等速肌肉耐力：在等速测试仪上让受检者以 180°/s 的运动速度连续做最大收缩 20～25 次，计末 5 次（或 10 次）与首 5 次（或 10 次）的做功量之比，即可测定肌肉耐力比，作为判断肌肉耐力的指标。

（3）背肌耐力：受检者俯卧位，两手抱头，脐部以上的躯干部分悬于床外，固定双下肢，伸展腰背部，使上部躯干凌空超过水平位，直至背肌无力致上部躯干低于水平位时终止。记录受检者维持此姿势的最长时间，一般以 1 min 为正常值。

（4）腹肌耐力：受检者仰卧位，两下肢伸直并拢，抬高 45°。记录其能维持的最长时间，也以 1 min 为正常值。

（四）肌张力评定

1. 手法评定　检查者被动活动受检者肢体所感受到的肌张力变化过程。

（1）操作方法与步骤：根据被动活动关节所感受到的阻力，分为以下几种类型。

1）Ashworth 痉挛量表或改良 Ashworth 痉挛量表：若受检者出现肌张力增高，为了评定肌张力增高的程度，多采用 Ashworth 痉挛量表或改良 Ashworth 痉挛量表。二者的区别在于：改良 Ashworth 痉挛量表在等级 1～2 之间增加了 1+等级，其他完全相同。

2）髋内收肌群肌张力分级：髋关节外展时所感受到的阻力是髋内收肌群肌张力的特异性量表。

3）Penn 痉挛频率量表：评定脊髓损伤患者每小时双下肢痉挛出现的频率。

4）痉挛频率量表：受检者每天痉挛发生的频率。

5）踝关节痉挛评定：踝跖屈肌群痉挛者可采用综合痉挛量表评定，包括跟腱反射、踝跖屈肌群肌张力及踝阵挛。总分 7 分或以下无痉挛，7～9 分（不含 7 分）轻度痉挛，10～12 分中度痉挛，13～16 分重度痉挛。

跟腱反射：受检者仰卧位，髋外展，膝屈曲。检查者使受检者踝关节稍背伸，保持胫后肌群一定的张力，用叩诊锤叩击跟腱。0 分：无反射。1 分：反射减弱。2 分：反射正常。3 分：反射活跃。4 分：反射亢进。

踝跖屈肌群肌张力：受检者仰卧位，下肢伸直，放松。检查者被动全范围背伸踝关节，感觉所受到的阻力。0 分：无阻力（软瘫）。2 分：阻力降低（低张力）。4 分：正常阻力。6 分：阻力轻到中度增加，尚可完成踝关节全范围的被动活动。8 分：阻力重度（明显）增加，不能或很难完成踝关节全范围的被动活动。

踝阵挛：受检者仰卧位，下肢放松，膝关节稍屈曲。检查者手托足底快速被动背伸踝关节，观察受检者踝关节有无节律性的屈伸动作。1 分：无阵挛。2 分：阵挛 1～2 次。3 分：阵挛 2 次以上。4 分：阵挛持续，超过 30 s。

6）脑瘫婴儿的痉挛评定：可通过抱持、触诊、姿势观察和被动运动评定。

（2）注意事项：①对清醒受检者，评定前说明检查目的、步骤、方法和感受，消除紧张。②评定时摆放好受检者体位，充分暴露被评定肢体。③先检查健侧同名肌，再检查患侧，两侧比较。④应避免在运动后、疲劳及情绪激动时进行检查。

2.仪器评定　利用仪器如电生理测试仪、等速测力仪及肌电图等来检查肌张力的方法。

（1）操作方法与步骤：仪器测试肌张力的方法比较复杂，通常由专门操作此类设备的专业人员按照设备的具体使用方法操作。

（2）注意事项：①严格按照相关设备的操作流程。②操作时注意检查室内的操作环境尽可能一致，以减少外界的干扰。③结果的判断需要结合临床做出合理的解释。

（五）感觉评定

感觉是人脑对直接作用于感受器的客观事物个别属性的反映，个别属性有大小、形状、颜色、坚实度、湿度、味道、气味和声音等。感觉功能评定分浅感觉检查、深感觉检查和复合感觉检查。

1.浅感觉　对皮肤和黏膜触觉、痛觉和温度觉的检查方法称浅感觉检查。

（1）操作方法与步骤

1）触觉：令受检者闭目，检查者用棉签或软毛笔轻触其皮肤。动作要轻，刺激不应过频。询问受检者有无轻痒的感觉。

2）痛觉：令受检者闭目，分别用大头针的尖端和钝端以同等的力量随机轻刺受检者的皮肤。要求受检者立即说出具体的感受（疼痛、痛觉减退/消失、痛觉过敏）及部位。

3）温度觉：用盛有热水（40～45 ℃）及冷水（5～10 ℃）的试管，在受检者闭目的情况下冷热交替接触其皮肤，让受检者回答"冷"或"热"。选用的试管直径要小，管底面积与皮肤接触面不要过大，接触时间以2～3 s为宜。检查时应注意两侧对称部位的比较。

（2）注意事项

1）向受检者介绍检查目的和方法，以取得其充分合作。

2）检查时受检者一般闭目，以避免主观或暗示作用；防止受检者过度疲劳，以免其感觉域增高。

3）采取左右、近远端对比的原则，从感觉缺失部位向正常部位逐步移行检查；对痛觉过敏的受检者要从正常部位向障碍部位逐渐移行；必要时可多次重复检查。

4）有感觉障碍时需要记录障碍的类型、部位和范围。

2.深感觉　对受检者肌肉及关节位置觉、运动觉、震动觉进行检查的方法称深感觉检查。

（1）操作方法与步骤

1）位置觉：令受检者闭目，检查者移动其肢体并停止在某个位置。让受检者说出肢体所处的位置，或另一侧肢体模仿出相同的位置。

2）运动觉：令受检者闭目，检查者在较小范围里被动活动其肢体，让受检者说出肢体运动的方向。如检查者用示指或拇指轻持受检者的手指或足趾两侧做轻微的被动伸或屈的动作（约5°），其回答肢体活动的方向（"向上"或"向下"）或用对侧肢体进行模仿。

3）振动觉：用每秒振动128～256次（Hz）的音叉柄端置于受检者的骨隆起处。检查时常选择的骨隆起部位有胸骨、锁骨、肩峰、鹰嘴、尺骨茎突、桡骨茎突、腕关节、棘突、髂前上嵴、股骨粗隆、腓骨小头及内外踝等。询问受检者有无振动感,并注意振动感持续的时间,两侧对比。

(2)注意事项:同浅感觉检查方法。

3.复合感觉　对受检者皮肤两点辨别、图形及实体觉等检查的方法称为复合感觉检查。

(1)操作方法及步骤

1)皮肤定位觉:令受检者闭目,用手轻触其皮肤,让其用手指出被触及的部位,正常误差手部<3.5 mm,躯干<1 cm。

2)两点辨别觉:令受检者闭目,采用心电图测径器或触觉测量器沿所检查区域长轴刺激两点皮肤,两点的压力要一致,受检者回答感觉到"一点"或"两点"。若受检者有两点感觉,再缩小两点的距离,直到受检者感觉为一点时停止,测此时两点间的距离。人的两点分辨正常值:舌尖为1 mm,指尖为3~6 mm,手掌、足底约为15~20 mm,手背、足背约为30 mm。

3)图形觉:令受检者闭目,用铅笔或火柴棒在其皮肤上写数字或画图形(如圆形、方形、三角形等),让其说出所画内容。

4)实体觉:实体觉检查是检查手对实物的大小、形状、性质的识别能力。检查时令受检者闭目,将日常生活中熟悉的物品放置于其手中(如火柴盒、小刀、铅笔、橡皮、手表等),让受检者抚摸后说出该物的名称、大小及形状等。检查时应先测患侧。

5)重量觉:检查分辨重量的能力。将形状、大小相同,但重量逐渐增加的物品逐一放在受检者手上,或双手同时分别放置不同重量的上述检查物品。要求受检者将手中重量与前一重量比较或双手进行比较后说出谁轻或谁重。

6)材质识辨觉:检查区别不同材质的能力。将棉花、羊毛、丝绸等逐一放在受检者手中,让其触摸,回答材料的名称(如羊毛)或质地(粗糙、光滑)。

(2)注意事项:在深、浅感觉均正常时,方可进行复合觉检查;余注意事项同浅感觉检查方法。

(六)平衡评定

平衡是指人体在不同环境和情况下维持身体稳定的能力,是完成各项日常生活活动的基本保证。评定人体维持身体稳定性的过程称平衡评定,包括静态评定和动态评定。

1.临床观察　观察受检者在休息状态下的静态平衡功能和活动状态下的动态平衡功能。

(1)操作方法与步骤

1)跪位平衡反应:受检者跪位,检查者将受检者上肢向一侧牵拉,使之倾斜。

阳性反应:头部和躯干上部出现向中线的调整,被牵拉一侧出现保护性反应,对侧上、下肢伸展并外展。

阴性反应:头部和躯干上部未出现向中线的调整,被牵拉一侧和另一侧上、下肢未出现上述反应或仅身体的某一部分出现阳性反应。

2)坐位平衡反应:受检者坐在椅子上,检查者将受检者上肢向一侧牵拉。

阳性反应:头部和躯干上部出现向中线的调整,被牵拉一侧出现保护性反应,另一侧上、下肢伸展并外展。

阴性反应:头部和躯干上部未出现向中线的调整,被牵拉一侧和另一侧上、下肢未出现上述反应或仅身体的某一部分出现阳性反应。

3)站立位平衡反应

Romberg 征:双足并拢直立,观察在睁、闭眼时身体摇摆的情况,又称为"闭目直立检查法"。

单腿直立检查法:受检者单腿直立,观察其睁、闭眼情况下维持平衡的时间长短,最长维持时间为 30 s。

强化 Romberg 检查法:受检者两足一前一后、足尖接足跟直立,观察其睁、闭眼时身体的摇摆,最长维持时间为 60 s。

4)跨步反应:受检者站立位,检查者向左、右、前、后方向推动受检者身体。

阳性反应:脚快速向侧方、前方、后方跨出一步,头部和躯干出现调整。

阴性反应:不能为维持平衡而快速跨出一步,头部和躯干不出现调整。

5)活动:评定在活动状态下能否保持平衡。例如,坐、站立时移动身体;在不同条件下行走,包括脚跟碰脚趾、足跟行走、足尖行走、走直线、侧方走、倒退走、走圆圈及绕过障碍物行走等。

(2)注意事项:检查过程中应确保受检者的安全。

2.量表评定 利用量表评定受检者的静态和动态平衡。

(1)操作方法与步骤

1)Berg 平衡量表:既可以评定受检者在静态和动态下的平衡功能,也可以用来预测正常情况下摔倒的可能性。有 14 个项目,需要 20 min 完成,满分 56 分,低于 40 分表明有摔倒的危险。

2)"站起—走"计时测试:测试受检者从座椅站起,向前走 3 m,折返回来的时间并观察患者在行走中的动态平衡。评分标准:1 分为正常;2 分非常轻微异常;3 分轻度异常;4 分中度异常;5 分重度异常。如果患者得分 3 分或以上,则表示有跌倒的危险。除了记录所用的时间外,对检查过程中的步态及可能会摔倒的危险性按以下标准打分,具体评定内容和标准如下。

3)Brunel 平衡量表:包括坐位平衡、站立平衡和行走功能 12 个项目,根据受检者的完成情况记分,每通过 1 个项目记 1 分,不通过记 0 分,满分 12 分。

(2)注意事项:熟悉所使用的量表和评分标准,严格按照标准评定。评定时注意受检者的安全,避免发生意外。

3.仪器评定 采用平衡测量仪评定受检者的静态和动态平衡功能。

(1)操作方法与步骤:①按照平衡测试仪的具体测试要求站在测试板上;②测试睁眼状态下的身体稳定性;③测试闭眼状态下的身体稳定性;④测试当屏幕光标移动或测试

板移动时身体的稳定性(动态平衡)。

(2)注意事项:熟悉操作步骤,严格按照说明书操作。评定中注意受检者的安全,避免发生意外。

(七)协调评定

评定受检者协调地运用多组肌群共同参与并相互配合、准确完成运动的过程。

1.上肢 评定手部完成指定动作的准确性和协调能力。

(1)操作方法与步骤

1)轮替试验:受检者双手张开,一手向上,一手向下,交替转动;也可以一侧手在对侧手背上交替转动。

2)指鼻试验:受检者用自己的示指,先接触自己的鼻尖,再去接触检查者的示指。检查者通过改变自己示指的位置,来评定受检者在不同平面内完成该试验的能力。

3)指—指试验:检查者与受检者相对而坐,将示指放在受检者面前,让其用示指去接触检查者的示指。检查者通过改变示指的位置,来评定受检者对方向、距离改变的应变能力。

4)拇指对指试验:受检者拇指依次与其他四指相对,速度可以由慢渐快。

5)示指对指试验:受检者双肩外展90°,伸肘,再向中线运动,双手示指相对。

6)握拳试验:受检者双手握拳、伸开。可以同时进行或交替进行(一手握拳,一手伸开),速度可以逐渐增加。

7)拍膝试验:受检者一侧用手掌,对侧握拳拍膝;或一侧手掌在同侧膝盖上做前后移动,对侧握拳在膝盖上做上下运动。

8)旋转试验:受检者双侧上肢屈肘90°,前臂同时或交替旋前、旋后。

(2)注意事项

1)检查前向受检者详细说明检查目的和方法,取得其合作。

2)检查时注意观察受检者在完成指定动作中是否直接、精确,时间是否正常;在动作完成过程中有无辨距不良、震颤或僵硬;增加速度或闭眼时有无异常。

3)注意双侧对比。

2.下肢 评定下肢完成指定动作的准确性和协调能力。

(1)操作方法与步骤

1)跟—膝—胫试验:受检者仰卧,抬起一侧下肢,先将足跟放在对侧下肢的膝盖上,再沿着胫骨前缘向下推移。

2)拍地试验:受检者足跟触地,脚尖抬起做拍地动作,可以双脚同时或分别做。

(2)注意事项:参见上肢协调评定。

(八)步行评定

1.步行能力 针对受检者步行能力和状态以及对步行能力进行宏观分级,了解受检者能否在不同环境下步行的评定方式。

（1）评定方法：采用步行能力分级量表对受检者进行相应的评估。

（2）注意事项：①嘱受检者尽量放松，以平时正常步行的感觉完成评定。②目测观察时，不仅要观察患侧下肢，亦要观察对侧下肢，以便比较。③行走时受检者衣着尽量少，充分暴露下肢，以便准确观察步态特征。④注意疼痛对受检者步态的影响。⑤目测观察属定性分析，有一定的局限性，必要时进一步采用定量分析。

2. 步态分析　通过运动学和生物力学的手段，针对人体步态的特征判断异常原因、程度及影响因素的一种方法，为制订针对性的康复治疗方案提供依据。

（1）操作方法与步骤

1）目测分析：①了解病史。包括既往的损伤、疾病及手术史，对于判断步态有重要参考价值。②体检。包括肌力、肌张力、关节活动范围等，有助于分析步态障碍的原因。③观察。包括受检者的站立姿势、步态的总体状况、识别步行周期的时相与分期及其特点、观察髋关节运动、骨盆运动及身体重心。④临床常见异常步态。臀大肌（髋伸肌）步态、臀中肌步态、股四头肌步态、帕金森步态、减痛步态、偏瘫步态、剪刀步态、跨阈步态、短腿步态、小脑共济失调步态和持拐步态等。

2）定量分析（足印法）：①在受检者足底涂上滑石粉或墨汁。②受检者在行走若干步后，从一侧足跟着地时开始计时，到同侧足跟着地时停止计时，记录及计算平均步行周期时间；走完全程后并同时记录时间，测试距离最少 6 m 以上，每侧足不少于 3 个连续的足印。③测量行走距离，测量左右步长。④测量步宽，计算步频、步行速度。⑤结果判定。

评定标准参照正常步行周期中骨盆和下肢各关节的角度变化参考值及实际测量参数。

（2）注意事项：①嘱受检者尽量放松，以平时正常步行的感觉完成评定。②目测观察时，不仅要观察患侧下肢，亦要观察对侧下肢，以便比较。③行走时受检者衣着尽量少，充分暴露下肢，以便准确观察步态特征。④正式检查前，让受检者试行至自然行走方式再检查。⑤受检者每一次行走至少要包含 6 个步行周期，重点测量观察中间的 1~2 个步行周期。如受检者步态不稳，行走中要注意监护，防止跌倒。

第三节　吞咽功能评定

一、相关概念

1. 吞咽　是指食团由舌背神经经咽和食管进入胃的过程，吞咽不是一个随意活动，而是一种反射，必须有特定的刺激才能引起。正常进食时的吞咽是由于舌的翻卷把食团推送入咽部，咽与口腔、鼻腔、喉腔、食管相通，必须关闭咽与鼻腔、喉腔的通道，食物才能经咽入食管。吞咽时食团刺激了咽部感受器，反射性地使软腭上升，咽后壁向前突出，从而封闭了鼻咽通道,不使食物进入鼻腔;同时声带内收,喉头升高,并向前紧贴会厌软骨,封住咽喉通道,使呼吸暂停,可防止食物进入气管。

正常吞咽动作包括口咽、食管上括约肌、食管本身和食管下括约肌4个阶段,其中任一阶段发生障碍,均可引起吞咽困难。①口咽阶段。是吞咽动作的起始阶段,食物通过口咽部,正常情况下仅历时1 s左右,涉及口咽肌的随意运动。当口咽部有炎症或创伤等病伤时,患者可因疼痛不敢吞咽。当面肌(Ⅶ脑神经)、舌肌(Ⅸ脑神经)、腭弓和咽缩肌(Ⅹ脑神经)麻痹时均影响吞咽动作,后组脑神经(Ⅸ、Ⅹ、Ⅺ脑神经)损害引起延髓麻痹出现吞咽困难。②食管上括约肌阶段。每次吞咽动作开始后,食管上括约肌即行松弛,然后出现食管蠕动,食团顺利通过。当支配该部的迷走神经、舌咽神经失常时可引起食管上括约肌功能失常,出现吞咽困难的症状。③食管本身阶段。食管本身吞咽困难的主要原因:食管腔内机械性梗阻或闭塞,如食管癌、食管良性狭窄等;食管壁外来性压迫,如胸内甲状腺肿大、主动脉瘤等;食管蠕动减弱、消失或异常,如弥漫性食管痉挛、皮肌炎、硬皮病等。④食管下括约肌阶段。食管下括约肌引起吞咽困难的主要机制是食管下括约肌失弛缓,多见于贲门痉挛;也见于食管下段机械性梗阻,如食管下段癌、贲门癌、食管良性狭窄等。

2. 吞咽功能　是人类基本的生存功能,也是复杂的躯体反射之一,需要一系列复杂的神经控制肌肉顺序活动。吞咽障碍是脑卒中后常见的功能障碍之一,可能导致非常严重的并发症。吞咽功能的神经可能与以下损伤有关。

(1)大脑皮质损伤:吞咽中枢包括皮质吞咽中枢及脑干吞咽中枢。由高位皮质吞咽中枢发出下行纤维调节低位脑干吞咽中枢,激活吞咽运动神经元。皮质中枢包括初级运动感觉皮质、运动前区、辅助运动区、扣带回、岛叶、顶叶等多个脑区构成吞咽皮质中枢网络。

大脑半球在吞咽功能中发挥的作用包括:①吞咽功能受双侧大脑皮质控制。②皮质中存在"优势"吞咽半球,优势半球受损,对侧功能代偿。③大脑皮质的可塑性提高非优势半球在吞咽功能恢复中的可用性。④双侧大脑半球损伤导致顽固性吞咽障碍。皮质吞咽中枢的作用是启动吞咽,与皮质下中枢共同调节脑干吞咽中枢的吞咽模式。皮质损伤吞咽障碍主要表现为吞咽启动不能或迟钝、咽反射延迟。

(2)皮质延髓通路及皮质下损伤:皮质损伤可导致皮质下行投射受损,受损的皮质下白质区前部使皮质吞咽区与对侧皮质及皮质下联系中断,导致吞咽困难及误吸。皮质延髓束参与主动吞咽的触发,损伤后可导致吞咽阶段延长,严重者吞咽启动不能。

皮质下损伤主要指基底节及内囊损伤,临床主要表现:①不自主运动致口腔、口咽食团控制障碍;②无效吞咽致食物残留于口腔及咽喉;③咽下方式改变表现为不自主吞咽及无目的性运动;④严重依赖他人喂食。

(3)脑干吞咽中枢损伤:脑干吞咽中枢由延髓背侧区与腹外侧区构成,控制和调节吞咽反射。延髓背侧区由孤束核及邻近的网状结构构成,协调吞咽与呼吸动作,损伤则出现严重的运动感觉障碍,表现为舌骨及喉上皮重度损伤或环咽肌高反应性的吞咽障碍。

延髓腹外侧区,由疑核及其网状结构构成,背侧吞咽组将接收到的周围感觉信息编程、协调、处理后,将兴奋传递到腹侧吞咽组,激活疑核将运动冲动传出,支配吞咽相应肌群,完成整个吞咽过程,损伤可导致软腭、舌基部、咽喉肌活动障碍。脑干吞咽中枢反射性协调吞咽,脑干损伤所致的吞咽障碍主要表现为咽阶段延长。

(4)外周神经受损:外周传入、传出神经,包括脑神经的感觉传入和运动传出,受损后可见喉口关闭不全,咽肌无力,咽肌推进性差,环咽肌松弛,使得咽段延长,以迷走神经最为重要。迷走神经受损后,所支配的杓状软骨肌麻痹,可导致喉关闭不全、喉麻痹及误吸。舌根部及会厌感觉减退,出现食物溢出及误吸。环咽肌、咽肌也受咽丛支配。

三叉神经:三叉神经运动核支配下颌舌骨肌、二腹肌等口部肌肉,受损则见下颌舌骨肌、二腹肌麻痹,表现为吞咽障碍,咽段延长。三叉神经脊髓核支配口腔、牙龈、舌体、软腭等黏膜的本体感觉,受损则表现为无法感知食物,食物到达咽部,不能触发吞咽动作。

舌下神经:受损后,食物可溢出口腔或提前流入咽部,引发呛咳及误吸。

面神经:受损后,口唇肌、面肌麻痹,口腔期时间延长,出现流涎、吞咽后食物残留口腔、食物咀嚼无力、易从患侧口角流出等表现。

二、口面部评定

观察有无口面部位异常,并评定其对吞咽功能的影响程度。

1. 操作方法与步骤

(1)顺序:颊→唇→颞下颌关节→颊黏膜→牙齿→舌→软腭。

(2)操作方法

颊部:观察上提口角或挤眉弄眼动作。

口唇闭合能力:观察抿嘴动作、鼓腮动作,观察有无流涎,观察交替重复发"u"和"j"音时唇的动作,观察会话时唇的动作。

唇部活动能力:观察撅唇吹口哨动作和露齿动作。

颞下颌关节活动:观察主动开合动作、主动左右研磨动作、被动开合动作及被动左右研磨动作。

颊黏膜:有无黏膜血肿、破损或溃疡,齿颊沟内食物残留。

牙齿检查:有无龋齿、牙齿松动、义齿、牙列问题。

舌检查:观察伸舌动作、舌上下左右舔唇动作、舌面向上抵住压舌板动作、舌尖顶挤左右颊部动作、味觉敏感程度。

软腭:观察发"啊"时软腭上抬的特征、言语时是否有鼻腔漏气、用压舌板刺激舌根是否诱发恶心反射并检查舌根上抬的力量。

2. 评定标准

(1)正常情况:唇颊部闭合良好,尤其是可以做抿嘴动作。嘴角无流涎,鼓腮不漏气,可完成吹口哨和露齿动作。颞下颌关节主、被动活动正常,可顺利张口并且咬合有力。

颊黏膜无破损,龈颊沟内无食物残留。舌部活动灵活有力。

(2)异常情况:①唇颊部闭合不良(如流涎、龈颊沟食物残留、鼓腮漏气);②颞下颌关节活动受限(如张口受限或咬合无力);③口腔黏膜破损或溃疡,有龋齿、牙齿松动、牙列缺少或义齿;④舌部运动受限或力量不足;⑤软腭上抬不良,恶心反射发生时舌根上抬力量不足。

3. 注意事项

(1)受检者颈部需置于放松位置,可采取30°仰卧位稍屈颈。

(2)进行口腔黏膜检查的同时需要注意有无义齿或牙齿松动。如可脱卸义齿,需要将义齿卸下后再次重复整个检查过程。

(3)如有牙齿松动,需要警惕防止压舌板检查及后续诊治过程导致牙齿脱落进入气道。

(4)如检查同时发现口臭严重,需要仔细观察口腔清洁情况,并且排除龋齿或局部感染。

(5)检查颞下颌关节被动活动时,检查者双手环指与小指着力部位应为受检者乳突部位。需要避免检查时同时触压双侧颈部软组织部位,以免发生压迫颈动脉导致血供不足或其他意外事件。

(6)可参考构音障碍评定技术的操作方法和评定标准。

三、吞咽功能评定

通过饮水、唾液吞咽试验等方法评价吞咽功能障碍的程度。

1. 操作方法与步骤

(1)反复唾液吞咽试验:受检者采取放松体位。检查者将手指放在受检者的喉结和舌骨位置,让受检者尽量快速反复吞咽。观察喉结及舌骨随着吞咽运动越过手指,向前上方移动再复位的次数。当受检者口腔过于干燥无法吞咽时,可在舌面上注入约 1 mL 水后再让其吞咽。

(2)饮水吞咽试验:首先用茶匙让受检者喝水(每茶匙 5~10 mL),如果受检者在这个阶段即发生明显噎呛,可直接判断为饮水吞咽测试异常;如无明显呛咳,则让受检者采取坐位姿势,将 30 mL 温水一口咽下,记录饮水情况。

(3)简易吞咽激发试验:将 0.4 mL 蒸馏水滴至受检者咽部的上部,观察受检者的吞咽反射并记录从滴注后至发生反射的时间差。

(4)咳嗽反射试验:将 20% 生理盐水酒石酸溶液 2 mL 置于鼻喷器中,让受检者吸入喷雾。

2. 评定标准

(1)反复唾液吞咽试验:统计30 s内完成的次数。健康成人30 s内至少能完成5~8 次。如果少于 3 次/30 s,需要进一步检查。

（2）饮水吞咽试验

Ⅰ级：可一口喝完，无噎呛，5 s内喝完为正常，超过 5 s 为可疑吞咽障碍。

Ⅱ级：分2次以上喝完，无噎呛，可疑吞咽障碍。

Ⅲ级：能1次喝完，但有噎呛，确定有吞咽障碍。

Ⅳ级：分2次以上喝完且有噎呛，确定有吞咽障碍。

Ⅴ级：常常呛住，难以全部喝完，确定有吞咽障碍。

（3）简易吞咽激发试验：如果在滴注蒸馏水后 3 s 内能够诱发吞咽反射，则判定为吞咽正常。如果超过 3 s，则为不正常。由于该试验无须受检者任何主动配合和主观努力，因而尤其适用于长期卧床者。

（4）咳嗽反射试验：受检者吸入喷雾后导致喉部受到刺激，引发咳嗽反射。咳嗽反射的存在表示受检者能够通过该反射防止食物进入气管深处。咳嗽反射的减弱或消失则意味着误吸或误咽的可能性大大增加。

3. 注意事项　格拉斯哥（Glasgow）昏迷量表小于 6 分或即使在帮助下也不能维持坐位的受检者不适合采用饮水吞咽测试评定。

（1）在本检查之前，需要先实施口面部评定。

（2）如口腔内有可脱卸假牙，务必将假牙卸下之后再行检查。

（3）检查前需要确认受检者口腔中无食物残留。

（4）饮水吞咽试验使用的应为温开水，不能用冰水，更不能用饮料或汤汁代替。

四、摄食吞咽评定

通过询问和观察患者吞咽动作及其完成过程，了解食物经口、咽、食管到达胃部的全过程（即先行期、口腔准备期、口腔转运期、咽部期和食管期），评价不同时相的摄食吞咽障碍。

1. 操作方法与步骤

（1）采集病史和观察患者的吞咽动作，大致区分摄食障碍、口咽性吞咽障碍和食管性吞咽障碍。

（2）回顾病史，详细询问以下问题：自觉吞咽困难发生的部位？引发吞咽障碍的食物性状？吞咽障碍是进行性还是间歇性？症状持续多久？

（3）给患者看食物，观察其有无反应。

（4）将食物触及其口唇，观察是否张口或有无张口的意图。

（5）如果属于口咽性吞咽障碍，需要进一步鉴别口腔准备期、口腔转运期和咽部期吞咽障碍。

2. 评定标准

（1）摄食障碍：对食物无认知和无摄食动作，食物含在嘴里不吞咽或拒绝纳食。

（2）口咽性吞咽障碍：①无法进行吞咽动作；②有食物向鼻腔反流；③吞咽时有咳嗽

或憋气,但要注意有部分误吸无症状;④交谈时出现明显鼻音或构音不良;⑤口腔异味;⑥脑神经相关症状(如多发性硬化引起的神经源性口咽性吞咽障碍可伴有复视)。

(3)口腔期(包括口腔准备期和口腔转运期):①无法在口腔前部保留食物,常见于唇部闭合不良;②无法形成食团或无法保持食团位于舌面中央,常见于舌部活动欠佳或不协调;③无法正常咬合,常见于颞下颌关节功能障碍;④食物嵌入颊齿间隙,常见于唇或颊部张力不足或舌部活动障碍;⑤食物不能得到充分碾压或黏附于硬腭部,常见于舌部无力舌抵上颚不能;⑥舌部在口腔内反复不停地滚动,常见于帕金森病患者,类似于静止性震颤;⑦食物向后运送启动吞咽的时间过长,常见于口腔感觉障碍或失用的患者。

(4)咽部期:①咽反射延迟;②食物向鼻腔反流;③气道口、会厌谷或梨状窝食物残留而导致吞咽后吸气时发生误吸和呛咳;④吞咽时发生误咽和呛咳。

(5)食管性吞咽障碍:①主诉不适感多位于下颈部和胸部,少数有烧心感和胸痛,甚至误诊为心绞痛;②如果对固体食物发生吞咽障碍,提示存在食管结构异常,可行消化道内镜检查;③如主诉吞咽障碍进行性加重,喜食汤粥类食物,伴有体重锐减,必须触诊探察颈部和锁骨上淋巴结,警惕消化道肿瘤,建议行其他检查;④如果对液体和固体食物都存在吞咽困难,症状间歇发作并伴胸痛,提示存在食管动力障碍,可行吞咽造影检查。

3.注意事项

(1)该评定项目需要检查者熟练掌握吞咽生理和分期。

(2)可在进行前两项评定时一并观察和采集吞咽障碍分期的信息。

(3)如果让受检者自行吞咽食物,需慎重考虑,必须在详细询问进食情况之后进行。

(4)吞咽实际食物时需要配备吸痰器,并确保具备临床急救技术的医务人员可及时到场处理突发情况。

(5)最好去除鼻饲管之后进行评定。

(6)应预先向受检者或其家属告知评定与治疗的目的及主要内容,以获得充分的理解和配合。尤其应申明可能出现的特殊情况,如呛咳、误咽、误吸、窒息、吸入性肺炎、黏膜损伤、出血、疼痛、感染及牙(义)齿脱落等。

五、吞咽失用评定

指吞咽器官不存在运动或感觉障碍,但却无法模仿或按口头指令做出相应的吞咽动作。

1.操作方法与步骤

(1)不给受检者进食和吞咽的语言提示,提供盛着食物的碗筷,观察受检者的表现。

(2)检查者口头指示受检者进食吞咽或模仿吞咽动作,观察受检者表现。

2.评定标准

(1)在无言语提示的情况下,受检者能正常地拿起碗筷进食且并无吞咽问题。但在有言语提示或动作模仿的情况下,受检者意识到需要吞咽的动作,却无法启动和完成整个进食过程。

（2）部分受检者，给予其食物，会自行捞取食物送入口中，但不会闭唇、咀嚼，或舌头不会搅拌运送食物，不能启动吞咽。但在无意识状态下或其他检查中，可观察到受检者唇舌的各种运动功能都正常。

3. 注意事项

（1）吞咽失用与脑高级功能障碍有关，可以选用简易精神筛查量表（MMSE）、蒙特利尔认知评估量表（MoCA）和额叶功能量表（FAB）进行辅助检查。

（2）食物一般以食物形状分级表中 4～5 级为宜，但需要考虑失用同时可能存在其他吞咽障碍问题，因此，采用实际进食方式的检测时需要慎重选取食物。

六、录像吞钡造影检查

在吞咽造影剂的同时进行影像学检查并录像，动态评价摄食吞咽的过程。

1. 操作方法与步骤

（1）基本步骤：调制造影剂→清洁口腔→放置合适体位→进食并造影录像。

（2）具体操作：①分别于垂直坐位及 30°、60°半坐位对受检者进行吞咽检查。②检查需在 X 射线透视观察下进行，根据录像的重点，将造影分为两步。第一步针对咽部，受检者先垂直坐位口含造影剂一口，尽可能一次全部咽下，再分别于侧位、正位和斜位各吞造影剂一口，正位时再做不吞造影剂的"空吞咽"3 次，观察会厌谷和梨状窝有无钡液滞留；第二步针对食管，于受检者取仰卧右前或左前斜位时用吸管呕吸造影剂 5 口分别吞入，重点观察环咽肌部分。③根据 X 射线录像点片。

2. 评定标准　结果分析应以录像记录为主，通过重放录像，逐帧分析。主要观察以下情况。①口腔期：咀嚼、食团形成、舌肌运动、内容物运送、控制等。②咽腔期：食团通过食管的时序性、协调性、喉部上抬的速度和力度、会厌的位置。③钡剂的滞留、残留、反流、溢出、渗漏、误咽和误吸等均可以提示吞咽异常，并且可以对异常发生的吞咽时期做出判断。

3. 注意事项

（1）操作现场需配备吸痰器和相应急救设备，并确保具备有专业急救技能的医务人员能及时处理突发事件。

（2）本检查并不能区分吞咽失用和其他吞咽障碍，需要另行鉴别。

（3）注意需待吞下的造影剂完全通过食管后，或食管的蠕动完全停止之后才可再进行下一次吞咽，以免 2 次吞咽各自的蠕动波互相干扰。

（4）可先从较稠厚的显影食物开始，逐渐转为较稀薄的造影剂。

（5）该检查是吞咽障碍诊断的金标准，但受到检查条件的限制，因而通常对以下情况有较大的参考意义：梨状窝或会厌谷的食物残留、食管期障碍（食管动力异常、环咽肌失弛缓）、无症状性误吸或误咽。

第四节　心肺功能评定

一、老年人心肺功能

老年人是心血管和呼吸道疾病的高发人群,衰老、虚弱、共病负担等因素使其具有较高的死亡率和较重的临床病程。随着年龄的增长,老年人的生理储备及功能状况都会有所降低。在老年人群中,由于肺实质、脊柱、胸壁等组织结构的改变,会引起气道弹性、肺顺应性和胸壁顺应性的下降,从而影响患者的心功能。老年患者的心肺功能随年龄增加而降低,对药物、手术等治疗手段的敏感度、耐受性都很差。与普通住院患者相比,老年患者发生二次心肺功能损害(如肺部感染、呼吸窘迫综合征、心功能不全)的危险性更高,是导致老年患者危重症率增高的重要原因。

心肺康复旨在采用心肺康复的有效干预方式,尽可能地改善老年人群的心肺功能,预防危重症带来的功能损害,提高生存质量。故在对老年患者进行心肺康复前及康复治疗过程中,需要及时从不同角度、不同方面进行心肺功能评定。

二、心功能评定

(一)心率

心率测定是指通过听诊、触诊、心电图等方法,评估受检者安静或活动中心室搏动次数的评定方法。正常心率为 60~100 次/min。

1. 操作方法与步骤

(1)徒手操作技术:在日常治疗工作中经常使用。方法为触摸并计算体表可扪及的大动脉(桡动脉、颈动脉等)的脉搏次数。安静状态下常测定 15~30 s 的次数,并折算成每分钟脉率。在无心律失常的情况下,脉率和心率相等。运动状态下通常计算 10 s 的脉搏搏动次数并乘以 6,折算为每分钟脉率或心率。对于可疑心律失常的受检者需要测定 60 s 的数值,以尽量减少误差。

(2)听诊技术:在受检者有可疑心律失常时必须使用。听诊器胸件置于受检者心尖部,一般位于左锁骨中线内侧第 5 肋间处。听诊以第一心音为准。在有异位心律时,心率一般指心室率,或者将心室率和心房率分别表述。计数原则同上。

(3)器械技术:心电图、超声心动图都可以准确地记录心率。对于严重心血管疾病和心律失常患者可以考虑采用心电监护技术来保证心率观察的实时性和可靠性。脉压仪也可以作为脉搏分析的方式。

2. 评定标准　根据国家卫生健康委员会发布的《国家 2021 心率标准》,不同年龄段的人群应该维持不同的心率水平。其中,成年人的心率标准范围为 60~100 次/min,这是指在安静状态下的心率范围。而在运动状态下,心率会有所提高,这是正常的生理现象。一般来说,年龄越小,心率越快,老年人心跳比年轻人慢,女性的心率比同龄男性快,这些都是正常的生理现象。

3. 注意事项

(1)徒手评定技术测定的是脉率,在心律失常时可能与心率不同,因此一般适用于无心律失常的患者。在有严重心律失常的情况下,脉率与心率可能不一致,但脉率更加能够反映实际心脏输出能力和实际循环功能。临床上需要综合考虑分析。

(2)心率评定的结果需要标记活动状态,非特指的心率一般指安静心率。

(3)心率评定需要结合受检者的用药情况综合分析。

(二)血压

血压测定通常是指肱动脉收缩压和舒张压的评定,较少的情况下也可包括股动脉、腘动脉、桡动脉等部位的评定。

1. 操作方法与步骤 受检者取坐位或仰卧位,肱动脉中段放于同右心房等高的位置,将血压计袖带缚于上臂,袖带下缘在肘窝上 2~3 cm 处,将听诊器放于袖带下缘肱动脉搏动处。向袖带内充气,边充气边听诊。当肱动脉搏动声消失后,继续打气使汞柱再升高 20~30 mmHg,缓慢放气。当开始听到第一个动脉搏动声时,血压计上所表示的压力数字即是收缩压;取动脉音消失时的压力值为舒张压。

2. 评定标准 血压数值的分析需要参考相应的血压标准,并与受检者的年龄、测定时的活动状态相结合进行评定。由于不同肢体的血压可能受血管和其他情况的影响,结果会有所不同,因此,在特定情况下需要测定两上肢血压或者下肢血压。正常两上肢血压略有差异,两侧收缩压可有 5~10 mmHg 的差别,正常下肢血压高于上肢血压达 20~40 mmHg。

3. 注意事项

(1)血压应重复测 2 次,取 2 次读数的平均值。如果 2 次测量的收缩压或舒张压读数相差大于 5 mmHg,应再隔 2 min,测第 3 次,然后取 3 次读数的平均值。

(2)测定时袖带不可过松或过紧,以免影响准确性。听诊器不应放在袖带里,避免过分压迫动脉。读数时,眼睛要与水银柱在同一水平,避免视觉误差。

(3)血压计要放平,汞柱不应倾斜,打气前观察汞柱是否在"0"点。重复测压时,应在复测前将气袋内气体放净,使汞柱下降到"0",稍等片刻然后再复测,以免影响测量结果的准确性。

(4)血压值和活动状态有关,通常采用安静坐位或卧位的数值,安静血压必需在充分休息后进行。活动状态的血压测定必须标记相应的状态。

(三)心电分级运动试验

采用分阶段递增运动负荷,同时进行症状、心电和血压监测,以分析心血管状态和运动能力的评测方法。

1.适应证与禁忌证

(1)适应证:需要明确临床诊断(如冠心病、心律失常等),用以指导临床治疗者;需要确定心血管功能状态者;制定或修改运动处方前。

(2)禁忌证:①绝对禁忌证。未控制的心力衰竭或急性心力衰竭、血流动力学不稳定的严重心律失常、不稳定型心绞痛、近期心肌梗死后非稳定期、急性心包炎、心肌炎、心内膜炎、严重未控制的高血压、急性肺动脉栓塞或梗死、全身急性炎症或传染病、严重运动功能障碍、确诊或怀疑主动脉瘤、严重主动脉狭窄、血栓性脉管炎、精神疾病发作期间或严重神经症、受检者不能理解运动方式或不配合等。②相对禁忌证。严重高血压(收缩压>200 mmHg 或舒张压>120 mmHg)、肺动脉高压、中等程度以上的心脏瓣膜疾病、心肌病、明显心动过速或过缓、心脏明显扩大、高度房室传导阻滞及高度窦房传导阻滞、严重冠状动脉左主干狭窄或类似病变、严重肝肾疾病、严重贫血、未控制的代谢性疾病、血电解质紊乱、慢性感染性疾病、运动会导致恶化的神经肌肉疾病、骨骼肌肉疾病或风湿性疾病、晚期妊娠或妊娠有合并症等。

2.操作方法与步骤　①了解受检者临床情况和试验目的,确定适应证或禁忌证。②向受检者充分解释或示范试验方法,签署知情同意书。③确定试验方案,根据试验目的选择低水平运动试验、症状限制性运动试验或亚极量运动试验。常用的活动平板方案为改良 Bruce 方案。下肢功率车方案运动负荷:成年男性 300 (kg·m)/min 起始,每 3 min 增加 300 (kg·m)/min;成年女性 200 (kg·m)/min 起始,每 3 min 增加 200 (kg·m)/min。上肢功率车方案:运动起始负荷 150~200 (kg·m)/min,每 3 min 增加 100~150 (kg·m)/min。④执行心电运动试验的基本程序包括皮肤处理,放置 12 导联心电电极,记录安静心电图,测定安静血压,开始运动并按运动方案的相应阶段记录心电、测定血压,达到运动终点或中止运动时记录心电图、测量血压及运动后即刻和运动后 2 min、4 min、6 min 的心电图,同时测量血压。如有特殊情况可延长观察的时间,直到受检者的症状或异常表现消失为止。

3.评定标准　符合下列条件之一可以评为运动试验阳性。①运动中出现典型心绞痛。②运动中及运动后(2 min 内)以 R 波为主的导联出现下垂型、水平型、缓慢上斜型(J 点后 0.08 s)ST 段下移>0.1 mV,并持续 2 min 以上。如果运动前有 ST 段下移,则在此基础上再增加上述数值。③运动中收缩期血压下降(低于安静水平)。

以上标准不能简单地套用,可以作为临床诊断的参考,而不等于临床诊断。

4.注意事项

(1)运动试验的中止指征:受检者出现心绞痛、呼吸困难、极度疲劳、面色苍白、发绀、皮肤湿冷、眩晕、视物模糊、头痛、恶心、呕吐、步态不稳等症状及体征;严重的心律失常:成对的室性期前收缩、频发室性期前收缩或室性心动过速、心室颤动、房性心动过速、心房颤动、心房扑动、二度或三度房室传导阻滞;ST 段压低或抬高>0.2 mV;运动中心率及收缩压下降,收缩压>220 mmHg,舒张压≥120 mmHg;达到预计心率;出现设备故障。

（2）运动试验当日及前一日不要进行大量的体力活动；试验前避免吸烟、饮酒，喝咖啡、浓茶、可乐等；试验前适当休息（30 min）；不可饱餐或空腹。

（3）受检者穿着宽松、舒适的衣服及运动鞋，以便于运动。感冒或其他病毒、细菌性感染者1周内不宜进行运动试验。

（4）运动试验应有2名工作人员在场，一人操作仪器、观察心电图，一人测量血压、观察受检者的表现。

（四）简易运动试验技术

采用徒步运动方式评定心血管功能和运动能力的简易方法。通常有计时和计距离2种方式。

1. 适应证与禁忌证

（1）适应证：需要评价一般运动能力和心血管反应者。其中12 min行走试验适用于心功能Ⅱ～Ⅲ级者；6 min行走试验适用于心功能Ⅲ～Ⅳ级者。其他系统疾病患者可以根据自身心血管功能情况和其肢体活动能力选择6 min或12 min行走试验。

2）禁忌证：重症和病情不稳定（参照心电运动试验的禁忌证），受检者不能理解运动方式或不配合。

2. 操作方法与步骤

（1）计时方式：选择平坦无障碍的场地，嘱受检者在主观安全和无症状的前提下，尽力行走400 m，计算步行时间。运动前后测定血压和心率，并进行前后比较。

（2）计距离方式：选择平坦无障碍的场地，嘱受检者在主观安全和无症状的前提下，尽力行走6 min或12 min，测定行走的距离。运动前后测定血压和心率，并进行前后比较。

评定标准没有正常值标准，而是对受检者的步行速度、步行距离及运动前后的心率、血压进行自身比较，判断治疗前后的差别。运动后心率的恢复速率也有参考价值。此外，此方法可以简易地证明受检者在同等强度步行时的安全性。

3. 注意事项

（1）检查前：了解病史及康复训练情况，排除禁忌证；向受检者做必要的解释，说明试验方法，要求受检者出现劳累及胸闷、胸痛等不适症状随时告诉医护人员。

（2）检查时：必须由有经验的医务人员进行现场监护，必要时使用心电遥测监护。有任何症状或循环不良体征时立即中止运动，并进行相应的医疗检查和处理。

三、肺功能评定

（一）通气功能

肺通气功能是衡量空气进入肺泡及气体从肺泡排出过程的指标。常用的分析指标有每分通气量、最大通气量、用力肺活量和肺泡通气量等。

1. 操作方法与步骤

（1）每分通气量（minute ventilation，VE）：指在静息状态下每分钟吸入或呼出的气体总量。每分通气量=潮气量×呼吸频率（次/min）。受检者安静卧床休息 15 min，待呼吸平稳后，与肺量计相连开始测定。重复呼吸 2 min，同时记录呼吸曲线与自动氧耗量。选择呼吸曲线平稳、基线呈水平状态、氧摄取曲线均匀的 1 min，计算 VE。

（2）最大通气量（maximum voluntary ventilation，MVV）：指在单位时间内，以最快呼吸频率尽可能深的呼吸幅度进行呼吸，所能获得的通气量，通常以 1 min 计算。受检者取立位，与肺量计相连，平静呼吸 4～5 次后以最快呼吸速度与最大呼吸幅度持续重复呼吸 12 s 或 15 s，要求呼吸次数达 10～15 次。休息 10 min 后再重复一次。为使测定成功，事前要向受检者充分说明，测定过程中对受检者发出适时的指令并持续地指导与鼓励才能取得最佳结果。选择呼吸速度均匀、幅度一致持续达 12 s 或 15 s 的一段曲线，将其呼出或吸入的气量乘以 5 或 4，即得每分钟最大通气量。要求 2 次测得结果的差异<8%，且应选取其中最大值作为实测值。

（3）用力肺活量（forced expiratory volume，FEV）：受检者取立位，与肺量计相连后，做最大吸气，屏气 1 s 后以最大努力、最快速度呼气，持续、均匀、快速呼尽，重复 2 次。选取最佳曲线，要求起始部陡直，终末部平坦达 0.5～1.0 s，整个曲线平稳光滑。自曲线上计算第 1、2、3 s 的呼气容积及其各占 FVC 百分比，分别记为 FEV_1、$FEV_1/FVC\%$，FEV_2、$FEV_2/FVC\%$，FEV_3、$FEV_3/FVC\%$。临床常用相对值，正常分别为 83%、96%、99%，健康者在 3 s 内可将肺活量几乎全部呼出。

（4）肺泡通气量（alveolar ventilation，VA）：是指安静状态下每分钟进入呼吸性细支气管肺泡参与气体交换的有效通气量。

2. 评定标准

（1）每分通气量：男性约 6.6 L；女性约 5.0 L。超过 10 L 为通气过度，低于 3.0 L 表示通气不足。

（2）最大通气量：男性约 104 L；女性约 82 L。一般是以实测值占预计值的百分比作为判断指标，低于 80% 为减少。

最大通气量可反映气道阻塞的严重程度，又可了解受检者的呼吸储备力、肌肉强度和动力水平，可作为手术前评价。其减少见于：①气道阻力增加，如慢性阻塞性肺疾病、支气管哮喘或支气管肿瘤等；②肺组织损害，如肺炎、肺结核、肺泡出血、肺水肿、肺间质纤维化等；③胸廓、胸膜病变，如严重脊柱后侧弯、肋骨骨折、气胸、大量胸腔积液；④神经系统和呼吸肌活动障碍，如麻醉、脑炎、脊髓灰质炎和重症肌无力。

（3）用力肺活量：最常采用 FEV_1 及 $FEV_1/FVC\%$ 作为判定指标。前者正常值男性为（3 179±117）mL，女性为（2 314±48）mL；后者均应>80%。

（4）肺泡通气量成人正常值 3～7 L。

肺泡通气量减少：见于慢性阻塞性肺疾病、肺炎、肺不张、麻醉、重症肌无力等通气不足性疾病，血气分析示 Ⅱ 型呼吸衰竭和呼吸性酸中毒；肺泡通气量增加，见于酮症酸中毒、癔病、高通气综合征等肺泡通气过度性疾病,血气分析示呼吸性碱中毒。

(5)用力肺活量、最大呼气中段流量或 FEV_1/FVC 减少,说明阻塞性通气功能障碍,其减少见于:①气管与支气管疾病,如气管肿瘤、狭窄,支气管哮喘,慢性支气管炎,闭塞性细支气管等;②肺气肿、肺大疱;③其他原因不明的疾病,如纤毛运动障碍。

(6)通气功能障碍类型的判断:阻塞性通气功能障碍表现为肺活量正常或减低,$FEV_1/FVC\%$ 减低,残气量增高,肺总量正常或增高,残总比明显增高;限制性通气功能障碍表现为肺活量减低,$FEV_1/FVC\%$ 正常或增高,残气量减低,肺总量减低,残总比正常或轻度增高。

3.注意事项 最大通气量测定是较为剧烈的呼吸运动,平常人经过 15 s 持续快速大幅度呼吸运动后,体内 CO_2 可减少 500 mL,$PaCO_2$ 下降 20 mmHg。因此,严重心肺疾病与咯血者不宜进行这项测定。

(二)代谢当量

代谢当量(metabolic equivalent, MET)为机体安静坐位状态下的代谢需要的耗氧量率,1 MET 相当于每千克体重每分钟消耗 3.5 mL 的氧气[$3.5\ mL/(kg \cdot min)$],是反映受检者心肺功能的重要指标。在运动试验中,如果连接气体分析系统,可以直接测定受检者的峰值耗氧量,根据受检者体重,直接算出 MET 值(参见心肺联合运动试验)。如果未连接气体分析系统,可由运动强度间接估算出 MET 值。

1.操作过程和步骤 参见心肺联合运动试验。

2.评定标准

(1)运动平板试验进行心功能检查:间接代谢当量的测定可参见文后附表二维码。

(2)功率计进行间接代谢当量测定:代谢当量 = [12×功率(W)+300]/[3.5×体重(kg)]。

(3)气体分析系统直接测定耗氧量:代谢当量 = 耗氧量(mL/min)/[3.5×体重(kg)]。

3.注意事项 参见心肺联合运动试验和心电分级运动试验。

(三)心肺联合运动试验

在运动过程中,连接心电图及呼吸气体分析系统,进行患者运动中的心电及气体分析,测定通气量及呼出气体中氧和二氧化碳的含量,并以此推算耗氧量、二氧化碳排出量等各项气体代谢的参数。

1.适应证与禁忌证

(1)适应证:有下列需求,无禁忌证者评定最大摄氧能力,以明确心肺功能储备和有氧运动能力;评定换气功能,指导康复治疗。

(2)禁忌证:未控制的严重心血管疾病和呼吸系统疾病、全身急性炎症和传染性疾病、血栓性脉管炎、严重肝肾疾病、严重贫血、未控制的代谢性疾病(如糖尿病、甲状腺功能亢进症)、血电解质紊乱(如低钾血症、低镁血症)、慢性感染性疾病、精神疾病发作期间或严重神经症、严重运动功能障碍或运动会导致恶化的神经肌肉疾病、骨骼肌肉疾病或风湿性疾病、妊娠晚期或妊娠有合并症者、受检者不能理解运动方式或不配合等。

2. 操作方法与步骤

(1)设备准备:开机预热后用标准气体校准。

(2)受检者准备:受检者休息 30 min 左右,袖带法测定肱动脉安静血压,口含采样口嘴或戴上面罩,粘贴电极和连接心电图导线。

(3)试验过程:记录安静数据。受检者按照适当的运动试验方案进行运动,连续进行气体采样和分析及心电图监护,在每阶段记录结果。达到运动终点或出现中止试验的指征而中止运动后,一般再采集和记录数据 3~5 min。

(4)试验终点:最大吸氧量测定的运动终点为筋疲力尽、吸氧量不能随运动强度的增加而增加(增加幅度小于 5%)、呼吸商(VCO_2/VO_2)超过 1.2;峰值吸氧量测定的运动终点是受检者达到最大努力或出现心电、血压、循环等方面的异常表现,类似于症状限制性心电运动试验;定量运动试验以达到预定试验负荷作为终点。

3. 注意事项　参见心电分级运动试验。

第五节　神经电生理评定

神经、肌肉为可兴奋组织在正常活动时都伴随着生物电的变化,在神经、肌肉病变、损伤中都可记录到特征性的电位改变,因此,在临床上,常用神经电生理学方法来诊断与评定疾病的程度乃至康复过程。

一、脑电图

脑电图是一种较为成熟的脑功能成像技术,从头皮上将大脑内部的自发性生物电位信息加以放大记录而获得的图形,是通过电极记录下来的脑细胞群的自发性、节律性电活动。以脑细胞电位活动的电压值为纵轴,时间为横轴,记录的电位活动-时间关系曲线就是脑电图(EEG)。

EEG 是一种记录大脑自发电位活动变化的电生理监测方法,对大脑及神经系统疾病的协助诊断、疗效观察与评价预后有一定意义,是检查脑功能正常与否的一种重要手段。主要用于颅内器质性病变如癫痫、脑炎、脑血管疾病及颅内占位性病变等的检查。

(一)脑电图基本特征

脑电图中的周期、振幅、相位是脑电图的基本特征。

1. 周期　由一个波底到下一个波底的时间间距或由一个波顶到下一个波顶的时间间距在基线上的投影。

2. 振幅　从波顶画一直线使其垂直于基线,由这条直线与前后两个波底连线的交点到波顶的距离称为脑电图的平均振幅。

3. 相位　有正相、负相之分,以基线为准,波顶朝上者为负相波,波顶朝下者为正相波。

(二)脑电图分类

健康人除个体差异外,在一生不同的年龄阶段,脑电图都各有其特点,但就正常成人脑电图来讲,其波形、波幅、频率和位相等都具有一定的特点。临床上根据其频率的高低将波形分成以下 4 种。

1. β 波　频率在 13 Hz 以上,波幅约为 δ 波的一半,额部及中央区最明显。

2. α 波　频率在 8 ~ 13 Hz,波幅 25 ~ 75 μV,以顶枕部最明显,双侧大致同步,重复节律地出现 δ 波称 θ 节律。

3. θ 波　频率为 4 ~ 7 Hz,波幅 20 ~ 40 μV,是儿童的正常脑电活动,两侧对称,颞区多见。

4. δ 波　频率为 4 Hz 以下,δ 节律主要在额区,是正常儿童的主要波率,单个的和非局限性的小于 20 μV 的 δ 波是正常的,局灶性的 δ 波则为异常。δ 波和 β 波统称为慢波。

因小儿的脑组织正在不断发育与成熟之中,因此其正常脑电图也常因年龄增长而没有明确的或严格的界限,具体内容很复杂,一般非专业人员不易掌握。

(三)脑电图影响因素

影响脑电图的主要因素有年龄、个体差异、意识状态、外界刺激、精神活动、药物影响和脑部疾病等,其中年龄和个体差异与脑生物学特点及遗传心理因素有关。外界刺激与精神活动引起的脑电波改变属于脑功能活动的一些生理性变化。药物影响和脑部疾病所产生的脑电波变化往往是病理性的,但也可以是一过性和可逆性的。

(四)事件相关电位

ERP 是一种特殊的脑诱发电位,通过有意地赋予刺激仪特殊的心理意义,利用多个或多样的刺激所引起的脑的电位。它反映了认知过程中大脑的神经点生理的变化,也被称为认知电位。

20 世纪 60 年代,Sutton 提出了事件相关电位的概念,通过平均叠加技术从头颅表面记录大脑诱发电位来反映认知过程中大脑的神经电生理改变,因为事件相关电位与认知过程有密切关系,因此被认为是"窥视"心理活动的"窗口"。神经电生理技术的发展,为研究大脑认知活动过程提供了新的方法和途径。

1. 诱发电位的特征　ERP 是一种特殊的脑诱发电位。诱发电位(evoked potential, EP)是指给予神经系统(从感受器到大脑皮质)特定的刺激,或使大脑对刺激(正性或负性)的信息进行加工,在该系统和脑的相应部位产生的可以检出的、与刺激有相对固定时间间隔(锁时关系)和特定位相的生物电反应。诱发电位应具备如下特征:①必须在特定的部位才能检测出来;②都有其特定的波形和电位分布;③诱发电位的潜伏期与刺激之间有较严格的锁时关系,在给予刺激时几乎立即或在一定时间内瞬时出现。

2. 诱发电位的分类　诱发电位的分类方法有多种,依据刺激通道分为听觉诱发电位、视觉诱发电位、体感诱发电位等;根据潜伏期长短分为早潜伏期诱发电位、中潜伏期诱发电位、晚(长)潜伏期诱发电位和慢波。

临床上实用起见,将诱发电位分为两大类:与感觉或运动功能有关的外源性刺激相关电位和与认知功能有关的内源性事件相关电位。

内源性事件相关电位与外源性刺激相关电位有着明显的不同。内源性事件相关电位(ERP)是在注意的基础上,与识别、比较、判断、记忆、决断等心理活动有关,反映了认知过程的不同方面,是了解大脑认知功能活动的"窗口"。

经典的 ERP 成分包括 P1、N1、P2、N2、P3(P300),其中 P1、N1、P2 为 ERP 的外源性(生理性)成分,受刺激物理特性影响;N2、P3 为 ERP 的内源性(心理性)成分,不受刺激物理特性的影响,与被试的精神状态和注意力有关。现在 ERP 的概念范围有扩大趋势,广义上讲,ERP 尚包括 N4(N400)、失匹配负波(mismatch negativity,MMN)、关联性负变(contingent negative varia-tion,CNV)等。

3. 影响事件相关电位的因素

(1)物理因素:①刺激的概率。靶刺激概率越小,P3 的波幅越高,反之,波幅减小。一般靶刺激与非靶刺激的比例为 20∶80。②刺激的时间间隔。间隔越长,P3 波幅越高。③刺激的感觉通道。听、视、体感觉通道皆可引出 ERP,但其潜伏期及波幅不尽相同。

(2)心理因素:事件相关电位检测过程中一般要求被试者主动参与,因而,被试者的觉醒状态、注意力是否集中皆可影响结果。另外,由于被试者只有识别靶刺激并做出反应才能诱发出 ERP 成分,因此,作业难度对测试结果也有影响,难度加大时,波幅降低,潜伏期延长。

(3)生理因素:不同年龄 P3 的波幅及潜伏期不同。潜伏期与年龄呈正相关,随年龄增加而延长,而波幅与年龄呈负相关。在儿童及青少年,波幅较高,ERP 各成分有不同的头皮分布。

基于 EEG 测量的 ERP 具有无创性、高时间分辨率的特点,使其在揭示认知的时间过程方面极具优势,能锁时性地反映认知的动态过程。

在认知神经科学领域中,ERP 是认知加工评估常用的手段之一,可为检测认知功能提供较为客观的电生理指标,现已广泛应用于精神科、神经科等临床医学工作中。

随着神经电生理技术在脑科学中的应用,未来将发现更多的 ERP 模式,在评估神经疾病和药物治疗对认知的不良反应方面具有重要的临床意义。

二、肌电图

肌电图(EMG)是研究或检测肌肉生物电活动,借以判断神经肌肉系统功能及形态学变化,并有助于神经肌肉系统的研究或提供临床诊断的工具。整个运动系统,包括上运动神经元、下运动神经元、神经肌肉接头及肌肉各个环节的损害,均能导致肌电图的改变。肌电图主要是检查下运动单位的电生理状况。肌电图在康复医学中的应用,可以确定神经肌肉有无损伤及损伤部位,作为临床康复评定的指标,用于肌肉的协调与疲劳程度的分析。

1.肌电图检查目的 肌电图可反映运动系统不同环节的损害,包括上运动神经元(皮质和髓质)、下运动神经元(前角细胞和脊髓轴索)、神经肌肉接头和肌肉。

肌电图可视作是临床体格检查的延伸。通过 EMG 可以了解:肌肉病变是神经源性还是肌源性损害;神经源性损害的部位(前角、根、丛、干、末梢),病变是活动性还是静息;神经的再生能力。可用以提供肌强直及分类的诊断和鉴别诊断依据。

2.肌电的观察记录方法及基本参数 记录肌电与神经传导的常用仪器是肌电图仪,它主要由放大器、显示器、记录仪、监听器、刺激器及各种附件(电极等)组成。

(1)时限:是最有诊断价值的指标。测定方法是从电位偏离基线起到恢复至基线的整个时间,一般为几毫秒至数十毫秒。温度对时限的影响不明显,而不同年龄、不同肌肉的时限数值差异较大。

(2)波幅:波幅是亚运动单位肌纤维兴奋时动作电位幅度的总和,通常测定其峰-峰值,单位为毫伏或微伏波幅的大小受电极的类型、电极位置等因素影响,与年龄有密切关系,肌肉平均波幅的大小对诊断有一定参考价值。

(3)波形与相数:位相测定是以电位从离开基线再回到基线的次数来计算的。峰指每次电位转向幅度超过 20 μV 为一峰,不论其是否过零线正常运动。单位电位通常为单相、双相、三相波,共占80%左右,五相以上称为多相电位,正常肌肉多相电位多在5%~10%。多相电位与多峰电位意义相同,均表示运动单位的时间分散。

3.神经传导速度检查 神经传导速度测定是用于研究与判断周围神经的运动或感觉兴奋传导功能,常用表面电极刺激与引导,方便无创,易为患者接受。

(1)运动神经传导速度(MCV)测定

1)电极:记录电极可用两种电极,皮肤表面电极或同心针电极接地线可用金属片或金属条,浸以盐水,固定于刺激电极和记录电极之间。刺激电极为两个相隔 2~3 cm 的特制圆盘,分别为正负极用于刺激周围神经,正极置神经近端,负极置于神经远端(靠近记录电极)。

2)测定和分析方法:患者取卧位(测定上肢可取坐位),安置地线,记录电极放在所测定神经支配的肌肉上,准确选择刺激电极的位置,然后给予电刺激首先用较小刺激量,然后逐渐加大刺激量至超强刺激(引起最大肌肉动作电位的强度再增加20%~30%量),可得到正负两相的肌肉动作电位。

(2)感觉神经传导速度(SCV)测定

1)电极:刺激电极为环形皮肤电极,套在手指或脚趾末端记录电极可采用皮肤电极或针电极。

2)测定和分析方法:①顺向法,刺激感觉神经远端,在神经干近端记录。②逆向法,此法与运动神经传导速度测定方法相同,即刺激神经干,在肢体远端记录。

目前多采用顺向法检查时,将环形电极套在手指或脚趾末端,阴极应放在阳极的近体侧,两环间距 20 mm,用超强刺激,在神经干记录波形,可用平均叠加技术使波形更加清晰。

3)神经传导速度检查结果分析:无论是运动或感觉神经损伤,髓鞘损伤的病变主要表现为神经传导速度减慢,快纤维比慢纤维更明显轴突损伤的病变主要表现为反应波的波幅降低,也可通过反应波的面积计算加以区别。另外,神经传导速度受被检者年龄、性别及不同的神经、节段的影响,因温度对神经传导速度影响较大,故肢体温度低时应先予以升温。

第六节　生活质量评定

生活质量(quality of life,QOL)又译作生存质量、生命质量,它是在 WHO 提倡的健康新概念"人们在躯体上、精神上及社会生活中处于一种完好的状态,而不仅仅是没有患病和衰弱(astate of complete physical,mental and social well-being and not merely the absence of disease or infirmity)"的基础上构建的,医学模式由单纯生物医学模式向生物—心理—社会综合医学模式转变的体现。关于生活质量的定义目前尚无定论,从医学角度来看,它是一个以健康概念为基础,但范围更广泛,包含生物医学和社会、心理等内容的集合概念,能够更全面地反映健康状况。生活质量是一个多维度的概念,包括身体功能状态、心理状态与社会满意度、健康感觉,以及与疾病相应的自觉症状等广泛的领域;生活质量测量必须包括主观指标,且资料应由受检者提供。

一、评定目的

康复的目的不仅是要获得日常生活活动(ADL)能力,而且是要帮助残疾者适应生活环境,参与社会生活,进而提高生活质量。生活质量的提高是康复医学的重要指标。生活质量评定可以了解康复患者的疾患程度,确定预后,以制定康复方案和评定治疗效果。

1.用于对人群健康状况的测定　一些普通的生活质量量表可用来评价人群的综合健康状况,甚至可以作为一种综合的社会经济和医疗卫生水平指标。用于比较不同国家、不同地区、不同民族人民的生活质量和发展水平。

2.用于对肿瘤及慢性病患者生活质量评定　生活质量的研究始于对肿瘤患者的评定。目前,肿瘤与慢性病患者的生活质量评定是医学领域生活质量研究的主流。

3.评价与指导选择临床治疗方案　通过生活质量评定,可以看到不同的治疗方法或干预措施的治疗效果与患者的恢复情况,有助于做出更好的选择。

4.用于对预防性干预及保健措施的评定　预防性干预及保健措施的效果可通过生活质量的指标进行综合评定,通过事先的周密设计同时达到这两个目的。

5.用于卫生资源的配置与利用　随着生活质量研究的深入和广泛开展,人们愈来愈倾向于用"质量调整生存年"(quality adjustment life year,QALY)这一指标来综合反映投资的效益。因为 QALY 综合考虑了生存时间与生活质量,克服了以往将健康人生存时间和患者生存时间等同看待的不足。于是,相同成本产生最大的 QALY 或同一 QALY 对应的最小成本就成为医疗卫生决策的原则。

二、评定方法

分为自我报告法、询问量表法和观察法。自我报告法是被调查者直接填写量表,回答有关问题,此方法能直接反映被调查者的思考方法,在调查项目的内容不能被理解的情况下,可能需要适度提示。询问法是通过向患者或家属询问来填写 QOL 量表,患者及家属回答问题,但有可能发生检查者诱导被检查者的思路情况。所以,谨慎地把握调查的内容和项目是重要的,必要时可由两名检查者共同参加调查。观察法是通过观察患者的表现给予评分。

目前常使用的生活质量评定标准,欧洲多使用 EQ5D 系统,其优越性在于简单易行;北美多使用 SF-36 系统,其优越性在于全面评估生活质量。主要包括日常生活活动(ADL)能力、功能独立性评定(FIM)、生活质量评定(QOL)。

(一)日常生活活动评定

日常生活活动是完全从实用的角度来进行评定。它是对患者综合活动能力的测试。ADL 评定对确定患者能力、制订和修订训练计划、评定治疗效果、安排返家或就业等都十分重要。

一般公认日常生活活动能力评定包括床上活动、衣着、起坐、个人卫生、餐饭、步行、使用厕所、大小便控制、转移和轮椅使用等几个主要项目。

常用评定法:如 Barthel 指数,PULSES 评定量表,ADL 功能评定量表。

Barthel 指数评分结果:正常总分 100 分。60 分以上者为良,生活基本自理;40 ~ 60 分者为中度功能障碍,生活需要帮助;20 ~ 40 分为重度功能障碍,生活依赖明显;20 分以下者为完全残疾,生活完全依赖。研究表明 Barthel 指数 40 分以上者康复治疗效益最大。

具体实施方法:①直接观察,在患者实际生活环境中进行,在 ADL 能力评定中进行。②间接评定。有些不便完成或不易按指令完成的动作,如控制大小便、穿脱紧身衣裤等,可用间接评定方法,用询问患者或家属的方式进行。

(二)功能独立性评定

功能独立性评定(functional independence measure,FIM)适用于独立生活上有功能缺陷患者的独立生活功能的测试指标,着重测定患者在独立生活方面的个体活动能力。FIM 已经过反复的效度和信度的研究,得到了国际康复医学界的普遍重视,正在全世界广泛推广,有可能成为评定患者功能状况的流量表。它包括运动和认知两方面内容,所以可更敏感地度量患者的残疾状态。内容包含六大类,共 18 项,其中自我照料 6 项,括约肌控制 2 项,转移 3 项,行走 2 项,交流 2 项,社会认知 3 项。

评分标准:FIM 评定共分 7 级,6~7 分为独立,3~5 级为部分依赖,1~2 级为完全依赖。18 小项中每项最高分为 7 分,最低分为 1 分。总积分为 126 分,最低分为 18 分。

七级评分总的原则是功能独立(即自己是否能独立完成所有活动)。7 分:完全独立;6 分:有条件的独立;5 分:监护或示范(不接触);4 分:需要最小量接触性身体帮助,要人用力>75%;3 分:中等帮助 50%~75% 本人用力;2 分:最大帮助 25%~50% 本人用力;1 分:完全依赖 0~25% 本人用力。

(三)QOL 评定

1. WHO/QOL-26 世界卫生组织生活质量测定简表(WHO/QOL-BREF) 由世界卫生组织制定,包括 5 个领域、26 个项目(躯体、心理、社会、环境及综合),运用于不同文化背景的、具有多种文字的评定量表。

2. 简表 SF-36 简表 SF-36(short form-36)又叫健康调查简表,美国医疗结局研究组(Medical Outcomes Study,MOS)开发的一个普适性测定表。该工作开始于 20 世纪 80 年代初期,形成了不同条目、不同语言背景的多种版本。1990—1992 年,含有 36 个条目的健康调查问卷简化版 SF-36 的不同语种版本相继问世。其中用得较多的是英国发展版和美国标准版和中文版,均包含躯体功能、躯体角色、机体疼痛、总的健康状况、活力、社会功能、情绪角色和心理卫生 8 个领域。其评分方法是逐条回答 SF-36 中的每一个问题,其中躯体角色功能和情绪角色功能的问题回答"是"或"否",其余问题的回答分 4 个或 5 个等级,每个问题根据其代表的功能损害的严重程度,并将各维度得分转换成百分制。每一维度最大可能评分为 100,最小分为 0 分,8 个维度评分之和为综合分数,得分越高所代表的功能损害越轻,QOL 越好。

3. ESCROW Profile 量表 此表以社会水平的评定为重点,包括 6 个领域 26 个项目(环境 4、社会交流 4、家庭构成 4、经济状况 4、综合判定 4、就职/就学/退休后的状态 6),没有包括健康和娱乐的方面,是客观评定 QOL 的代表性量表,分为 4 个等级。

4. 费城精神量表改良版(PGC) 费城精神量表由费城老年医学中心缩写字母命名,最初是管理者和军官为了能了解职员和士兵的状况,以便调动他们的积极性所研制的量表,现应用于康复医学中,并把原来的 22 个项目缩减为 17 个项目。主要包含心理上的动摇性、因孤独引起的不安感、对衰老的态度 3 个方面的要素,是主观评定 QOL 的代表性表,适用于健康的老年人的心理调查,或是对患有疾病的老年人进行社会、心理特征的调查。

5. 功能性限制分布表 此表是从步行、自我照顾、移动、娱乐、人际关系、疾病的心理负担、心理状况、睡眠与休息、沟通意图 9 个方面的消极方面进行评定。

(四)生活满意指数量表

生活满意度量表由 Neugarten、Havighurst、Tobin 等于 1981 年编制,包括 3 个独立的分量表,即生活满意度评定量表(life satsfaction scale,LSR),为他评量表;另两个分量表是自评量表,分别为生活满意度指数 A(life satsfaction scales index A,LSRA)和生活满意度指数 B(life satsfaction scales index B,LSRB)。LSR 又包含有 5 个 1～5 分制的子量表。LSRA 由与 LSR 相关程度最高的 20 项同意－不同意式条目组成,而 LSRB 由 12 项与 LSR 高度相关的开放式、清单式条目组成。该量表用于评定受检者的生活满意度。生活满意指数量表 A(life satisfaction index A,LSIA)是一种常用的主观的生活质量评定方法。评定时,让患者仔细阅读 20 个项目然后再在每项右方的"同意""不同意"和其他栏中,在符合自己意见的分数上做出标记,满分 20 分,如对第一题表示同意则在其右方同意栏下的"2 分"处做一记号,其余类同。正常者为 12 分及以上,评分越高者生活质量越佳。

第七节 社会状况评定

社会功能是指老年人个体作为社会成员发挥作用的大小程度。老年期是人生的最后一个重要转折,其中最突出的是老年人社会角色转变适应问题,由此会引发老年人一系列的心理波动和变化。全面认识和衡量老年人的健康水平,除生理、心理功能外,还应评估其社会状况。社会状况评定应对老年人的社会健康状况和社会功能进行评定,具体包括角色功能、所处环境、文化背景、家庭状况等方面。

(一)角色功能评定

角色功能指从事正常角色活动的能力,对老年人进行角色功能的评定是明确被评定者对角色的感知,如正式的工作、社会活动、家务活动等。对承担的角色是否满意、有无角色适应不良等,以便及时采取干预措施,避免角色功能障碍给老年人带来的生理和心理两方面的不良影响。老年人角色功能评定,可以通过交谈、观察两种方法收集资料。评定的内容包括以下几种。

1.一般角色 了解老年人过去的职业、离退休时间和近期在做的事、有无工作或困难等,有助于防范由于退休所带来的不良影响,也可以确定目前的角色是否适应。评估角色的承担情况,可询问:最近一星期内做了什么事情,哪些事情占据了大部分时间,对他而言什么事情是重要的、什么事情很困难等。

2.家庭角色 老年人离、退休后,生活的重心变成了家庭琐事,广泛的社会联系骤然减少,这使他们感到很不习惯、很不适应。部分家庭由于第三代的出现,老年人的家庭角色也随之变化,地位上升。老年期又是容易生病、丧偶的主要阶段,若老伴去世,又缺乏足够的社会支持,严重时老年人的身心会受到重创。除丧偶之外,夫妻争吵、亲友亡故、家庭不睦、突患重病等刺激,对老年人的心灵打击也十分严重。因此,评估老年人夫妻角色功能、性生活和亲友关系等,有助于判断老年人社会角色及家庭角色形态。

3.社会角色 部分老年人虽然离开工作岗位,但是仍然具有较高的价值观和理想追求,不甘于清闲,渴望在有生之年能再多做一些贡献,即退而不休、老有所为,为社会发挥着余热,如部分资深教师退休后继续帮助学生。因此,有必要收集老年人每日活动的资料,如活动场所、人员、内容、时间等,了解老年人社会关系形态。社会关系形态的评估,可提供有关老年人自我概念和社会支持资源的信息。如果被评估者对每日活动不能明确表述,提示社会角色的缺失或是不能融合到社会活动中去。不能明确反应者,也可提示是否有认知或其他精神障碍。

4. 角色的认知　老年后对自己的生活方式和所承担的角色认识程度不一样,如一些老年人感觉老年挺幸福,而另一些老年人感到不快乐。因此,可让老年人描述对自己角色的感知和别人对其的期望,同时还应询问是否认同别人对他的角色期望。

5. 角色的适应　老年后随着生活重心的转移,以居家、健康为主。老年人与家人、周边人的交流、活动等能否适应,可让老年人描述对自己承担的角色是否满意,以及与自己的角色期望是否相符,观察有无角色适应不良的身心行为反应,如头痛、头晕疲乏、睡眠障碍、焦虑、抑郁、忽略自己和疾病等。

(二)社会环境评定

老年人的健康与其生存的环境存在联系,如果环境因素的变化超过了老年人的调节范围和适应能力,就会引起疾病。环境评估需要关注老年人家庭环境的安全性及其是否能够充足地获得需要的私人和医疗服务。

1. 物理环境　物理环境是指一切存在于机体外环境的物理因素的总和。人们在日常生活环境中接触到很多物理因素,如温度、湿度、声波、振动、辐射(电离辐射与非电离辐射)等。在自然状态下,物理因素一般对人体无害,有些还是人体生理活动必需的外界条件,只有强度过大和(或)接触时间过长时,机体的不同器官和(或)系统功能才会产生危害。由于"空巢"家庭的日益增多,老年人面临着独立居住生活的问题。居住环境及社区则是老年人生活的主要场所,要注重评估其生活环境、社区中的特殊资源及其对目前生活环境、社区的特殊要求,其中居家安全环境因素是评估的重点。

2. 化学因素　人类生存的环境中有天然的化学物质和人工合成的化学物质以及动植物体内、微生物内的化学组分。很多化学元素在正常接触和使用情况下对机体无害,过量或低剂量长期接触时会产生有害作用,称为毒物。环境中常见的煤、石油等能源在燃烧过程中产生的硫氧化合物、氮氧化合物、碳氧化合物及食品添加剂及粉尘等,对老年人的呼吸道、皮肤等带来损害。因此,对老年人的居住环境可进行化学物质的评估。

3. 社会环境　人类健康和疾病是一种社会现象,健康水平的提高和疾病的发生、发展及转归也必然会受到社会因素的制约。社会环境包括经济、文化、教育、婚姻、法律、制度、生活方式、社会关系、社会支持等诸多方面。

(1)经济:在社会环境因素中,缺乏独立的经济来源或可靠的经济保障,对老年人的健康及其角色适应影响最大。这是由于老年人因退休、固定收入减少、给予经济支持的能力减少,如果再受到子女的歧视或抱怨,老年人容易产生自卑、抑郁的心理。评估时要询问经济来源,收入是否足够支付食品、生活用品和部分医疗费用,家庭有无经济困难,子女情况等。

（2）生活方式：生活方式的好坏，对老年人的健康影响很大。一些老年人对已习惯的行为较难改变，如吸烟、酗酒。随着社会的发展，老年人的生活方式，也不只限于简单的饮食、睡眠和穿着。现在的老年人更注重生活的质量，他们兴趣丰富多彩，如书画、弹琴、舞蹈及雕刻等。因此，要通过交谈或直接观察，评估老年人基本的饮食、睡眠情况及良好的生活习惯，同时，还要评估老年人的不良嗜好，并要对老年人具有的良好生活习惯给予肯定，进一步促进老年人的健康。

（3）社会关系与社会支持：随着老龄化社会的到来，养老问题越来越突出，社会支持系统是必需的措施。通过国家与政府、社区与家庭4个层面的社会支持，满足老年人多类别、多层次的需求。评估老年人是否有支持性的社会关系网络，如家庭关系是否稳定、家庭成员是否相互尊重，家庭成员向老年人提供帮助的能力、对老年人的态度，以及朋友、同事可提供的帮助，这些可通过家庭功能量表进行评估。

（三）文化评定

文化评定的目的是了解老年人的文化差异，为制定符合老年人文化背景的个体化的护理措施提供依据。老年人文化评估的主要内容包括价值观、信念和信仰、习俗等，这些因素与健康密切相关，决定着人们对健康、疾病、老化和死亡的看法及信念。老年人的文化评估同成年人，应该注意的是，老年住院患者容易发生文化休克，应结合观察进行询问；如果老年人独居，应详细询问是否有亲近的朋友、亲属。

（四）家庭评定

家庭评定的目的是了解老年人家庭对其健康的影响，以便于制定有益于老年人疾病恢复和健康促进的护理措施。家庭评定的内容主要包括家庭成员基本资料、家庭类型与结构、家庭成员的关系、家庭功能与资源及家庭压力等方面。

最常用于家庭功能评定的量表是 Apgar 家庭功能评估表，涵盖了家庭功能的5个重要部分：适应度、合作度、成长度、情感度和亲密度，通过评分可以了解老年人有无家庭功能障碍及其障碍的程度。

第三章

老年常用康复治疗技术

第一节　物理治疗

物理治疗是康复治疗的主体,它使用包括声、光、冷、热、电、力(运动和压力)等物理因子进行治疗,针对人体局部或全身性的功能障碍或病变,采用非侵入性、非药物性的治疗来恢复身体原有的生理功能。物理治疗是现代与传统医学中非常重要的一份子。物理治疗可以分为两大类,一类是以功能训练和手法治疗为主要手段,又称为运动治疗或运动疗法;另一类是以各种物理因子(声、光、冷、热、电、磁、水等)为主要手段,又称为理疗。

物理治疗具有消炎、镇痛、抗菌、镇静、兴奋神经肌肉、缓解痉挛、软化瘢痕、消散粘连、加速创面愈台、加速骨痂形成、增强机体免疫的作用。适用于神经系统疾病(脑血管疾病、脑退行性病变、脑创伤、脊髓病变、脊髓损伤、周围神经疾病或损伤等引起的肢体功能障碍)、骨骼、肌肉系统疾病(关节炎、强直性脊柱炎、软组织损伤、骨折、截肢、颈肩腰腿痛、脊柱侧弯和运动伤害等)、心肺功能障碍疾病(胸、腹腔和心脏手术前后,慢性阻塞性肺疾病、胸膜炎、肺炎和支气管扩张等)、消化系统、泌尿生殖系统疾病、皮肤组织物理治疗及其他等。

物理疗法常用治疗技术包括运动治疗、物理因子治疗和手法治疗。运动治疗在恢复、重建功能中起着极其重要的作用,逐渐成为物理治疗的主体。包括关节活动技术、关节松动技术、肌肉牵伸技术、改善肌力与肌耐力技术、平衡与协调训练技术、步行训练、牵引技术、神经生理治疗技术和增强心肺功能技术等。物理因子治疗应用天然或人工物理因子的物理能,通过神经、体液、内分泌等生理调节机制作用于人体,以达到预防和治疗疾病的方法。常用方法包括声疗(治疗性超声波,频率为 45 kHz ~3 MHz)、光疗(红外线光疗、紫外线光疗、低能量激光刺激)、水疗(对比浴、旋涡浴、水疗运动等)、电疗(直流电疗、低频电疗、中频电疗、高频电疗或透热疗法)、冷疗(冰敷、冰按摩等)、热疗(热敷、蜡疗、透热疗法等)及力疗等。手法治疗包括西医关节松动技术和传统手法治疗(或称按摩、推拿)。本节主要介绍物理因子治疗。

一、电疗法

应用电流或电磁场预防和治疗疾病的方法,通常包括低频电疗法、中频电疗法和高频电疗法等。

(一)低频电疗法

将频率 1 000 Hz 以下的脉冲电流称作低频电流或低频脉冲电流。应用低频脉冲电流治疗疾病的方法称为低频电疗法,又称低频脉冲电疗法。低频电疗法包括神经肌肉电刺激疗法、经皮神经电刺激疗法(TENS)、电体操疗法、功能性电刺激疗法、痉挛肌电刺激疗法、感应电疗法、电兴奋疗法、电睡眠疗法、间动电疗法、超刺激电疗法、直角脉冲脊髓通电疗法、脊髓电刺激疗法、微电流疗法和高压脉冲电疗法等。

1. 适应证与禁忌证

(1)适应证:①止痛作用与促进血液循环作用。各种扭挫伤、肌筋膜炎、瘢痕、粘连、慢性炎症等软组织疾病;颈椎病、腰椎间盘突出症、各种骨关节疾病、脉管炎等血管疾病等。②兴奋神经肌肉作用。各种神经炎、脑与脊髓损伤所致的肢体瘫痪、失用性肌萎缩、尿潴留、肌张力低下、弛缓性便秘、癔症性瘫痪、外周神经损伤等。

(2)禁忌证:①全身情况。出血倾向、癫痫、传染性疾病、各种重要脏器疾病急性进展期和危重期。②局部情况。金属异物及结核病灶局部,有心脏起搏器,心前区、颈动脉窦区、体腔、孕妇腰腹部等特定部位,皮肤过敏、破损、感染、皮疹等区域。

2. 设备与用具　根据治疗需要选择具有相关波形和参数的低频电疗机,如感应电疗仪、直流感应电疗仪、间动电疗仪、经皮神经电刺激治疗仪和功能性电刺激仪等,仪器有相应的电极、衬垫、导线等配件。

3. 操作方法与步骤

(1)治疗前准备:按照治疗目的与部位选择电极,检查电极、导线连接正确,仪器电流输出调零后开机。暴露患者治疗区域皮肤,按照需要放置电极,采取并置法或对置法,电极紧密平整接触皮肤。

(2)治疗操作:选择所需波形与物理参数,缓慢调节电流强度直至达到治疗剂量,治疗剂量可用电流量直接表示,也可用感觉阈、运动阈等人体反应情况表示,在治疗时间内可根据需要调节电流输出。当需要移动法治疗时,可采用单点手柄电极或滚动电极为主电极。

(3)治疗结束:输出调零,取下电极后检查治疗部位皮肤,关机。

4. 注意事项

(1)治疗前:以兴奋神经肌肉为主要治疗目的时,神经肌肉电诊断有助于治疗参数的合理选择。将治疗中的正常感觉和可能的异常感觉告知患者,使其更好地配合治疗。

(2)治疗中:皮肤微细损伤局部可用绝缘衬垫后使用低频电疗法。局部感觉障碍区域治疗时,需采用低电流强度谨慎治疗。电极需有良好固定,保证治疗过程中电极不滑落。

（3）治疗时,详细参考各种仪器说明及操作注意事项。

（二）中频电疗法

将频率 1～100 kHz 的脉冲电流称作中频电流,用中频电流治疗疾病的方法叫作中频电疗法。中频电疗法包括等幅中频电疗法、低频调制中频电疗法、干扰电疗法、音乐电疗法等。

1.适应证与禁忌证

（1）适应证:①促进血液循环、消炎止痛。各种扭挫伤、肌筋膜炎、各种神经炎、颈腰椎病、各种关节损伤与疾病等。②兴奋神经肌肉。失用性肌萎缩、尿潴留、中枢神经和周围神经伤病所致运动功能障碍等。③软化瘢痕松解粘连。瘢痕与挛缩、浸润硬化与粘连、血肿机化、血栓性静脉炎和乳腺增生等。

（2）禁忌证:出血倾向、局部金属异物、有心脏起搏器、心前区和孕妇腰腹部。含有低频成分的中频电疗需参照低频电疗法的禁忌证。

2.设备与用具　根据治疗需要选择具有相关波形和参数的中频电疗机,包括等幅中频电疗仪、调制中频电疗仪、电脑中频治疗仪和音乐电疗仪等;仪器有相应的电极、衬垫、导线、耳机和磁带等配件。

3.操作方法与步骤

（1）治疗前准备:按照治疗目的与部位选择电极,仪器电流输出调零后开机。暴露治疗区域皮肤,采取并置法或对置法或交叉并置法,电极紧密平整接触皮肤。

（2）治疗操作:选择恰当的处方,缓慢调节刺激强度,治疗剂量以感觉阈或运动阈描述;治疗中可根据需要调节强度。

（3）治疗结束:输出调零,取下电极后检查治疗部位皮肤,关机。需要时清洗消毒电极衬垫。

4.注意事项

（1）治疗前:需将治疗中的正常感觉和可能的异常感觉告知患者,使患者更好地配合治疗。皮肤微细损伤局部可用绝缘衬垫后使用中频电疗法。

（2）治疗中:局部感觉障碍区域治疗时,需采用小剂量谨慎治疗。电极需固定良好,保证治疗过程中电极不滑落。干扰电治疗时,保证病变部位处于两路或多路电流交叉的中心。详细参考各种仪器的说明及操作注意事项。

（三）高频电疗法

高频电流是指频率高于 100 kHz,波长为 1 mm～3 000 m 的电流,应用高频电流治疗疾病的方法称为高频电疗法。

1.共鸣火花电疗法　利用火花放电产生高频电振荡,再通过共振（共鸣）和升压电路取得高压的脉冲减辐振荡的高频电流治疗疾病的方法。因利用机器内蜂鸣器维持断续火花放电,故称共鸣火花疗法,又称达松伐电疗法。

（1）适应证与禁忌证

1）适应证：各种炎症、神经炎、神经痛、头痛、癔症性失语、癔症性瘫痪、神经性耳鸣、面肌抽搐、股外侧皮神经炎、皮肤瘙痒症、脱发、慢性溃疡、伤口愈合迟缓和支气管哮喘等。

2）禁忌证：局部金属异物、装有心脏起搏器、活动性出血、传染性疾病和妊娠。

（2）设备与用具：共鸣火花电疗仪。

（3）操作方法与步骤

1）治疗前准备：选择适合的电极，在体表撒少许滑石粉，将电极置其上。

2）治疗操作：打开电源开关，调节输出，治疗仪内蜂鸣器发生规律均匀的嗞嗞声、电极内氖气电离发生淡蓝紫色光；采用移动法、固定法。

体腔治疗：先在体腔内涂少许消毒石蜡油，然后再放入电极进行治疗，其他操作方法与体表治疗相同。

治疗剂量分级：强剂量，使电极离开体表 2 ~ 5 mm，电极与皮肤之间发生较强火花，称火花法；中剂量，使电极离开体表 1 ~ 2 mm，电极与皮肤之间只有微弱火花；弱剂量，使电极紧贴皮肤，电极下无明显火花与刺感。

3）治疗结束：先关闭电流输出与电源，再从患者体表取下电极。

（4）注意事项

1）治疗前：除去患者与操作者身上金属物品。

2）治疗中：操作者与患者应与地绝缘，相互之间或与他人之间不得相互接触。操作者手部及患者治疗部位均应保持干燥，任何人不得接触已通电的手柄口。如手柄发热或治疗仪内发出异常响声，应立即中止治疗。

2. 短波、超短波疗法　应用波长 10 ~ 100 m 的高频电流作用于人体以治疗疾病的方法，称为短波疗法；应用波长 1 ~ 10 m（频率 30 ~ 300 MHz）的超高频电场作用人体以治疗疾病的方法称为超短波疗法。

（1）适应证与禁忌证

1）适应证：各种非特异性、急性、亚急性和慢性炎症，肺炎、支气管炎、肌筋膜炎、扭挫伤、骨关节病、骨折与伤口延期愈合，胃、十二指肠溃疡、肠炎、胆囊炎、肾炎、神经炎、前列腺炎和盆腔炎等。

高热治疗与放疗、化疗综合治疗适用于皮肤癌、乳癌、淋巴结转移癌、恶性淋巴瘤、宫颈瘤、膀胱癌、骨肿瘤、消化道癌和肺癌等。

2）禁忌证：局部恶性肿瘤（高热治疗时除外）、局部出血倾向、局部金属异物、装有心脏起搏器、青光眼局部、妊娠和活动性结核。

（2）设备与用具

1）短波治疗机：输出波长 22.12 m、频率 13.56 MHz 或波长 11.06 m、频率 27.12 MHz，功率 250 ~ 300 W。用于恶性肿瘤的短波治疗仪功率 1 ~ 2 kW。脉冲短波治疗仪的脉冲波组持续时间 25 ~ 400 ms，脉冲峰功率 1 kW，平均功率 80 ~ 120 W。

2)超短波治疗机:常用输出波长7.7 m、频率38.96 MHz或波长7.37 m、频率40.68 MHz或波长6 m、频率50 MHz。用于五官等小部位,选功率50~80 W的仪器,较深部位的治疗仪功率250~300 W;用于恶性肿瘤的治疗仪功率1 kW。脉冲超短波治疗仪的脉冲波组持续时间10~100 ms,脉冲周期1~10 ms,脉冲重复频率100~1 000 Hz,脉冲峰功率1~10 kW,平均功率100 W。

（3）操作方法与步骤

1）治疗前准备:检查各开关旋钮在指定位置,电流输出在零位,电极导线的插头牢固。

2）治疗操作:接通电源,治疗仪预热2~3 min,按要求将电极放置于治疗部位。

间隙调节:按照治疗仪的输出功率、病灶部位的深度与患者的温热感觉调节,调整治疗部位电极与皮肤之间的间隙:微热量治疗时,小功率治疗仪浅作用时电极皮肤间隙为0.5~1 cm,大功率治疗仪浅作用时电极皮肤间隙为3~4 cm;无热量与温热量治疗时适当加大或减小间隙。

将输出档调至"治疗"档,人工或者自动调谐,输出时不论应用何级剂量,必须使仪器输出谐振。

治疗剂量按患者治疗时局部的温热感觉分为无热量、微热量、温热量、热量4级。

3）治疗结束:将输出档调回到零位,关闭高压与电源,取下电缆,移开电极。

（4）注意事项

1）电容法:电极对置法的作用较深;电极并置法的作用较浅,两电极的最近距离应大于两电极与体表间隙之和,约6 cm。

2）电缆法:肢体治疗时选用电缆电极,电缆圈间应距离2~3 cm。

3）治疗前:除去患者身上的金属物品,局部衣物和皮肤要保持干燥。有感觉障碍者不能根据患者主诉调节剂量,头部不宜选择大功率治疗。

4）治疗中:设施要符合高频电疗安全规范,输出电缆不能交叉,每次治疗应使仪器保持谐振状态。要注意询问患者治疗时的感受,严格控制治疗剂量。肿瘤高热治疗时需暴露治疗部位,肿瘤热疗与放疗、化疗同步。治疗中有不适反应及时停止治疗,对症处理。

5）超短波产生的非热效应比短波明显。对某些急性炎症、急性损伤、化脓性炎症疾病,采用无热量有显著疗效。

6）如果身体局部有植入金属物,需要依据病情、人工假体材料,严格按照医嘱,在控制剂量下给予适当治疗。

二、光疗法

利用各种光辐射能作用于人体以治疗疾病的方法称为光疗法。常用光线为红外线、紫外线、激光等。

(一)红外线疗法

应用电磁波谱中的红外线部分治疗疾病的方法称为红外线疗法。红外线为一种不可见光线,波长为 0.76 ~ 400 μm。根据波长可将红外线分为短波红外线(0.76 ~ 1.5 μm)和长波红外线(1.5 ~ 400 μm)。

1. 适应证与禁忌证

(1)适应证:各种亚急性、慢性损伤和炎症,浸润块,硬结,肠粘连,肌痉挛,电刺激,按摩前准备,以及主被动功能训练前准备等。

(2)禁忌证:急性损伤、化脓性炎症、循环障碍、局部皮肤感觉障碍、血栓性深静脉炎、认知功能障碍、恶性肿瘤、水肿、出血倾向及老弱年幼患者等。

2. 设备与用具　红外线治疗仪、保护眼睛用纱布或生理盐水棉球等。

3. 操作方法与步骤

(1)治疗前准备:检查灯泡、辐射板有无碎裂,灯头安装是否牢固,支架是否稳妥。接通电源,使灯头、灯泡预热 5 ~ 10 min。患者取舒适体位,充分暴露治疗部位。

(2)治疗时操作:移动灯头,距治疗部位 20 ~ 50 cm 不等,使灯头中心对准病患部位,以患者有舒适温热感为度。每日 1 次,每次治疗 20 ~ 30 min。若治疗中出汗,应及时拭去汗水,防止烫伤。

(3)治疗结束:移开灯头,检查皮肤,拭去汗水。

4. 注意事项

(1)头、面、肩、胸部治疗时患者应戴墨镜或以布巾、纸巾或浸水棉花覆盖眼部,避免红外线直射眼部。

(2)治疗部位有伤口时应先予清洁擦净处理。

(3)治疗过程中患者不得随意挪动体位或拉动灯头,以防烫伤。

(4)治疗过程中如出汗过多,感觉头晕、心慌等应适当加大灯距。治疗后休息、饮水。

(5)神志昏迷者或局部有感觉障碍、血液循环障碍、瘢痕者治疗时应适当加大灯距或关闭部分灯泡,以防烧伤。

(6)多次治疗后治疗部位皮肤可出现网状红斑和色素沉着。

(二)紫外线疗法

采用紫外线治疗患者的方法。紫外线是指在紫光外,波长范围为 400 ~ 180 nm 的不可见光。医用紫外线常分为 3 段:长波紫外线 400 ~ 320 nm,中波紫外线 320 ~ 280 nm,短波紫外线 280 ~ 180 nm。由于短波紫外线治疗仪操作简便,目前临床最为常用。

1. 适应证与禁忌证

(1)适应证:疖、痈、蜂窝织炎、丹毒、乳腺炎、淋巴结炎、静脉炎、软组织急性化脓性炎症、伤口感染、伤口延迟愈合、皮下淤血、急性关节炎、急性神经痛、肺炎、体腔急性感染和溃疡等。光敏治疗适用于银屑病、白癜风等。

(2)禁忌证:恶性肿瘤、出血倾向、活动性结核、急性湿疹、红斑狼疮、日光性皮炎、血卟啉病、色素沉着性干皮症、皮肤癌变、血小板减少性紫癜和光过敏症等。

2.设备与用具　紫外线治疗仪、洞巾、石英导子等。

3.操作方法与步骤

(1)生物剂量测定:测定部位一般选下腹中线旁侧、上臂内侧,以下腹部测定为多。患者取合适体位,将测定器固定于所测部位,其余部位遮盖好。测定时,常用的灯距为50 cm。将预热好的紫外线灯管垂直对准测定器,酌情可按每隔5 s、10 s、15 s依次抽动插板照射各孔,直至6孔全部照射完毕。照射后6~12 h观察测定部位,以出现最弱红斑孔的照射时间为一个生物剂量;如在照射后24 h观察,则以尚存最弱红斑的前一孔(此孔红斑已消失)的照射时间为一个生物剂量。如照射后6个孔均未出现红斑或全部出现红斑,则应适当增减每孔照射时间,重新测定。测定生物剂量时局部皮肤避免刺激,以免影响生物剂量的准确性。以同等条件测得20名以上不同年龄、性别的正常成年人的生物剂量,求出平均值,即为该灯的平均生物剂量。每隔3~6个月重复测定1次,更换灯管时亦须重测。

(2)生物剂量分级

1级:弱红斑量,1~2个生物剂量。表现为皮肤轻度发红,患者无自觉症状,红斑在1~2 d消失。用于促进局部上皮和肉芽的生长。

2级:中红斑量,3~5个生物剂量。表现为皮肤红斑明显,伴有轻度疼痛,红斑在2~3 d消退,残留轻度的色素沉着和脱皮。用于抗炎、镇痛、脱敏。

3级:强红斑量,6~8个生物剂量,表现为皮肤红斑显著,伴有水肿和水疱形成,有明显的灼痛,红斑3~5 d消退,伴有大片脱皮,残留明显的色素沉着。除用于抗炎、镇痛外,还可促使创面坏死组织的脱落。

4级:超强红斑量,8个生物剂量以上,表现为皮肤红斑显著,伴有出血点、水肿,且有大水疱形成,灼痛明显,红斑需1周消退,伴大片脱皮,残留明显的色素沉着。多用于穴位照射。

(3)局部照射操作方法:患者取舒适体位,充分暴露治疗部位,将光源垂直于照射中心,非照射区用治疗巾遮盖。照射部位有创面、溃疡或有脓液、痂皮时,应先洗清创面。照射面积应包括病灶周围正常组织1~2 cm。对某些需要用大剂量照射的边缘不整的病灶,周围正常组织可用凡士林保护。调整好照射距离,按照治疗要求的红斑等级计算照射时间。治疗完毕,将灯迅速移开,从患者身上取下治疗巾。下一次照射时应按照前次照射范围进行照射,不得超过原照射野的边缘。由于人体皮肤对紫外线照射有适应性,所以一部位连续进行紫外线照射时,剂量应予增加。增加的剂量一般为上次剂量的0~30%,以达到治疗要求的红斑强度为度。3~5次为一疗程。严重的表浅炎症或坏死组织多的伤口可采用中心重叠照射法,中心部位用强红斑量或超红斑量照射,病灶周围5~10 cm范围内用红斑量或弱红斑量照射。

(4)体腔照射操作方法:将腔内导子(石英玻璃)经75%酒精浸泡30 min后,用无菌纱布拭干。按医嘱选好石英导子,置入腔内,对准或直接接触病灶照射。治疗剂量一般以皮肤生物剂量的 2～3 倍计算(或在黏膜上测定之生物剂量计算)。隔日或每日 1 次，5～10 次为一个疗程。

4.注意事项

(1)治疗中应准确掌握照射时间。

(2)操作者应戴护目镜，保护皮肤。

(3)患者的非照射区必须以布巾盖严，予以保护。

(4)治疗前应告知患者红斑量照射后皮肤上会出现红斑，体表照射后不要擦洗局部或洗澡，也不要用冷热治疗或外用药物刺激。

(5)紫外线照射与其他物理因子治疗配合应用时，应注意先后顺序。如与超短波、红外线灯等能产生温热效应的治疗配合时，一般应先行温热治疗，后照射紫外线。

(6)如发现紫外线照射过量，应立即用红外线等热疗局部处理。

(三)激光疗法

利用激光器发射的光治疗疾病的方法。激光是受激辐射而发的光，它既具有一般光的反射、折射和干涉等物理特性，又具有相干性好、高单色性、高方向性和高亮度等特性。激光疗法分为低能量激光疗法和中、高能量激光疗法。康复医学科中以低能量激光疗法为主，主要为半导体激光疗法和氦氖激光疗法。

1.适应证与禁忌证

(1)适应证：疖、蜂窝织炎等软组织炎症吸收期，伤口延迟愈合、慢性溃疡、带状疱疹、神经痛、面肌抽搐等。

(2)禁忌证：恶性肿瘤、皮肤结核、高热和出血倾向等。

2.设备与用具　半导体激光治疗仪、氦氖激光治疗仪。

3.操作方法与步骤

(1)治疗前准备：接通电源，启动激光管，调整电压电流，使发光稳定。患者取舒适体位，充分暴露治疗部位。如为穴位治疗应找好穴位。

(2)治疗时操作：移动激光器或光导纤维使输出的光斑对准治疗部位。每个穴位治疗 3～5 min。

(3)照射结束：移开激光管、光导纤维。

4.注意事项

(1)光导纤维不得挤压、折曲，以防折断。

(2)激光管有激光输出时不得直接照向任何人眼部或经反射区反射至人眼部，必要时操作者要戴激光防护镜。

(3)治疗过程中患者不得随意挪动体位或挪动激光管。

(4)3～6 个月定时检查激光器的输出强度。强度过弱时应停止使用，更换灯管。

三、磁疗法

利用磁场作用于人体治疗疾病的方法,称为磁疗法,亦称磁场疗法。磁疗法分为静磁场疗法和动磁场疗法。

(一)静磁场疗法

静磁场疗法是利用恒定磁场治疗疾病的方法。

1.适应证与禁忌证

(1)适应证:高血压、关节病、冠心病、胃肠炎、支气管炎、神经痛、神经衰弱、扭挫伤、腱鞘炎、静脉炎、血栓性脉管炎、筋膜炎、肋软骨炎、颈腰椎病、肾结石、输尿管结石、肱骨外上髁炎、耳郭浆液性软骨膜炎、外耳道疖肿、神经性耳鸣、鼻炎、睑腺炎、角膜炎、溃疡、带状疱疹、痛经、臀部注射硬结、瘢痕和骨折愈合迟缓等。

(2)禁忌证:有心脏起搏器、局部出血倾向,孕妇下腹部。

2.设备与用具 磁片、磁珠。

3.操作方法与步骤

(1)直接敷磁法:将磁片同名极并置直接敷贴于患部,多用表面磁感应强度为 0.05 ~ 0.2 T 的磁片;分为单磁片法、双磁片法、多磁片法。

(2)间接敷磁法:将磁片缝在棉织物间接作用于人体。

4.注意事项 用75%酒精定期消毒磁片,不得用高热消毒。磁过敏者,终止治疗后好转。

(二)动磁场疗法

动磁场疗法是利用动磁场治疗疾病的方法,在应用产生动磁的仪器时,磁场的方向、强度会发生变化。包括旋转磁疗法(利用旋转的动磁场进行治疗的方法)和电磁场法(低频交变磁疗法、脉动磁疗法、脉冲磁疗法)。

1.适应证与禁忌证

(1)适应证:同静磁场疗法。

(2)禁忌证:同静磁场疗法。

2.设备与用具 旋磁治疗仪、直流电磁治疗仪、电磁治疗仪。

3.操作方法与步骤

(1)旋转磁疗法

1)治疗前准备:检查设备应在正常状态。

2)治疗时操作:开机,设定时间,磁感应强度减少为 0.06 ~ 0.15 T,操作时手持磁头紧贴于患部。调至所需转速,有适量振动感。

3)治疗结束:关机与关闭电源开关。

（2）电磁疗法

1）治疗前准备：检查设备，电磁疗机利用低频交变磁、脉动直流电磁、脉冲磁场，磁感应强度为 0.1、0.4、0.8、1.0 T 不等。

2）治疗操作：开机，设定时间，操作时磁头与皮肤之间有 1~2 cm 距离。

3）治疗结束：关机。

4. 注意事项

（1）不良反应通常为头晕、嗜睡、心慌、恶心、疲乏无力等，个别可出冷汗、血压下降，但是中止治疗后好转。

（2）长时间通电时磁头会发热，避免发生烫伤。急性炎症、急性软组织扭挫伤、血肿、疼痛可选择旋磁法；慢性炎症和损伤选用电磁法、脉动电磁和脉冲磁场。眼部、幼儿、体弱者不宜强磁场治疗，也不宜长时间治疗。

四、超声疗法

（一）超声波疗法

频率高于 20 kHz 的声波称为超声波。应用 500~5 000 kHz 的超声能作用于人体以治疗疾病的方法称为超声波疗法。

1. 适应证与禁忌证

（1）适应证：各类软组织扭挫伤、乳腺炎、瘢痕、组织内硬结、前列腺炎、肾与输尿管结石、骨关节病、颈腰椎病、脉管炎、消化道溃疡、慢性胃炎、便秘、胆囊炎、脑卒中、脊髓损伤、神经痛、周围神经损伤、瘙痒症、鼻窦炎、耳聋、颞颌关节功能紊乱、视网膜病变及眼内病变等。

（2）禁忌证：局部恶性肿瘤（高强度聚集超声波治疗肿瘤时除外）、化脓性炎症、局部活动性结核、局部出血倾向、局部植入心脏起搏器、孕妇腹部、儿童骨骺部。

2. 设备与用具 超声波治疗仪；辅助设备包括水槽、水袋、漏斗、声头接管，用于特殊治疗；耦合剂（减少声头与皮肤之间的声能损耗）。

3. 操作方法与步骤

（1）直接接触法

1）治疗前准备：声头输出检查——为确保超声治疗的剂量准确，应定期用功率计校正超声治疗机输出强度，也可用水滴法测试声头输出情况。备好耦合剂与清洁皮肤的软纸；检查机器导线、电源开关、按键旋钮在正常位置。患者充分暴露治疗部位，均匀涂上接触剂。

2）治疗时操作：接通电源，将声头置于治疗部位。打开超声波治疗仪电源开关，选择输出波形的类型、输出强度和治疗时间。固定法时将声头以适当压力固定于治疗部位，剂量宜小，连续波的中等剂量一般为 0.3~0.4 W/cm²，时间 3~5 min；移动法时将声头紧密接触治疗部位做缓慢往返或圆圈移动，声头移动速度以 1~2 cm/s 为宜。连续波的剂量一般为声强 1.0～1.2 W/cm²,不得>1.5 W/cm²。剂量选择脉冲超声波,常用的脉冲通断比为 1∶5 和 1∶20。治疗时间一般不超过 1～15 min,多选用 5～10 min。

3)治疗结束:将超声输出调回零位,关闭电源。拭去声头和皮肤上的接触剂,再用温热毛巾擦净皮肤,用75%酒精棉球擦拭消毒声头。

（2）水下法

1)治疗前准备:适用于表面凹凸不平、细小和痛觉敏感的部位。

2)治疗时操作:患者将手足等治疗部位与声头放入水中,声头距离皮肤 2～4 cm。调节时间和剂量,开机。

3)治疗结束:按照与开机相反的顺序关闭仪器,再将声头移开。清洁治疗部位,用75%酒精消毒声头,置于声头架上。

（3）水囊法

1)治疗前准备:将水煮沸,冷却后缓慢灌注水袋,不得有气泡。选择体表不平、治疗声头不易接触的部位。

2)治疗时操作:将不含气体的水囊置于治疗部位,水囊与皮肤及声头之间均涂接触剂,剂量与方法参照固定法进行治疗。

3)治疗结束:按照与开机相反的顺序关闭仪器,再将声头移开。声头与皮肤处理同上。

4.注意事项

（1）治疗中:操作者不要用手直接持声头进行治疗,可戴双层手套操作。治疗仪器连续使用时,注意检查声头温度,避免烫伤或损坏仪器。声头不能空载,会导致声头损坏,声头尽可能垂直于治疗部位表面。使用适量耦合剂,适当用力压紧使声头与皮肤表面紧密接触。

（2）水下法:用去气水,检查皮肤上也不得有气泡。

（3）移动法:声头的移动要均匀,使超声能量均匀分布。

（4）固定法:皮下骨突部位治疗时,超声强度宜小。声头不能在骨突部位停留,治疗不能引起疼痛。如治疗局部过热或疼痛,应移动声头或降低强度以免发生烫伤。

（5）眼部超声波:采用水囊法为宜,剂量应严格掌握。

（6）药物透入:避免用腐蚀声头和有刺激的药物,注意药物禁忌、过敏反应等。

（7）睾丸部位:严格按照病情和医嘱选择计量。

（二）超声药物透入疗法

将药物加入接触剂中,药物经皮肤或黏膜透入体内的治疗方法,又称超声透入疗法。

1.适应证与禁忌证

（1）适应证:与超声波疗法相同。

（2）禁忌证:导入药物过敏者,其余与超声波疗法相同。

2.设备与用具　超声波治疗仪与辅助设备参照超声波疗法。把药物加入接触剂中（如水剂、乳剂、油膏等）即可,治疗时多采用直接接触法。强度:固定法一般为

$0.5\ \mathrm{W/cm^2}$以下,移动法$0.5\sim1.5\ \mathrm{W/cm^2}$。治疗时间:$5\sim10\ \mathrm{min}$。

3.操作方法与步骤　参照超声波疗法。

4.注意事项　参照超声波疗法。

五、热疗法

利用加热的各种热源为介质(如水、蜡、泥、中药等),直接接触人体将热传递至体内以治疗疾病的方法称为传导热疗法,包括石蜡疗、干热敷、湿热敷、药物热敷、电热、泥疗、中药热熨等,是外源性的温热疗法。

(一)石蜡疗法

利用加热熔解的石蜡作为温热介质,敷于局部将热量传导到机体,达到治疗目的的方法称为石蜡疗法。

1.适应证与禁忌证

(1)适应证:骨关节损伤与术后粘连、关节僵直、肌腱和韧带的扭挫伤恢复期、肌筋膜炎、慢性骨关节炎、瘢痕、腱鞘炎、冻伤、慢性软组织损伤、神经炎、肌痉挛和皮肤美容等。

(2)禁忌证:出血倾向、开放性伤口、感染性炎症局部、急性创伤早期和活动性结核局部,孕妇腰腹部等。

2.设备与用具　选择熔点为$50\sim55\ ℃$的白色医用石蜡,pH为中性,含油量<0.9%,每$1\sim3$月更新或增加新蜡10%~20%,也可根据用量确定。

3.操作方法与步骤

(1)治疗前准备:准备治疗用蜡,检查皮肤。

(2)治疗时操作

1)蜡饼法:将加热熔化的蜡液倒入瓷盘或铝盘内,蜡液厚$2\sim3\ \mathrm{cm}$,待冷却至初步凝结时(表面$45\sim50\ ℃$),敷于治疗部位,外用塑料布、棉垫包裹保温,此法多用于躯干或肢体等面积较大部位的治疗。

2)浸蜡法:将手足浸入蜡液后立即提出,手足表面冷却形成一薄层蜡膜,重复数次,使蜡膜达到一定厚度,成为手套或袜套样。多用于肢体部位治疗。

3)刷蜡法:蜡液冷却到$55\sim65\ ℃$时,用平排毛刷蘸取蜡液迅速均匀地涂刷在病患部位,在皮肤表面形成一薄层蜡膜,厚$0.5\sim1\ \mathrm{cm}$,外面再包一块热蜡饼,或多刷数层,用塑料布或棉垫包裹保温。

(3)治疗结束:去除局部的蜡,常规检查局部皮肤。

4.注意事项

(1)治疗前:将治疗部位清洗干净,剃去毛发。检查皮肤感觉、血液循环情况,防止过热烫伤。

(2)治疗中:注意温度,刷蜡不要超过前一次蜡膜边缘。如果出现皮疹、瘙痒等过敏症状,或红斑、水疱,要中断治疗,及时处理。

(3)石蜡属易燃物品,不得直接加热,注意防止石蜡变质、燃烧。定期检查恒温箱安全性能,有故障要及时更换,防止火灾。

(二)湿热袋敷疗法

通过传导热方式将热量和水蒸气作用于治疗部位,治疗疾病的方法。

1.适应证与禁忌证

(1)适应证:软组织损伤、骨关节损伤与术后粘连、关节僵直、肌腱和韧带的扭挫伤恢复期、肌筋膜炎、慢性骨关节炎、腱鞘炎、冻伤、神经炎和肌痉挛等。

(2)禁忌证:急性炎症、出血倾向、高热、昏迷、皮肤破溃、皮肤感染、心肺功能不全、急性创伤早期、活动性结核、外周血管疾病、幼儿和恶性肿瘤等。

2.设备与用具　湿热袋、恒温箱(能保持80 ℃)。

3.操作方法与步骤

(1)治疗前准备:将热敷袋在专用的恒温箱加热至80 ℃备用。检查热敷袋温度与皮肤情况。

(2)治疗时操作:暴露治疗部位,铺数层干毛巾,再放上热袋,外盖毛毯保温。

(3)治疗结束:取下热敷袋,擦干并检查皮肤。

4.注意事项

(1)敷袋加热前应先检查有无破口,不要挤压热敷袋,以免漏出硅胶引起烫伤。检查恒温装置,注意热敷袋的温度,避免干烧过热。应拧出多余水分,避免烫伤。

(2)治疗中:皮肤与热敷袋之间的干毛巾至少6层,面积要大于热敷袋。控制治疗时间,挪开热敷袋时检查皮肤。

(3)热敷袋应慎用于老年人、意识障碍、感觉障碍或血液循环障碍的患者。

(三)泥疗法

将加热致适当温度的泥敷贴或涂抹在人体体表以治疗疾病的方法。泥类物质为介体。

1.适应证与禁忌证　同石蜡疗法。

2.设备与用具　治疗用泥(不含致病菌,良好可塑性、黏稠性,腐败分解度50% ~ 60%)、恒温箱。

3.操作方法与步骤

(1)全身泥疗

1)治疗前准备:按照要求用热盐水、矿泉水等将治疗泥稀释,温度37 ~ 43 ℃。成品医用泥无须稀释。

2)治疗时操作:除头与胸部外,将全身埋入泥中,必要时头部冰袋降温。

3)治疗结束,用35 ~ 37 ℃温水冲洗;卧床休息30 min。

(2)局部泥疗

1)治疗前准备:采用加温的治疗泥,在塑料布上做成3 ~ 6 cm泥饼。

2）治疗时操作：放置在治疗部位，开始计时间。

3）治疗结束：用温水冲洗；检查局部皮肤。

4.注意事项

（1）治疗前：检查泥的质量、温度是否符合治疗要求。

（2）治疗时：应严格掌握时间、温度，观察患者脉搏、呼吸、出汗、血压情况，出现大量出汗、眩晕、呼吸困难、心率过快应停止治疗，对症处理。

（3）治疗结束：全身泥疗治疗后，用温水冲洗，注意适当休息，避免疲劳。全身治疗当日不宜再剧烈运动或再进行日光浴。

六、肌电生物反馈疗法

通过反馈仪将肌电信号叠加输出，转换成患者能直接接受的反馈信息（如颜色、数字、声响），患者根据反馈信息对骨骼肌进行放松训练或对瘫痪肌群进行运动功能训练的方法。

1.适应证与禁忌证

（1）适应证：偏头痛、紧张性头痛、颈椎病、腰椎病、高血压、失眠、神经症、焦虑症、痉挛性斜颈、脑卒中偏瘫、脊髓损伤及周围神经损伤等。

（2）禁忌证：意识障碍和认知障碍者。

2.设备与用具　肌电生物反馈治疗仪，其他用品有75%酒精、导电膏、细砂纸及固定带等。

3.操作方法与步骤

（1）检查治疗仪各开关旋钮是否在位，能否正常工作。

（2）患者取舒适体位，暴露治疗部位。用肥皂水清洁拟放置电极部位的皮肤，再用75%酒精脱脂；角质层厚的部位可先用细砂纸轻擦皮肤，再用75%酒精脱脂。

（3）在电极表面涂以导电膏，固定于治疗部位皮肤上。治疗头痛时电极放在额部，治疗肢体瘫痪时将电极放在患肢上。将2个电极并列放于作用部位，另将地极放在相应特定的位置。将电极导线与治疗仪相连，患者戴耳机。

（4）将治疗仪接通电源，启动后调节旋钮测定肌电基线，显示肌电数值，并发出灯光和声音信号。

（5）按治疗要求，由医技人员或录音带的指导语引导患者学会根据视听反馈信号，通过自我控制调节肌电电压，从而使治疗部位肌肉放松或紧张，进行训练。

（6）治疗完毕，关闭电源，从患者身上取下电极。

4.注意事项

（1）选取最佳的治疗电极与参考电极放置部位，治疗后在皮肤上做好记号，以便下次治疗时参考选取。

（2）治疗训练环境应安静，治疗时患者要集中注意力，仔细体会肌肉放松与紧张的感觉,注意视听信号和医技人员或录音带的指导语。

（3）治疗中治疗师指导语的速度、音调、音量要适宜。

（4）进行若干次治疗后,可让患者自己默诵指导语,按照在治疗室学会的感受和自我控制技术,在家中不用治疗仪进行自我训练,以强化认识和记忆,巩固疗效,最后过渡到完全不用治疗仪进行自我训练治疗。每日治疗训练可进行多次。

第二节　运动治疗

一、关节活动范围训练

利用各种方法以维持和恢复因组织粘连和肌肉痉挛等多因素引发的关节功能障碍的运动疗法技术,训练方法有徒手训练和器械训练。

（一）被动关节活动范围训练

1. 徒手训练　患者自身或在治疗师帮助下完成关节运动,以维持和增大关节活动范围的训练方法。

（1）适应证与禁忌证

1）适应证:因力学因素所致软组织的挛缩与粘连、疼痛及肌痉挛;神经性疾患所致的关节活动范围减小和受限;不能主动活动者如昏迷、完全卧床等。

2）禁忌证:各种原因所致的关节不稳定、关节内未完全愈合的骨折、关节急性炎症或外伤所致的肿胀、骨关节结核和肿瘤等。

（2）操作方法与步骤:①患者取舒适、放松体位,肢体充分放松。②按病情确定运动顺序,由近端到远端(如肩到肘、髋到膝)的顺序有利于瘫痪肌的恢复;由远端到近端(如手到肘、足到膝)的顺序有利于促进肢体血液和淋巴回流。③固定肢体近端,托住肢体远端,避免替代运动。④动作缓慢、柔和、平稳、有节律,避免冲击性运动和暴力。⑤操作在无痛范围内进行,活动范围逐渐增加,以免损伤。⑥用于增大关节活动范围的被动运动可出现酸痛或轻微的疼痛,但可耐受;不应引起肌肉明显的反射性痉挛或训练后持续疼痛。⑦从单关节开始,逐渐过渡到多关节;不仅有单方向,而且应有多方向的被动活动。⑧患者感觉功能不正常时,应在有经验的治疗师指导下完成被动运动。⑨每一动作重复10～30次,2～3次/d。

（3）注意事项:①患者应在舒适体位下进行,并尽量放松,必要时脱去妨碍治疗的衣物或固定物。②应在无痛或轻微疼痛、患者能忍受的范围内进行训练,避免使用暴力,以免发生组织损伤。③感觉功能障碍者进行关节活动范围训练时,应在有经验的治疗师指导下进行。④进行多个关节活动范围训练时,可按照从远端向近端的顺序,逐个关节或数个关节一起进行训练。⑤关节活动训练中如配合药物和理疗等镇痛或热疗措施,可增加疗效。

2.器械训练　利用专用器械使关节进行持续较长时间缓慢被动运动的训练方法。

（1）适应证与禁忌证

1）适应证：四肢骨折切开复位内固定术后；关节成形术、人工关节置换关节韧带重建术后；滑膜切除术后；各类关节炎、关节挛缩粘连松解术后。

2）禁忌证：正在愈合的组织和使用抗凝治疗时，不宜采用或谨慎使用。

（2）操作方法与步骤

1）开始训练的时间：可在术后即刻进行，即便手术部位敷料较厚时，也应在术后 3 d 内开始。

2）将要训练的肢体放置在训练器械的托架上，固定。

3）开机，选择活动范围、运动速度和训练时间。

4）关节活动范围：通常在术后即刻常用 20°～30° 的短弧范围内训练；关节活动范围可根据患者的耐受程度每日渐增，直至最大关节活动范围。

5）确定运动速度：开始时运动速度为每 1～2 min 一个运动周期。

6）训练时间：根据不同的程序，使用的训练时间不同，每次训练 1～2 h，也可连续训练更长时间，根据患者的耐受程度选定，1～3 次/d。

7）训练中密切观察患者的反应及持续被动运动训练器械的运转情况。

8）训练结束后，关机，去除固定，将肢体从训练器械的托架上放下。

（3）注意事项：①术后伤口内如有引流管时，要注意运动时不要影响引流管。②手术切口如与肢体长轴垂直，早期不宜采用器械被动关节活动训练，以免影响伤口愈合。③训练中如同时使用抗凝治疗，应适当减少训练时间，以免出现局部血肿。④训练程序的设定应根据外科手术方式、患者反应及身体情况加以调整。

（二）主动-助力关节活动训练

在外力辅助下，患者主动收缩肌肉完成的运动或动作。助力可由治疗师、患者健肢、器械、引力或水的浮力提供。这种运动常是由被动运动向主动运动过渡的形式，其目的是逐步增强肌力，建立协调动作模式。

1.适应证与禁忌证

（1）适应证：肌力低于 3 级，能主动运动的患者；各种原因所致的关节粘连或肌张力增高造成关节活动受限，能进行主动运动的患者；用于改善心肺功能的有氧训练等。

（2）禁忌证：骨折内固定不稳定、关节脱位未复位、关节急性炎症、骨关节结核和肿瘤等。

2.操作方法与步骤

（1）由治疗师或患者健侧肢体徒手或通过棍棒、绳索和滑轮等装置帮助患肢主动运动，兼有主动运动和被动运动的特点。

（2）训练时，助力可提供平滑的运动；助力常加于运动的开始和终末，并随病情好转逐渐减少。

（3）训练中应以患者主动用力为主，并做最大努力；任何时间均只给予完成动作的最小助力，以免助力替代主动用力。

（4）关节的各方向依次进行运动。

（5）每一动作重复 10～30 次，2～3 次/d。

3. 注意事项　参见被动关节活动范围训练注意事项。

（三）主动运动

患者主动用力收缩肌肉完成的关节运动或动作，以维持关节活动范围的训练。

1. 适应证与禁忌证

（1）适应证：肌力 3 级以上，能主动运动的患者；需要改善心肺、神经协调功能的患者等。

（2）禁忌证：骨折未完全愈合、关节急性炎症、关节脱位未复位、骨关节结核和肿瘤等患者。

2. 操作方法与步骤

（1）根据患者情况选择进行单关节或多关节、单方向或多方向的运动；根据病情选择体位，如卧位、坐位、跪位、站位和悬挂位等。

（2）在康复医师或治疗师指导下由患者自行完成所需的关节活动；必要时，治疗师的手可置于患者需要辅助或指导的部位。

（3）主动运动时动作宜平稳缓慢，尽可能达到最大幅度，用力到引起轻度疼痛为最大限度。

（4）关节的各方向依次进行运动。

（5）每一动作重复 10～3 次，2～3 次/d。

3. 注意事项　对神经系统疾病的患者进行主动运动时，早期以闭链主动活动为主，恢复期后以开链和闭链运动交替进行训练。余注意事项同被动关节活动范围训练注意事项。

二、关节松动技术

关节松动技术是指治疗者在患者关节活动允许范围内完成的手法操作技术，属于被动运动范畴。操作时常选择关节的生理运动和附属运动作为治疗手段。生理运动指关节在生理范围内完成的运动，如屈、伸、内收、外展、旋转等；附属运动指关节在自身及其周围组织允许范围内完成的运动，一般不能主动完成，需要由其他人帮助才能完成。

（一）上肢

1. 适应证与禁忌证

（1）适应证：力学因素（非神经疾患）引起的关节疼痛、肌肉紧张及痉挛、可逆性关节活动降低、进行性关节活动受限，以及功能性关节制动等。

（2）禁忌证：关节松弛或习惯性脱位，关节因外伤或疾病引起肿胀（渗出增加）、关节的急性炎症、关节部位的恶性肿瘤或结核，以及未愈合的关节内骨折等。

2.操作方法与步骤

（1）患者体位：应处于舒适、放松、无痛的体位，治疗肩关节多取卧位，治疗肘、前臂、腕及手部关节多取坐位。

（2）治疗师体位：尽可能靠近接受治疗的关节，便于操作；尽量暴露所治疗的关节并使其放松，以达到关节最大范围的松动。

（3）治疗前评估：手法操作前，先评估拟治疗关节，找出存在的问题（疼痛、僵硬），根据问题主次，选择有针对性的手法（图3-1）。当疼痛和僵硬同时存在时，一般先用小级别手法（Ⅰ、Ⅱ级）缓解疼痛后，再用大级别手法（Ⅲ、Ⅳ级）改善活动。

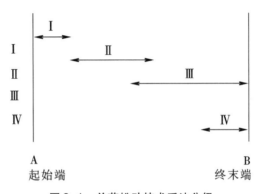

图3-1　关节松动技术手法分级

Ⅰ级：治疗者在关节活动允许范围内的起始端，小范围、节律性地来回推动关节。

Ⅱ级：治疗者在关节活动允许范围内，大范围、节律性地来回推动关节，但不接触关节活动的起始端和终末端。

Ⅲ级：治疗者在关节活动允许范围内，大范围、节律性地来回推动关节，每次均接触到关节活动的终末端，并能感觉到关节周围软组织的紧张。

Ⅳ级：治疗者在关节活动的终末端，小范围、节律性地来回推动关节，每次均接触到关节活动的终末端，并能感觉到关节周围软组织的紧张。

（4）肩关节松动术具体手法

1）附属运动：包括分离或长轴牵引、滑动（向头侧、向足侧、前后向、侧方滑动）及旋转肩胛骨等。

2）生理运动：包括前屈、后伸、外展、水平内收摆动及旋转摆动等。

（5）肘关节松动术具体手法

1）附属运动：包括分离或长轴牵引、侧方滑动、前后向滑动、后前向滑动及侧方滑动等。

2)生理运动:包括屈、伸,桡尺近端关节与桡尺远端关节共同作用,可以旋转(旋前和旋后)。

3.注意事项　参见被动关节活动范围训练注意事项。

(二)下肢

1.适应证与禁忌证　参见上肢关节松动技术。

2.操作方法与步骤

(1)患者体位:处于舒适、放松、无痛体位,治疗下肢关节多取卧位。

(2)治疗师体位:尽可能靠近接受治疗的关节,便于操作;尽量暴露所治疗的关节并使其放松,以达到关节最大范围的松动。

(3)治疗前评估:手法操作前,先评估拟治疗关节,根据问题主次(疼痛、僵硬)选择有针对性的手法。

(4)髋关节松动术具体手法

1)附属运动:包括长轴牵引、分离牵引、前后向滑动和后前向滑动。

2)生理运动:包括屈曲摆动、旋转摆动、内收内旋摆动和外展外旋摆动。

(5)膝部关节松动术具体手法:包括长轴牵引、前后向滑动、后前向滑动、伸膝摆动和旋转摆动。

3.注意事项　参见被动关节活动范围训练注意事项。

(三)脊柱

1.适应证与禁忌证

(1)适应证:参见上肢关节松动技术。

(2)禁忌证:脊柱压缩性骨折未处理、恶性肿瘤或结核等。

2.操作方法与步骤

(1)患者处于舒适、放松、无痛体位,治疗脊柱关节多取俯卧位。

(2)治疗师尽可能靠近接受治疗的关节,便于操作;尽量暴露所治疗的关节并使其放松,以达到关节最大范围的松动。

(3)手法操作前,先评估拟治疗关节,根据问题主次(疼痛、僵硬)选择有针对性的手法。

(4)颈椎松动术具体手法

1)附属运动:包括分离牵引、滑动(垂直按压棘突及横突)及旋转摆动等。

2)生理运动:包括前屈、后伸、侧屈、旋转运动。活动比较大的节段是 $C_{4\sim5}$、$C_{5\sim6}$、$C_{6\sim7}$,一般 $C_{2\sim6}$ 的屈曲程度大于伸展,而 $C_6\sim T_1$ 的伸展角度稍大于屈曲。

(5)胸椎松动术具体手法

1)附属运动:包括滑动(垂直按压棘突及横突)、侧方推棘突及旋转等。

2)生理运动:包括前屈、后伸、侧屈及旋转运动等。

(6)腰椎松动术具体手法

1)附属运动:包括滑动(向头侧和向足侧)、侧方推棘突及旋转摆动等。

2)生理运动:包括前屈、后伸、侧屈及旋转运动等。

(7)骨盆松动术具体手法

1)附属运动:包括骨盆分离和挤压、侧方推棘突及旋转摆动等。

2)生理运动:包括前屈、后伸、侧屈及旋转(侧方旋转、交叉旋转、髂嵴旋转)等。

3.注意事项　参见被动关节活动注意事项。

三、牵伸技术

(一)上肢

在上肢肢体的某一部位施加作用力,用于牵伸关节附近的肌肉和其他软组织(包括皮肤、韧带和关节囊等)的技术,从而达到扩大关节活动范围的目的。

1.适应证与禁忌证

(1)适应证:因组织粘连、挛缩或瘢痕导致软组织失去延展性、关节活动范围受限、功能障碍;肌张力增高、组织短缩;作为整体运动程序的一部分用于预防骨骼肌肉系统损伤;以及用于激烈运动前后,特别是减轻运动后的肌肉酸痛等。

(2)禁忌证:骨性的关节活动受限,新发骨折或骨折未完全愈合,急性炎症或感染(红肿),关节活动或肌肉延展时有剧痛、血肿,继发性的关节过伸/过屈,以及有利于结构稳定、神经肌肉控制或瘫痪等因素的短缩软组织等。

2.操作方法与步骤

(1)徒手/被动/助力牵伸:利用徒手或机械器具提供持续或间断的外力,活动幅度超过受限的关节范围,牵伸短缩的肌肉—肌腱特别是结缔组织。如果患者感到放松且舒适,称之为被动牵伸;如果患者帮助关节运动超过更大的角度,称为助力牵伸。具体操作步骤包括:①选择患者合适的体位;②治疗师体位选择;③操作者手的固定与摆放;④牵伸的方向。

(2)自我牵伸:在治疗师的监督和教导下,由患者自己完成的所有牵伸动作。可分为静态牵伸和动态牵伸。

(3)神经促通与抑制技术:见第二章相关内容。

(4)肌肉能量技术:也称为后等长放松技术,让患者对抗治疗师给予的有准确收缩方向和强度的力,进行最大肌肉收缩以牵伸肌肉和筋膜的技术。

3.注意事项

(1)低强度、长时间牵伸能够提高组织耐受性,利于维持在拉伸后的位置。

(2)低强度、长时间的徒手牵伸对患者来说较舒服,能够达到最佳效果。

(3)高强度、长间隔的牵伸利于组织修复和肌肉酸痛的消除。

(4)徒手和自我的静态牵伸可选择15~30 s,重复8次,每天2组。

(5)避免使用弹跳式牵伸,以免引致张力反弹性增高或拉伤组织。

（6）利用器械的机械式牵伸,每次可维持 20～30 min。

（7）注意患者的适宜与舒适体位、治疗师的体位及操作手的摆放位置。

（二）下肢

指在下肢肢体的某一部位施加作用力,用于牵伸关节附近的肌肉和其他软组织（包括皮肤、韧带和关节囊等）的技术。

1. 适应证与禁忌证　参见上肢牵伸技术。

2. 操作方法与步骤　对下肢各肌群进行牵伸,基本技术参考上肢牵伸技术的操作方法及应用技术。具体步骤包括:①选择患者合适的体位;②治疗师体位选择;③操作者手的固定与摆放;④牵伸的方向等。

3. 注意事项　参考上肢牵伸技术。

（三）躯干

指在躯干的某一部位施加作用力,用于牵伸躯干周围的肌肉和其他软组织（包括皮肤、韧带和关节囊等）的技术。

1. 适应证与禁忌证　参见上肢牵伸技术。

2. 操作方法与步骤　对躯干各肌群进行牵伸,基本技术参考上肢牵伸技术的操作方法及应用技术。具体步骤包括:①选择患者合适的体位;②治疗师体位选择;③操作者手的固定与摆放;④牵伸的方向。

3. 注意事项

（1）注意脊柱的稳定性,有明显疼痛者需排除椎体及附属结构的严重疾患。

（2）其他注意事项参见上肢牵伸技术。

四、肌力训练

肌力训练包括徒手肌力训练、等长肌力训练、等张肌力训练及等速肌力训练等。

（一）适应证与禁忌证

1. 适应证　肌力较弱（4级或更低）的患者,以及健康人或运动员的肌力训练。由制动、运动减少或其他原因引起的肌肉失用性肌萎缩,肌肉病变引起的肌萎缩,由神经病变引起的肌肉功能障碍,由关节疾病或损伤引起的肌力减弱,肌肉功能障碍。

2. 禁忌证　关节不稳,新发骨折或骨折未完全愈合,急性炎症或感染（红肿）,关节活动或肌肉延展时有剧痛、血肿,骨关节肿瘤,以及全身情况较差、病情不稳定者。

（二）注意事项

①选择正确的运动量和训练节奏;②注意调节阻力;③注意无痛训练;④进行讲解和鼓励;⑤注意心血管反应;⑥防止代偿运动的出现;⑦做好正确详细的训练记录。

（三）操作方法与步骤

1. 徒手肌力训练　由治疗师施加阻力或患者利用自身重力提供阻力的动态或静态

主动抗阻训练。

（1）根据患者功能受限程度,确定适宜的抗阻运动形式和运动量。

（2）患者取舒适体位,尽最大努力在无痛范围内完成训练。

（3）阻力置于肢体远端,避免替代运动。

（4）逐渐增加运动强度或抗阻力。

（5）训练中应给予有力的语言指令,增加训练效果。

（6）每一运动可重复 8~10 次,间隔适当休息,逐渐增加训练次数。

2. 等长肌力训练　肌肉收缩时,肌肉张力改变,而肌肉长度不产生明显变化或关节运动的静态抗阻运动。

设备与用具:徒手、沙袋、哑铃、实心球、弹性阻力装置及等长训练装置等。

（1）患者处于适宜体位,治疗师选择良好指导体位,选择适当的阻力装置。

（2）确定肌力训练目标,设定运动强度。

增强肌力为目的:取 60%~80% 的最大收缩力量,或相同的阻力负荷进行 6~10 s 的收缩,每次动作间休息 2 s。

增强肌肉耐力为目的:取 20%~30% 的最大等长收缩阻力,做逐渐延长时间的等长收缩练习,直至出现肌肉疲劳为止,1 次/d,每周练习 3~5 d。

3. 等张肌力训练　训练时作用于肌肉上的阻力负荷恒定,产生关节运动,借以提高动态肌力或肌肉耐力。等张肌力训练包括向心性训练和离心性训练。肌肉主动缩短,使两端相互靠近为向心肌力训练;肌肉在收缩时逐渐延长,致使其两端相互分离为离心肌力训练。

设备与用具:沙袋、哑铃、弹性阻力装置、墙壁拉力器、滑轮系统、等张力矩臂组件如股四头肌训练器等及可变阻力装置或专用的肌力训练器等。

（1）患者处于适宜体位,治疗师选择良好指导体位。选择适当的阻力装置,固定体位和阻力装置,嘱患者完成相应的运动动作。

（2）确定肌力训练目标,选择适宜的运动强度。

增强肌力为目的:以渐进抗阻训练法为例,先测定重复 10 次运动的最大负荷,称为 10 RM 值。用 10 RM 的 1/2 运动强度训练,重复 10 次,间歇 30 s;再以 10 RM 的 75% 运动强度重复训练 10 次,间歇 30 s;再进行 10 RM 的 100% 运动强度重复尽可能多次,2~3 周后根据患者情况适当调整 10 RM 的量;训练频度:1 次/d,每周训练 3~4 次,持续数周。

发展肌肉耐力为目的:用 10 RM 的 50% 量作为训练强度,每组练习 10~20 次,重复 3 组,每组间隔 1 min。亦可采用适宜长度适当阻力系数的弹力带进行重复牵拉练习。弹力带的一头固定于床架或其他固定物上,反复牵拉弹力带直至肌肉疲劳,1 次/d,每周练习 3~5 d。

4. 等速肌力训练　在专门的等速训练器上获得恒定的角速度,即训练中运动速度不变,但遇到的阻力随用力程度而变化,以使运动肢体的肌张力保持最佳状态的肌力训练方法。

设备与用具:等速训练仪。

(1)训练前:开机,根据训练要求,安装相应的训练器械。

(2)摆放患者体位,对患者进行良好固定。

(3)关节活动角度设定:通常可设定全关节活动角度,对于肌肉、肌腱、韧带愈合早期、关节术后或关节病变时则宜选择限定关节活动范围。

(4)训练方式:分为等速向心和等速离心训练。运动速度:通常包括 60°/s、120°/s、180°/s,或 60°/s、120°/s、240°/s,可根据训练的需要将最高速度增加至 720°/s。也可将训练程序设为 8~10 个速度进行,以 20°/s 或 30°/s 的速度递增或递减来设定。

(5)训练次数:建议每个运动速度状态下采用重复 10 次的运动方式,也可根据增强肌肉力量或发展肌肉耐力来确定运动强度、间歇时间和训练频度等。

五、步行训练

步行训练包括步行前训练和步行训练两个阶段。

(一)适应证与禁忌证

1.适应证　中枢性瘫痪者,如偏瘫、截瘫、小脑疾患、脑瘫等;运动系统病损影响行走的患者,如截肢后安装假肢、髋关节置换术后等。

2.禁忌证　站立平衡功能障碍、下肢骨折未愈合、各种原因所致的关节不稳等。

(二)设备与用具

包括平行杠、手杖、拐杖、助行车、助行架、减重步行装置、步行机器人及轮椅等。

(三)注意事项

注意事项包括:①步行前训练时应注意患者的血压变化;②要提供安全、无障碍的环境;③衣着长度不可及地,以防绊倒;④穿着合适的鞋及袜,鞋带须系牢,不宜赤足练习。

(四)操作方法与步骤

1.步行前训练　患者为准备完成步行练习进行的系列训练,以提高患者站立、步行等体位的适应能力。

(1)肌力增强训练:①针对需要借助于助行器或拐杖行走的患者,重点发展上肢肌力;②期望完成独立行走者重点练习下肢肌力;③上、下肢截肢者需进行残端肌群和腹部肌力训练;④训练的运动量和方式参照"肌力训练"部分的内容。

(2)起立床训练:针对长期卧床或脊髓损伤患者,为预防体位性低血压,利用起立床逐步调整到直立状态。当患者能够耐受身体直立时,可以考虑开始站立或行走练习。

(3)平行杠内训练,手杖、拐杖站立训练:根据患者的情况,利用平行杠、手杖、拐杖进行站立、重心转移、单足支撑、原地踏步或跨步练习等,为步行练习做准备。

2.步行训练 患者自身或利用不同步行辅助装置进行步行能力的练习。

(1)平行杠、助行器步行训练:用于初期的步行训练,适用于下肢无力但无瘫痪、一侧偏瘫或截肢患者。对于行动迟缓的老年人或有平衡问题的患者,助行器可作为长期步行辅助具。具体操作方法:①在平行杠内完成系列步行训练。②持助行器行走的方法——用双手分别握住助行器两侧的扶手,提起助行器使之向前移动20～30 cm后,迈出患侧下肢,再移动健侧下肢跟进,如此反复前进。

(2)双拐步行训练

1)交替拖地步行:将左拐向前方伸出,再伸右拐,双足同时拖地向前移动至拐脚附近。

2)同时拖地步行:双拐同时向前方伸出,两脚拖地移动至拐脚附近。

3)摆至步行:双拐同时向前方伸出,患者身体重心前移,利用上肢支撑力使双足离地,下肢同时摆动,双足在拐脚附近着地。此种步行方式适用于双下肢完全瘫痪而无法交替移动的患者。移动速度较快,可减少腰部及髋部用力。

4)摆过步行:是挂拐步行中最快速的移动方式。双侧拐同时向前方伸出,患者支撑把手,使身体重心前移,利用上肢支撑力使双足离地,下肢向前摆动,双足在拐杖着地点前方的位置着地。训练时注意防止膝关节屈曲,躯干前屈而跌倒。适用于双下肢完全瘫痪、上肢肌力强壮的患者。

5)四点步行:是一种稳定性好、安全而缓慢的步行方式。步行时每次仅移动一个点,一直保持4个点在地面,即左拐—右足—右拐—左足,如此反复进行。适用于骨盆上提肌肌力较好的双下肢运动障碍者、老年人或下肢无力者。

6)两点步行:与正常步态基本接近、步行速度较快。一侧拐杖与对侧足同时伸出为第一着地点,然后另一侧拐杖与相对的另一侧足再向前伸出作为第二着地点。此步行方式适用于一侧下肢疼痛需要借助拐杖减轻其负重,以减少疼痛的刺激;或是在掌握四点步行后练习。

7)三点步行:是一种快速移动、稳定性良好的步态。患侧下肢和双拐同时伸出,双拐先着地,健侧待3个点支撑后再向前迈出。适用于一侧下肢功能正常,能够负重,另一侧不能负重的患者,如一侧下肢骨折,小儿麻痹后一侧下肢麻痹等患者。

(3)手杖步行训练

1)手杖三点步行:患者使用手杖时先伸出手杖,再迈患侧足,最后迈健侧足。适用于下肢运动障碍的患者,大部分偏瘫患者习惯采用此步态。根据患者的基本情况,练习时按健侧足迈步的大小,又可分为后型、并列型和前型3种。

2)手杖二点步行:手杖和患足同时伸出并支撑体重,再迈出健足。手杖与患足为一点,健侧足为一点,交替支撑体重。此种步行速度快,因此,当患者具有一定的平衡功能或是较好地掌握三点步行后,可进行两点步行训练。

六、平衡与协调训练

(一)适应证与禁忌证

1. 适应证　①深感觉障碍如小脑性、前庭迷路性和大脑性运动失调、震颤性麻痹;②因不随意运动所致的一系列协调运动障碍者。

2. 禁忌证　①严重认知损害不能理解训练目的和技能者;②骨折、脱位未愈者;③严重疼痛或肌力、肌张力异常者。

(二)注意事项

注意事项包括以下几点。①训练顺序:由易到难。支撑面从稳定到不稳定,逐步缩减支撑面积;训练体位从卧位、坐位到立位,逐渐提高重心;动作从简单到复杂,在保持稳定性的前提下逐步增加头颈和躯干运动;从睁眼训练过渡到闭眼训练。②训练强度:由低到高。训练时间开始较短,逐渐延长,并根据患者的疲劳程度调节。训练频度由少到多。③从静态平衡训练到动态平衡训练:从静态平衡(Ⅰ级平衡)开始,逐渐过渡到自动动态平衡(Ⅱ级平衡)、他动动态平衡(Ⅲ级平衡)。

(三)操作方法与步骤

1. 无器械平衡训练　通过非器械训练的方法对需要平衡训练的患者进行的训练。

(1)坐位平衡训练

Ⅰ级平衡:在无外力和身体移动的前提下保持坐姿稳定。

Ⅱ级平衡:患者独立完成身体重心转移,躯干屈曲、伸展、左右倾斜及旋转运动,并保持坐位平衡。

Ⅲ级平衡:患者抵抗外力保持身体平衡,如患者双手胸前抱肘,治疗者从不同方向推患者以诱发头部及躯干向正中线的调正反应。

(2)立位平衡训练

Ⅰ级平衡:在无外力和身体移动的前提下保持站立稳定,开始时两足分开站立,逐步缩小两足间距,以减小支撑面,增加难度。

Ⅱ级平衡:患者在站立姿势下独立完成身体重心转移,躯干屈曲、伸展、左右倾斜及旋转运动,并保持平衡。开始时治疗师双手固定患者髋部协助完成重心转移和躯体活动,逐步过渡到患者独立完成动作。

Ⅲ级平衡:在站立姿势下抵抗外力并保持身体平衡。患者可以借助于平衡板或在站立位完成作业训练等。

(3)增强前庭功能训练:患者双足并拢(必要时双手或单手扶墙保持平衡),左右转头,随后单手或双手不扶墙站立,时间逐渐延长并保持平衡。患者练习在行走过程中转头。患者双足分立,直视前方目标,通过逐渐缩短双足间距离使支持面变窄,同时,上肢前臂先伸展,然后放置体侧,再交叉于胸前。在进行这一训练时,双眼先断续闭拢,然后闭眼且时间逐渐延长。

(4)踝调节训练:①患者自我进行小范围向前、向后、向侧方的摆动中保持身体直立,且不屈髋、屈膝;②分别在睁眼和闭眼时患侧下肢单腿平地站立30 s;③睁眼和闭眼时患侧下肢单腿枕头上站立;④也可采用患侧下肢单腿站立时健侧下肢晃动的方法(先屈曲、伸展,后外展、内收;逐渐增加晃动的速度和范围)。

(5)髋调节训练:①单腿站立平衡;②单腿站立同时头部旋转;③单腿站立同时上肢完成矢状面、额面和水平面运动;④单腿站立,上肢、头部和眼同时运动;⑤单腿站立,躯干向对侧屈曲和旋转(同侧手够及同侧内踝);⑥单腿站立,躯干向同侧伸展和旋转(同侧手向前方、侧方及头后部及物)等。同时从稳定支持面渐进至不稳定支持面,以增加练习难度。还可以采用踝矫形器限制踝的运动。如需加大难度,可采取在窄条上站立,足跟/足趾站立或改良的单腿站立等,应用髋策略稳定的各种平衡训练练习。

2. 简易设备平衡训练　借助于平衡板和球等简易设备训练动态平衡。

设备与用具:体操垫、治疗球、泡沫筒、坐椅、治疗台、平行杠、平衡板、体重秤、镜子、滑板及踩踏板等。

(1)硬地板—软垫训练:患者先站立于硬地板上,逐渐过渡到薄地毯、薄枕头或沙发垫上站立。

(2)平衡板训练:治疗师与患者均立于平衡板上,治疗师双足缓慢地摇动平衡板,双手调整患者的立位姿势,诱发患者头部、躯干向中线的调正反应及一侧上肢外展的调正反应。

(3)球、棒或滚桶训练:治疗师与患者面对面站立抓握体操棒,患者先用健侧下肢支撑体重,患足置于球或滚筒上,治疗师用脚将球或滚筒前后滚动,患者下肢随着滚动完成下肢的屈伸运动;随后患侧下肢站立,健足踏于球上完成类似动作。

3. 仪器平衡训练　采用平衡训练仪训练平衡功能。患者站在平衡仪平台上,按平衡仪屏幕上各种图形要求完成重心的调整。图形的设计可根据患者的年龄、平衡水平,采用数字、图案、彩色图标等。

4. 协调训练　恢复平稳、准确、高效运动能力的方法,即利用残存部分的感觉系统以及利用视觉、听觉和触觉来促进随意运动控制能力的训练方法。

(1)卧位开始:患者均应从卧位训练开始,待熟练后再在坐位、站立位、步行中进行训练。

(2)简单动作开始:从简单的单侧动作开始,逐步过渡到比较复杂的动作;最初几天的简单运动为上肢、下肢和头部单一轴心方向的运动,然后逐渐过渡到多轴心方向;复杂的动作包括:双侧上肢(或下肢)同时动作、上下肢同时动作、上下肢交替动作、两侧肢体做互不相关的动作等。

(3)大动作开始:先做容易完成的大范围、快速的动作,熟练后再做小范围、缓慢动作的训练。上肢和手的协调训练应从动作的正确性、反应速度快慢、动作节律性等方面进行;下肢协调训练主要采用下肢各方向的运动和各种正确的行走步态训练。

(4)睁眼练习开始:先睁眼练习后闭眼训练。两侧程度不等时先从轻侧开始。

第三节 作业治疗

作业治疗(occupational therapy,OT),是应用有目的的、经过选择的作业活动,对身体上、精神上、发育上有功能障碍或残疾以致不同程度地丧失生活自理和劳动能力的患者,进行评价、治疗和训练的过程的一种康复治疗方法。

作业治疗大致可分为:①日常生活活动,包括自我照料、家庭活动、睡眠活动;②生产性活动,包括有偿工作、公益活动、学业活动;③娱乐休闲,如唱歌、跳舞、划船、棋艺、音乐鉴赏、演奏乐器等。

作业治疗的目的是使患者最大限度地恢复或提高独立生活和劳动能力,以使其能回归家庭,重返社会。

作业治疗适用范围如下。①神经疾病:脑外伤、脑卒中、脊髓损伤、神经肌肉病、周围神经病变、帕金森、老年痴呆等。②骨科疾病:骨折、截肢、手外伤、关节疾病等。③外科疾病:术后瘢痕、烧伤瘢痕、关节挛缩、变形、功能受限等。④儿科疾病:脑性瘫痪、发育迟缓、小儿麻痹后遗症、精神发育迟滞、肌营养不良等。

作业治疗的步骤通常为:评估→分析作业表现力问题→设定作业治疗目标→实施治疗方案→再次评估→考虑是否结束作业治疗。

一、作业表现层次

(一)日常生活活动

1. 穿脱衣物 穿脱衣物是 ADL 重要内容之一,包括穿脱上衣、裤子和鞋子。建议选择宽松的衣服、鞋帽。鼓励患者尽可能利用功能障碍侧主动参与活动。尝试尽量不使用辅助设备。鼓励患者把学会的技巧用于日常生活活动中。在穿衣训练前,治疗师应评定患者的动态坐位平衡和认知功能。

操作方法与步骤:①根据患者情况布置环境、准备衣物和辅助用具。②活动分析,找出患者缺失的穿衣活动成分。③向患者解释缺失的穿衣活动成分及训练目标。④安排适合难度的活动,有针对性地训练缺失的活动成分。⑤训练中根据患者表现,适时适当地给予帮助和指导。⑥布置患者及家属在训练时间以外要完成的活动练习。

反复练习上述②~⑥步骤后,把穿衣系列动作结合起来,完成完整的穿衣活动。

2. 修饰 修饰活动是 ADL 重要内容之一,包括梳头、洗脸和口腔卫生(刷牙、漱口)等。修饰必需的工具都应放在患者伸手容易够到的地方。从安全考虑,鼓励男性患者使用电动剃须刀代替刀架剃须刀,健手先试水温避免烫伤,浴室内放置防滑垫。训练目标应由易到难,反复训练,必要时予以辅助。对患者的活动训练提供及时反馈。必要时使用辅助具。鼓励使用双手,用健侧手提供帮助。

操作方法与步骤:①患者坐于桌旁或台旁。②拿起洗漱用品。③让患者做相应的洗漱动作。④寻找患者在具体活动中缺失的成分。⑤对缺失成分进行反复训练。⑥按正常的洗漱动作要求,在日常生活中完成洗漱。

3.进食 进食活动是 ADL 重要内容之一,包括饮水,进食固体或半固体食物等。患者在进食期间应保持坐位。食物应放在患者面前稳定的台面上。餐具用防滑垫固定,患侧上肢放在桌上有助于稳定肘部。如果可能,可训练用患手使用饮食器皿。吃饭或饮水过程中如果持续发生呛咳,应进行详细吞咽功能评定。对于卧床的患者,饮水时用有盖的小壶或小杯或吸管比较容易。必要时应提供进食辅助用具。

操作方法与步骤:①把餐具放在桌上。②患者坐稳桌边,注意食物及食具,拿起餐具。③让患者执行进食动作,分析进食动作缺失情况。④针对患者进食动作中的缺失成分反复训练。

4.转移 转移活动是 ADL 重要内容之一,包括床椅转移、如厕、如浴活动。床椅转移时轮椅与床呈 45°放置。必要时对患者予以辅助,但要避免牵拉患侧上肢。轮椅转回床时,患腿先转动且要均匀负重,否则有跌倒的危险。各种辅助用具或卫生用品放置在患者伸手易取的地方。进行如厕训练的患者还应具备一定的行走能力。必要时使用转移辅助用具。移进和移出浴缸时,总是健侧的身体先进出。为避免烫伤,先调试好水温。浴室内的地板尽可能保持干燥,使用防滑垫、安装扶手等。仔细分析患者转移活动中的缺失成分,予以反复练习及反馈。

操作方法与步骤:

(1)床椅转移:①轮椅置于患者健侧,移开脚踏板,刹住车闸;②患者移向轮椅,健足稍前,患足稍后放置;③健手抓住轮椅内侧的扶手,患者站起;④健手抓扶轮椅的外侧扶手,转动身体,移进轮椅;⑤从轮椅转回床与上述步骤相反。

(2)如厕转移:①进入厕所;②接近座厕,从健侧转身坐在座厕上;③倾斜身体,将裤子脱到大腿中部;④便后完成清洁;⑤再次倾斜身体,拉上裤子至臀部上;⑥冲水、走出厕所。

(3)入浴转移:①靠近浴室;②准备水,脱衣;③在浴椅上或移进浴缸里;④洗澡;穿衣;⑤从浴室出来。

(二)娱乐与休闲活动

1.娱乐活动 为了使服务对象继续参与伤病前所喜欢的娱乐休闲活动或培养新的兴趣爱好而进行训练的技术。注意安全防护,提前做好各项准备。选择现实活动场所,无障碍环境。根据服务对象的需要和功能情况选择合适的娱乐休闲活动,治疗师提前做好周密计划,可个别进行,也可以小组方式进行。

操作方法与步骤:

(1)根据功能及需求评定结果选择服务对象希望进行的娱乐休闲活动。

（2）和服务对象共同制订活动目标和具体活动计划。

（3）根据活动分析结果找出服务对象不能完成部分，并针对性对缺失部分进行训练或提供辅助技术服务。

（4）确保服务对象能安全完成活动后，鼓励其按预定目标进行活动。

（5）以脊髓损伤者独立驱动轮椅去电影院看电影为例，操作步骤参考如下：①确定时间、地点、路线，了解路途和电影院内无障碍设施情况；②评定去看电影过程中存在的困难，进行针对性训练，包括轮椅驱动、上下斜坡、过障碍、过马路等；③掌握基本方法后尝试独立外出看电影；④出发前准备好需随身携带的物品（如尿袋、纸尿裤、伞等），检查轮椅，清理大小便；⑤独自驱动轮椅去往影院，到达相应位置，看电影，其间定时减压；⑥看完电影后安全返回。

（6）分享活动心得，总结。

2.社交活动　为了维持社会人群中因交往而构成的相互依存和联系的社会关系而进行的训练，包括探亲访友、聚会等。

操作方法与步骤：

（1）根据功能评定、需求评定及活动分析结果选择适合的社交活动。

（2）设计活动内容、方式。

（3）说明活动的目的、意义、目标。

（4）进行社交活动，步骤参考如下：①计划好需要进行的社交活动，了解场地、路线、活动内容及参加人员等；②准备好需要随身携带的物品；③到达指定地点；④进行活动；⑤活动结束后安全返回。

（5）活动过程中治疗师进行评定、指导和反馈，必要时给予帮助。

（6）结束治疗，进行反馈和总结。

二、作业构成层次

（一）手功能训练

1.手部肌力训练　通过功能性活动练习达到提高手的握力及捏力的训练过程。

操作方法与步骤：

（1）根据手功能评定和需求评定结果选择适合的肌力训练项目。

（2）确定活动处方，明确活动内容、运动量、时间、次数等。

（3）准备合适的场地、设备及工具。

（4）说明训练的目的、意义、方法、注意事项，演示操作方法。

（5）进行肌力训练。以应用电脑辅助训练系统为例，步骤参考如下：①热身，进行轻柔的手部主动活动；②利用系统进行手部肌力评定；③根据肌力评定结果确定活动处方；④根据患者的兴趣选择游戏；⑤设定肌力、时间、难度、活动方式等参数；⑥应用特制手柄，利用游戏进行训练；⑦训练后放松活动。

（6）训练过程中治疗师进行评定、指导和反馈。

（7）结束治疗，整理场地及工具。

（8）布置自我练习作业及注意事项。

2. 关节活动范围训练　针对腕关节屈伸、尺偏、桡偏、环绕,掌指关节及指间关节的屈伸、对掌、对指等活动障碍,以维持和提高关节活动范围为目的的训练方法。

操作方法与步骤：

（1）根据手功能评定和需求评定结果选择适合的关节活动训练项目。

（2）确定活动处方,包括活动内容、活动时间、关节活动范围及活动次数等。

（3）准备合适的场地、设备及工具。

（4）说明训练的目的、意义、方法及注意事项,演示操作方法。

（5）进行关节活动范围训练。以橡皮泥训练为例,步骤参考如下：①热身,进行轻柔的抓、压、揉、搓橡皮泥活动；②根据活动处方要求进行关节活动范围训练,要求特定关节活动至预期范围,活动方法包括按压、揉、搓、抓、握、捏、收、展等；③训练后放松活动。

（6）训练过程中治疗师进行评定、指导和反馈。

（7）结束治疗,整理场地及工具。

（8）布置自我练习作业及注意事项。

3. 协调训练　通过作业活动练习以达到手部正确控制和稳定运动目的的训练方法。手部协调训练重点是双手协调、手眼协调和手内协调训练。

操作方法与步骤：

（1）以双手操作游戏手柄进行电子游戏为例,步骤参考如下：①准备好游戏机、连接好控制手柄；②选定游戏,根据功能情况设定合适的游戏难度；③固定肩肘关节（如放于座椅扶手或桌面上）；④双手操作游戏手柄进行训练,可一手控制方向,另一手进行技术动作（如跳跃、射击等）。

（2）训练过程中,治疗师进行评定、指导和反馈。

（3）结束治疗,整理场地及工具。

（4）布置自我练习作业及注意事项。

4. 灵活性训练　通过作业活动训练以改善手的灵活性的训练方法。

操作方法与步骤：

（1）以双手打字为例,步骤参考如下：①准备好电脑；②选择打字软件（具有实施显示速度和准确性的功能）；③设定目标；④双手操作键盘进行打字（特别注意速度和准确性）；⑤规定时间内结束打字,查看结果,与训练目标比较分析。

（2）训练过程中治疗师进行评定、指导和反馈。结束治疗,整理场地及工具,布置自我练习作业及注意事项。

5. 感觉训练　为改善手部感觉功能所进行的训练方法,包括脱敏训练、感觉再训练和感觉教育等内容。

操作方法与步骤：

(1)以小组式手部感觉训练为例,步骤参考如下:①制订好小组训练计划,进行人员准备及物品;②介绍手部感觉训练的目的、意义、方法、注意事项等;③小组成员间熟悉和分享;④利用各种豆子、米、果壳、刷子等进行擦刷,或闭眼情况下用手取出并辨认埋藏于豆子中的物品,睁眼确认并反复练习;⑤可将部分豆子放于冰箱中冰冻进行冷疗或将砂子炒热进行热疗等感觉训练。

(2)结束活动,总结作业及分享心得。训练过程中治疗师进行评定、指导和反馈。结束治疗,整理场地及工具,布置自我练习作业及注意事项。

6.电脑辅助上肢功能训练 利用各种专门设计的电脑系统或肌电反馈系统进行的手功能训练。由于趣味性高、能及时给予视听等反馈,治疗效果较好。

操作方法与步骤：

(1)准备好电脑、连接好控制手柄。

(2)选定训练项目,根据功能情况和训练处方设定训练的时间、难度、关节活动范围、阻力、速度等参数。

(3)选择合适的体位(一般选坐位)进行训练。

(4)训练过程中治疗师进行评定、指导和反馈。

(5)结束治疗,整理场地及工具。

(6)布置自我练习作业及注意事项。

(二)认知功能治疗

日常生活中的很多作业活动,在完成的过程中都需要语言的处理、注意力、记忆力等各项功能,因此,如果存在认知功能障碍,虽然可以完成单独的每个动作,但是不一定能完成某种作业活动。训练往往从步骤少的、自由度低的简单活动到步骤多的、自由度高的复杂活动,促进活动完成能力的提高。治疗师可以考虑按照以下的顺序进行活动的选择:①活动从简单到复杂;②注意力集中的时间从短到长;③对象物从一个到多个;④从习惯了的活动到新的活动。

1.重度障碍 重度失语症、中枢觉醒水平及认知功能明显低下的患者,在做一些习惯性的日常生活动作时也会出现混乱,使活动无法进行下去。在进行训练的时候,要利用步骤少、注意集中时间短、简单的活动进行训练。

2.中度障碍 每个分解动作都能够完成,但是需要将几个动作结合到一起,按照一定的顺序组合起来的时候会出现困难。训练时从完成所需时间短、简单的作业开始进行,选择患者感兴趣的、关心程度高的活动以增加患者的主动性,从而促进注意力的集中和持续的时间。

3.轻度障碍 对于可以独立完成日常生活动作,但是在新的环境下容易出现混乱、活动的适应性和独立性欠缺的患者,应多进行作业步骤多、自由度高的复杂活动的练习。根据患者的具体情况进行活动的选择、计划和实施,从而提高完成作业的能力。

第四节 言语吞咽治疗

针对语言障碍进行的治疗是康复治疗的一种,称为言语治疗或语言治疗。因脑卒中而失去语言能力的老年人,如果能及时得到帮助,也能恢复一定的语言能力。创伤后遗症造成的成年人语言障碍患者,以及由病变引起的成年人语言障碍患者,如果及早得到有针对性的治疗,也能缓解症状,部分恢复原有的语言能力。更接近能力训练,其技术手段绝大部分是非入侵性的。在言语治疗师的引导、示范下,患者进行各种方式的练习,学会区分相近的语言形式,纠正不准确的语言行为,逐步掌握正确的表达方式。治疗工具同样是按照年龄段设置的,也同样是从相关年龄段的语言能力常模衍生出来的。言语治疗师找出治疗对象语言能力与常模的差距,从差距所在范畴中选取典型的语言形式,创造出适当的语境,不断演示指导,引导治疗对象反复运用,逐步向常模靠拢,直至能够正确使用为止。

吞咽是一种复杂的反射性动作,是口咽部随意肌群收缩、食管括约肌松弛以及食管肌节律性蠕动等一系列有顺序而协调的动作。这一过程受大脑皮质、皮质下区域和脑干结构网络支配。脑卒中后吞咽网络中断导致患者吞咽障碍,同时吞咽困难会增加患者误吸、肺炎、营养不良、脱水等的发生风险。

基础训练、管饲、物理因子治疗、肉毒毒素、导尿管球囊扩张术、中医疗法、镜像疗法及易化技术等众多疗法促使吞咽言语功能康复。

一、言语功能治疗

(一)听理解治疗技术

采用词汇、短语、语句和语段等语言材料给予听觉输入,提高失语症患者听理解能力的治疗方法。可以使用图片、听理解训练计算机辅助系统参与治疗。取得家属的配合,患者家属可以充分了解其障碍情况和训练内容,治疗内容也可在日常生活练习。

操作方法与步骤:

1. 名词听理解 出示 1 张图片(如 1 张钥匙图)或者一个实物(钥匙),治疗师手指着图片或实物说"钥匙""指钥匙"或者"把钥匙递给我",并示意患者指出图片或物体或做出反应;当确信患者理解后,治疗师摆放 2 张图或 2 个实物(如钥匙和勺子),由治疗师说出其中一个物体名称,患者指出相应的图片或物体;当患者达到80%～90%正确,将干扰图逐渐增加到 3～6 个,干扰图由不同类事物,逐渐增加到同类事物;在反复训练时,目标图的位置要经常变换,避免患者记忆图片的空间位置,而不是事物的特征。

2. 动词听理解 完成动作指令,患者听指令后,执行动作。如向上看、向下看、站起来、坐下、闭上眼睛、睁开眼睛、转身、伸出舌、笑一笑、摘下眼镜及戴上眼镜等。动词听理解:出示3~4张动作图片,听动词后,患者指出动作图片。

3.方位词听理解　桌子上摆放3~4个物品,患者听指令后执行。如把笔放在本上。

4.形容词听理解　出示3~4张图片,患者听形容词指出相应的图片。如高、胖。

5.语句听理解　听描述功能语句后,患者指图或指实物。如"哪个是可以喝的东西",指出图片或实物。

6.回答问题　出示1张图画,检查者提问,患者回答。如"女孩在走吗""鲁迅是作家吗"。

7.听语记忆广度扩展

(1)指出2~3个物体:出示5~6张物体图片,治疗师说出2~3个物体的名称,患者指出。如尺子、椅子、窗户。指出2~3个动词:呈现5~6张动作图片,治疗师说出2~3个物体的名称,患者指出。如走、读、睡觉。

(2)指出不同形状和颜色的物体:出示3~4张彩色图片,治疗师说出物体的形状和颜色。如"哪个是绿色的、圆圆的"。

(3)指出句子中描述的图片:出示3~5张物体图片,治疗师说一个描述图片的句子,患者指出图片。如指出人们在海边散步的图片。

(4)遵循2个动词指令:出示3~5个物品,治疗师发出指令,患者执行。如指一下书,拿起铅笔。

(5)回答涉及听觉广度的问题:治疗师说出含有2~6个记忆组块的问题,患者回答。如"梨、桃、鸡全是水果吗"。

(6)听短文,回答问题:检查者朗读一个短文或故事,提出相关问题,患者回答。

(二)阅读理解治疗技术

采用词汇、短语、语句、语段等文字材料给予视觉输入,提高失语症患者阅读理解能力的治疗方法。可以使用图片、字卡、阅读理解训练计算机辅助系统参与。治疗前应明确患者的阅读理解水平,选择恰当的治疗内容和难度,对偏盲患者,尽量将文字和图片放置在其视野范围内。

操作方法与步骤:在此训练中,由治疗师提供不同内容的文字刺激,患者以不同的方式回答。

1.字词阅读理解

字词与图或实物匹配:出示1个字词,1幅靶图和1~5幅干扰图。患者读字词后,找出相应的图。

读短语填空:出示未完成的短语,患者从备选词汇中选出恰当的词。如猫抓＿＿＿＿＿(海洋、老鼠、狗)。

2.同义词、反义词阅读理解

同义词选择:出示未完成的短语,患者从备选词汇中选出恰当的词。如美丽的同义词是＿＿＿＿＿＿＿(漂亮、强大)。

反义词选择:出示未完成的短语,患者从备选词汇中选出恰当的词。如高的反义词是_____(胖、长、矮)。

3.动词、方位词、形容词的阅读理解　与听理解治疗技术的内容和步骤相同,但以文字为刺激方式。

4.句子的阅读理解

句与图匹配:出示一个句子和3~6张图片,患者阅读句子后,找出相应的图片。如门开着。

简单句填空:出示未完成的一个句子,患者从备选词中选出恰当的词。如中国的一个省是_____(黑龙江、朝鲜、六月)。

复杂句填空:出示未完成的一个句子,患者从备选词汇中选出恰当的词。如_____被男孩开走了(旅行、自动、汽车、发动机)。

读句子选择动词:出示未完成的一个句子,患者从备选词汇中选出恰当的词。如他去树林里_____蘑菇(挖、采、浇)。

执行文字指令:与听理解治疗内容和步骤相同,但以文字为刺激方式。

读短或长句回答是否问题:出示一个文字句子,患者做出回答。如"10比4少吗"。

短篇或长篇文章,回答多选题:出示一短篇或长篇文章和3~5个多选题,患者阅读后,回答多选题。

(三)言语表达治疗技术

采用不同的方式刺激患者的口语表达,提高患者言语表达能力的治疗方法。可以使用压舌板、纸质图片、字卡、物品、镜子、录音机、言语表达训练计算机辅助系统。应根据患者的具体情况灵活应用,并加以改造。

操作方法与步骤如下。

1.言语失用症治疗技术

(1)发声训练:治疗师对着镜子发/a/音,患者注视治疗师的发音动作并注意听,然后把镜子放在患者面前,患者模仿。治疗师把患者的手放在治疗师的甲状软骨上,治疗师发音让患者感觉声带的振动,然后再把患者的手放在他自己的喉部,模仿发声。训练反射性发声,如咳嗽、清嗓子、呻吟、咕哝、大笑、叹气或哼调子,促进随意发/a/音。当患者能自发地发/a/音后,练习不同的音高、音量和持续时间,如练习发/i/、/u/、/o/、/ei/等音。

(2)唇舌运动训练:①患者照着镜子模仿治疗师的唇舌运动。②辅助患者张嘴、闭唇。③应用压舌板、模仿、照镜子,教患者舌的伸出、缩回、舔上下齿、顶硬腭运动。

(3)声韵母连续发音:先掌握单个韵母或声母发音,标准是做出20次发音尝试。选择易于看到发音动作位置的语音,如/m/音,可用它作为治疗的开始。治疗师发/m/音,患者闭双唇,或治疗师用环指和中指夹住患者双唇,示指碰触一侧鼻孔。唇闭合后,要求患者发"嗡嗡"声,患者可触摸治疗师的喉部,鼓励患者哼熟悉的曲调。治疗师指导患者从发/m/音再张口,或从/m/音到/u/音,这个元音是已保留的语音。将掌握的辅音与元音一起发,可应用有意义的刺激,如/m/与/a/连续发,说出"妈""马";/w/与/u/一起发,说出"屋""舞""雾";/w/与/a/一起发,说出"袜""瓦"等。一旦患者获得了基本"词汇"的牢固的发音位置,就可尝试说困难词的单音,然后把这些分离的语音合成音节或词。

2. 口语表达治疗技术

（1）单字的产生:用数数的方法,诱导出单字的产生。如请患者跟着治疗师数1～10,然后治疗师告诉患者"数字1,就是衣服的衣",并出示一张画有衣服的图片,再反复说"衣",以巩固效果。比较容易发的声母数/b/、/m/等音,其次是唇齿音/f/,舌面音/j/、/q/、/x/,舌尖前音/z/、/c/、/s/。比较难发的是舌根音/g/、/k/、/h/,舌尖后音/zh/、/ch/、/sh/、/r/,舌尖音/d/、/t/、/n/、/l/。这些声母发音的难易程度,不同的患者有不同的变化,训练时应根据具体情况,先练习容易发的音,能发哪些音就练哪些音,切不可勉强。在声母和韵母发音的基础上,由发单音过渡到发音节,即声母与韵母结合起来发,如/ji/（鸡）、/ya/（鸭）,并呈现相应的图片,患者看到自己能说出有意义的字,可以增加训练的信心。

（2）词语的产生:唱简单、熟悉的歌曲有助于诱导患者说出歌词。开始时治疗师与患者一起唱,逐渐把曲调减弱,让患者唱出歌词,最后说出歌词,必要时给患者提供歌词的文字。

（3）语句完形:出示靶词（要求患者说出的词）的图片,由治疗师说出语句的前半部分,稍有停顿,患者说出后半部分。如果患者说出后半部分有困难,治疗师可说出后半部分的第一个字,患者说出最后一个字。简单句,如我骑自行车_____（上班）,用牙刷_____（刷牙）;简单谚语、格言、成语,如熟能生_____（巧）,五湖四_____（海）,近朱者赤,近墨者_____（黑）;歌词,如东方红_____（太阳升）。

（4）词选择:治疗师出示1张靶词的图片,说出2个选择词,如"这是茶杯还是钢笔",患者说出图片中的物品名称。一般情况下,靶词应是选择词中的第一个词,以抑制复述。但患者出现困难时,可将靶词置于尾部,以鼓励患者正确表达。这一方法可用于其他言语中,如靶词是"喝茶",治疗师问:"他在喝茶还是洗脸?"

（5）图命名的范畴、功能及描述:给患者提示需要说出该物名称的范畴、功能,并对该物进行特征描述。如"茶杯",提示可以是"它是一种茶具"（范畴）,"是喝水用的"（功能）,"它有一个把,掉在地上会打碎"（特征描述）。并根据患者对刺激的反应,提供与靶词有关的字、语音信息,逐步过渡到由患者说出名词。

（6）手势暗示与动作配合:当要求患者说出动词时,如喝水、睡觉、洗脸等,患者出现困难,治疗师在给予其他提示的同时,可做相应的动作。

（7）范畴内找词:范畴内找词是指在规定的时间内,尽可能多地说出某一范畴的名称。如国家、蔬菜、交通工具、家具、家用电器等名称。

（8）词语联系与组词:治疗师说出一刺激词,如"火",患者说出与这一词相关的词,如热、火焰、红色、暖和。组词要求患者用一个字组词。如"火",可以组成火炉、火柴、火锅、焰火、炮火、火车、发火等。

（9）动词语义理解:出示一张动作图片,向患者解释动词的意义,并要求患者做出该动作。治疗师做动作,患者根据动作信息从3~5个词中选一个正确的词,这5个词分别为靶词、与靶词语义相近动词、与靶词语义无关动词、与靶词动作相反动词、与靶词字形或字音相近字词。

(10)动词产生:治疗师做出一个动作,患者说出动词。如果存在相反动作,则做出两个动作,并做出解释,如"抱""背""推""拉"等。给患者出示一个动词,让他尽可能地多想与动词相关的名词,组成谓语—宾语结构。如"浇",可以组成"浇花""浇菜""浇树"等。给患者2个名词(主语、宾语),让他想出一个动词组成一个句子。如"修理工—汽车"尽量多地说出与一个名词有关的动词,如"花",可以组成"浇花""买花""卖花""种花""栽花",给患者描述一个场景,患者说出动词,如"花枯萎了,你会干什么",可以让患者先做出动作,再说出动词。

(11)语句生成

1)主动句生成示例:①出示一张图片,并出示3张词卡分别代表主语、谓语、宾语;②患者将词卡排列成语句,大声朗读,随后移开词卡;③患者根据记忆复述语句,回忆正确的句法结构;④然后,给患者出示一动作图片,要求说出主语—谓语—宾语句型;⑤必要时可用问话诱发反应,如"他在干什么"。

2)被动句生成示例:①呈现一张图片,将被动句的几个成分分别写在卡片上,如"猫""被""狗""追";②随机排列后由患者排出正确语序;③然后在无字卡的帮助下,患者看图说出被动句。

(四)书写表达治疗技术

采用抄写、部件组合、完形书写等形式刺激患者做出书写反应,促进患者文字表达能力的治疗方法。纸质图片、字卡、物品、笔、纸、书写治疗计算机辅助治疗系统。

操作方法与步骤:

(1)描摹或抄写:出示供患者描摹或抄写的线条、图形、数字、文字。患者描摹或抄写。

(2)延迟抄写:将一个字出示3 s后,移开。患者根据记忆书写该字。

(3)部件组合:将一个字的数个部件拆开,如"帽",拆开为"巾"和"冒",让患者将部件组合成一个字,并写出。

(4)同音字、近音字书写:给患者看一个字,如"马",让他尽可能多地写出含有"马"的其他字,如"吗""码""妈""骂""蚂"等。

(5)完形书写:提供一个偏旁或部首,让患者尽可能多地书写具有该偏旁或部首的字。

(6)短句书写:当患者有一定的字词书写能力后,可进行短句书写,逐步增加句子长度和语法难度。可以将口语表达治疗技术的内容用于书写表达。

(五)实用交流能力技术

通过应用多种交流方式,最大程度地提高失语患者利用其残存交流能力、适应日常生活活动的治疗方法。如图片、字卡、物品、纸、笔。

操作方法与步骤：

（1）将一叠图片正面向下放在桌上。

（2）治疗师与患者交替摸取，不让对方看见自己手中图片的内容。

（3）利用各种表达方式（如命名、描述、手势、书写等）将信息传递给对方。

（4）接受者通过反复确认、猜测、质问等方式进行适当反馈。

（六）辅助交流技术

采用手势、图画和交流板等代偿手段提高患者日常生活交流能力的治疗技术。如图片、字卡、物品、纸、笔、亲属照片。

操作方法与步骤：

1. 手势交流

（1）理解手势：将3~4张动作图片放在桌子上，如喝水、吃饭、睡觉。治疗师做一个动作，患者指出这个动作的图片。治疗师可以重复几次该动作，直到患者能够正确地辨认所有的动作。

（2）模仿手势：治疗师说动作的名称，同时做动作，患者模仿。

（3）同时做动作：治疗师说动作的名称，患者与治疗师同时做动作。

（4）听指令执行动作：患者听指令后，做动作。

（5）看文字执行动作：患者看字后，做动作。

（6）用动作回答问题：治疗师提问题，患者做动作。如"你想喝水怎么办"。

2. 绘画交流

（1）辅助画图：出示一张图片，治疗师握住患者的手，照着画图。治疗师指导患者画一些与日常生活有关的用品、食物，如电话、刮脸刀、雨伞、香烟、手杖、车辆、鞋、梳子、眼镜、毛巾、葡萄、苹果、桃、梨、牛、鸡、香蕉和鱼等。

（2）数人画相同的图：几位患者围坐在一起，画一个同样的物品，如苹果、茶杯、房子。也可以临摹相同的简单图画，然后看谁的画可以传递信息。

（3）数人画不同的图：每位患者拿到一张不同的图片，如茶杯、剪刀、椅子。每人尽量画好自己的画，画好后，由其他人来辨认他画的是什么。

（4）看字画图：每位患者拿到一张不同的字卡，患者画出图。如果患者不认识这个字，治疗师可朗读给他或告诉他相应的图画或物品。

（5）画图交流：治疗师问患者问题，患者画画作为反应。如"你早晨吃什么了""你是坐出租车来的，还是坐公共汽车来的"。

3. 交流板的设计　简单的交流板包括日常生活用品与动作的图片，可以由一些照片或从刊物上剪裁的图片组成。这些照片或图片应能使患者指出他要做什么，如喝水、上厕所、看电视等；他要去的地方，如商店、朋友家。另外也应包括标志一些概念的图片，如上、下、大、小、热、冷、白天、黑夜、有病和饥饿。根据患者的需要与不同的交际环境，设计交流板。

4.交流板的训练

（1）听理解训练：出示 2～3 张图片，让患者听问题，如"哪一个是床？你睡觉时用的"，患者指出相应的图片。

（2）指图训练：要求患者应用交流板作为表达方式，如治疗师问"如果你累了，你会指哪个图片"。

5.交流册的训练　当患者可以应用简单的交流板后，将交流板扩大为交流册，即将照片或图片按照类别分开，每页为相同一类的图片。如第 1 页为家人或护理人员照片 3～4 张，第 2 页为动作图片，第 3 页为物品图片，第 4 页为食物图片，以此类推。根据患者的能力逐步扩大交流内容。

二、吞咽功能治疗

（一）颈部放松及口周肌群训练

通过放松头颈部肌肉并增强口周肌群力量和协调性训练改善吞咽功能的治疗方法。假性延髓性麻痹的患者可能会伴有吸吮反射和掌颌反射，也可因训练口唇部位动作而诱发强哭、强笑动作，此时口唇闭锁训练应注意避免过度强化局部肌肉的痉挛模式。伴有颞下颌关节功能紊乱的患者下颌运动时会产生疼痛，应避免过度忍痛训练，必要时可予局部超短波理疗或注射治疗。如果有舌体萎缩时，可在纱布保护下进行适度的舌体牵拉，但始终要强调患者主动活动的重要性。颈部放松训练时，有严重颈椎病患者应注意动作幅度不宜太大，速度不宜太快。

操作方法与步骤：

（1）颈部放松训练：点头、仰头、左右偏头、左右转头、耸肩动作。动作须缓慢。

（2）口唇闭锁训练：患者面对镜子训练抿嘴动作，对无法主动完成动作的患者，可予以辅助。也可让患者做鼓腮练习，并在鼓腮的同时使用适当阻力挤压两腮。还可进行吹口哨、做鬼脸或夸张表情等方式训练。

（3）下颌运动训练：①练习张口动作，然后松弛及下颌向两侧运动练习；对张口困难患者，可对痉挛肌肉进行冰棍刺激或轻柔按摩，也可在局部进行温热理疗，使咬肌放松，软组织伸展性得到改善。②通过主动或被动的运动让患者体会咀嚼过程中开合下颌的感觉。③患者做以白齿咬紧压舌板的练习。

（4）舌体运动训练：可参考构音障碍章节中的舌感觉运动技术，包括舌的前后伸缩训练、舌尖舔吮口唇周围和齿颊间隙的训练及舌根抬高抵抗压舌板训练。

（二）咳嗽训练

通过训练患者的咳嗽技巧，提高咳嗽效率，降低误咽、误吸或吸入性肺炎等吞咽障碍并发症的治疗方法。辅助训练时需要注意治疗师施加外力的位置，应避免对下位肋骨和剑突施加暴力，以免造成骨折。尤其是老年女性和明确的骨质疏松病史者就更要警惕。

屏气需要适度,避免长时间用力憋气。肋膈辅助咳嗽法适用于无法耐受腹部推挤动作但又有可能从手动辅助深呼吸中获益的患者。反式辅助咳嗽手法模拟了肋间肌的收缩模式,要在侧卧位进行,有脊柱侧弯的患者不宜采用。

操作方法与步骤:

(1)主动咳嗽训练法:深吸气—屏气—用力咳嗽。首先由治疗师示范动作,然后由患者进行实践。

(2)辅助咳嗽训练法

1)腹部推挤辅助法:患者平卧,治疗师手掌交叠,掌根置于剑突下方位置,但又不能挤压到下位肋骨和剑突。患者先深吸气或吞气,然后在指令下咳嗽,咳嗽的同时治疗师向前上方推挤。也可采用坐式,治疗师位于患者身后。

2)肋膈辅助咳嗽法:患者平卧,治疗师将双手呈蝶状置于患者两肋,拇指指向剑突,另四指与肋骨平行。在患者深呼气终末,治疗师快速向下向内按压并要求患者深吸气。在吸气终末,要求患者屏气并用力咳嗽,咳嗽期间,治疗师快速在两侧前方施加手部力量,以增加患者咳嗽终末的气流。该辅助方法最容易在侧卧位完成。

3)平卧位胸部前方挤压:治疗师在侧方以前臂横置于患者上胸部和下胸部,患者咳嗽时,治疗师位于患者上胸部的手臂维持不动,帮助固定上胸部,而置于患者下胸部的手臂则进行推挤以增加咳嗽气流,加强上胸部活动能力的改善。

4)反式辅助咳嗽:以左侧卧位为例,髋部扭转45°,治疗师跪在患者后方,从髋的上方方向斜向面对患者肩部。治疗师左手放在患者右肩胛骨,右手放在髂前上棘部位。患者吸气,治疗师左手向前向上推,右手向后向下挤压。到最大程度时,要求患者屏气,同时治疗师两手交换位置。交换好位置后要求患者咳嗽,同时治疗师左手向后向内收,右手向上向前推。

(3)被动咳嗽训练法:治疗师以中指指腹推压患者环状软骨下缘,刺激患者产生咳嗽反射。

(三)门德尔松手法

通过手法辅助改善患者吞咽过程中的喉部上抬动作,使食物顺利进入食管的治疗方法。施加外力时也有可能会诱发患者的咳嗽反射,因而要注意外力的部位和力度。在施加外力辅助上提喉部时需要确保颈部处于放松状态。

操作方法与步骤:

(1)喉部可以上抬的患者:①吞咽时让患者以舌部顶住硬腭、屏住呼吸,以此位保持2~3 s;②同时让患者示指置于甲状软骨上方,中指置于环状软骨上,感受喉部上抬。

(2)喉部上抬无力的患者:①治疗师按摩其颈部、上推其喉部促进吞咽;②只要开始抬高,治疗者置于环状软骨下方的手指推住喉部并固定;③让患者感觉喉部上抬,逐渐成为可能,再让其有意识地保持上抬位置。

(四)屏气吞咽训练

训练屏气状态下的吞咽动作及关闭声门避免误咽的治疗方法。该动作适合于仅存在咽部期障碍,而口腔准备期和转运期障碍轻微,能够经鼻吸气后屏气状态下经口下咽食物。如果患者无法达到上述要求,则可以采用屏气后做空吞咽的动作作为训练,不直接进食。对于一些同时存在口腔转运期障碍的患者,可以采用改良法。不能过度屏气,对于一些有心脑血管基础疾病患者需要在内科情况稳定时并在有经验的医师或治疗师指导下使用。

操作方法与步骤:

(1)传统法:由鼻腔先深吸一口气,屏住气进行吞咽。吞咽后呼气或咳嗽。

(2)改良法:先吸气后屏气,向口腔中放入 5 ~ 10 mL 液体,继续屏气的同时将头部后仰,从而将液体流入咽部。继续屏气的同时头部前屈吞咽 2 ~ 3 次或更多次数,以尽可能将液体全部咽下。放开气道,咳嗽数次以清除残留液体。

(五)吞咽反射促通技术

通过各种刺激诱发和促使吞咽反射消失或减弱的患者重建正常吞咽反射的治疗方法。在操作之前要进行详细的口腔检查,并处理可脱卸义齿和松动的牙齿。不熟练或暴力操作容易造成口角或口腔黏膜损伤,也可能会导致患者门齿受损。出现呕吐反射则应终止刺激。如患者流涎过多,可对患侧颈部唾液腺行冰刺激。操作方法与步骤:

(1)先用 1 ~ 2 根筷子将纱布缠在一头,直径约呈 1 cm,润后冰冻制成冰棍。

(2)使用时先蘸少许凉开水,以使冰棍表面的冰棱化解,避免划伤口腔黏膜或冻伤。

(3)刺激部位为软腭、腭弓、舌根及咽后壁,然后嘱患者做吞咽动作。

(4)在做吞咽动作的同时刺激双颊部及甲状软骨与下颌之间的皮肤,促进吞咽动作的产生。

(5)进食前训练,每日 3 次,每次 10 min。

(六)电疗

通过电刺激或采集肌电信号进行生物反馈训练以改善患者吞咽功能的治疗技术。

操作方法与步骤:

1. 神经肌肉电刺激(低频)

(1)电极放置要求:对口腔期吞咽功能障碍,一块电极片水平贴于舌骨上方皮肤,另一块电极置于偏瘫侧颊部。对咽部期吞咽功能障碍,一块电极片水平贴于舌骨上方皮肤,另一块电极沿正中线垂直贴于甲状软骨切迹。也可采用一块电极片水平贴于舌骨上方皮肤,另一块电极沿正中线垂直贴于颈后。

(2)操作过程:根据仪器不同可选择 1 ~ 80 Hz 频率,治疗结束后,取下电极,具体操作按仪器说明书实施。操作频次:每日 2 ~ 3 次,每次 20 ~ 30 min,10 d 一个疗程。

2. 肌电生物反馈治疗 ①电极放置要求。舌骨与甲状软骨之间平行放置。②操作方法。通过所置电极片采集肌电信号,在治疗仪屏幕上转变为信号波幅,患者通过视觉反馈有意识地调整吞咽动作。③操作频次。每日 3 次,每次 20 ~ 30 min,10 d 一个疗程。

(七)球囊扩张技术

采用机械扩张的方式缓解环咽肌失迟缓引起的吞咽障碍的治疗方法。术前宜进行吞咽造影录像检查,或者在食管内置入球囊导管后向球囊内注入造影剂并上提球囊同时进行 X 射线透视检查,明确咽部期向食管期过渡时存在狭窄或梗阻情况,并确认导管插入的实际深度和注水量,术后可给予雾化吸入治疗,减少扩张部位的黏膜水肿与黏液分泌。应避免施术过程中发生暴力提拉或向球囊内注入大量水强行扩张。

操作方法与步骤:

(1)插管前操作:用棉球向鼻黏膜施加局部麻醉药如利多卡因,降低鼻黏膜的敏感性;将水注入球囊中,检查球囊是否完好无损,观察注水量与球囊扩张程度的关系,并感受注水压力,然后将水抽出后备用。

(2)插管操作:确定导管进入食管,在距门齿约 30 cm 处确认完全穿过环咽肌,向球囊内注水约 6 mL,缓慢向外拔管,感受到卡住感觉时抽出 3 ~ 4 mL 水,再次上提,感受到球囊可滑动时再注入 1 ~ 2 mL 水,在狭窄部缓慢地反复抽提球囊导管 30 次,将球囊中的水完全抽干,拔出导管。

(3)操作频次:隔日一次,共 5 ~ 15 次。

(八)进食训练

通过对食物准备、一口量控制以及进食技巧的训练,改善吞咽障碍患者的实际进食能力的治疗方法。为了防止口咽部食物残留或进食后反流造成误吸,应在进食后检查口咽部。

操作方法与步骤:

(1)设置食物性状:容易吞咽的理想食物性质通常有以下特征:①柔软,密度及性状均一;②有适当的黏性,不易松散,在口腔内容易形成食团;③易于咀嚼,通过咽及食管时容易变形;④不易在黏膜上黏附滞留。

(2)调整进食体位:30°或 60°仰卧位,颈部前倾,肩背部垫高,健侧喂食。

(3)调整一口量:应从小量(1 ~ 5 mL)开始,逐步增加,掌握合适的一口量。

(4)设置进食速度:应以较常人缓慢的速度进行摄食、咀嚼和吞咽。通常一般每餐进食的时间控制在 45 min 左右为宜。如无法坚持 45 min,采取少量多次的方式进行训练,逐步延长每餐进食时间,减少用餐次数。

(5)减少食物残留的代偿动作

1)空吞咽:吞咽一口食物后,反复做几次空吞咽,使口内滞留食物全部咽下,然后再进食下一口。

2)交替吞咽:让患者交替吞咽固体食物和流食或每次吞咽后饮少许水(1 ~ 2 mL)。

3)点头样吞咽:颈部后仰使会厌谷变窄挤出滞留食物,随后低头并做吞咽动作,反复数次。

4)转头吞咽:单侧梨状隐窝内残留食物时,头部向受损侧转动并做点头样吞咽动作;两侧梨状隐窝内残留食物时,反复左右转动头部进行侧方吞咽。

5)倾斜吞咽:向健侧倾斜头部并做吞咽的动作,有利于食团随重力进入口腔和咽部的健侧,适用于单侧舌部和咽部功能障碍。

6）屈颈缩下颌吞咽：让患者做屈颈同时头部后缩的动作，增加咽部期向下推挤食物的力量，有利于吞咽反射迟缓的患者产生充分的吞咽。

第五节　心理治疗

心理治疗是一种通过谈话、互动等方式来帮助人们解决心理问题的方法。心理治疗的基本原理是通过与来访者的互动，帮助他们理解自己的情感、思维和行为，并学会更有效地应对生活中的挑战。心理治疗的目标通常是帮助来访者减轻症状、改善关系、增强自尊心和自信心，以及提高生活质量和幸福感。

心理治疗的基本工具是语言，贵在疏导。根据来访者的不同病症和病情的发展阶段，用准确、鲜明、生动、灵活、亲切、恰当、合理的语言，对来访者的病因和形成的过程进行剖析，教会来访者可以用来战胜疾病的武器和方法，鼓励来访者增加与疾病进行抗争的勇气和信心，将来访者的治疗积极性充分地发挥出来，慢慢地培养和激发其自我领悟、自我认识和自我纠正的能力，推动来访者自身的心理病理发生变化，从而减轻、缓解、消除症状，并帮助来访者认识到疾病的发展规律，改变自己的性格缺陷，从而使来访者能够积极地应对心理应激反应，从而达到巩固疗效的目的。

老年人心理治疗是一个复杂而又富有挑战性的领域。随着人口老龄化的加剧，老年人面临着越来越多的心理问题和挑战，如孤独、失落、焦虑、抑郁等。这些问题不仅影响老年人的生活质量，还可能对家庭和社会造成负面影响。因此，对老年人进行心理治疗非常重要。随着年龄的增长，老年人的认知功能逐渐减退，如记忆力、注意力、思维速度等方面都可能出现问题。这些问题可能导致老年人在日常生活中遇到困难，如忘记吃药、迷路等。老年人往往面临着社交圈子缩小、亲友离世等问题，这些问题可能导致老年人感到孤独和无助。长期的社交孤独感可能导致老年人出现心理问题，如抑郁和焦虑等。同时随着人体功能减退，往往面临着多种身体健康问题，如高血压、糖尿病、心脏病等。这些问题可能导致老年人感到痛苦和不适，也可能对老年人的心理状态产生影响。老年人还可能面临着角色转变和失去意义感的问题。如退休后失去了工作角色和社会地位，或者子女独立后失去了家庭角色等。这些问题可能导致老年人感到迷茫和无助。

一、心理治疗的常用技术

心理治疗有多种技术，下面我们将介绍几种常用的技术。

1. 倾听和反映　治疗师通过倾听来访者的叙述，了解他们的情感、思维和行为，并通过反映来帮助他们更清晰地了解自己的问题。

2. 提问和探索　治疗师通过提问和探索来帮助来访者深入了解自己的问题，并发现新的思考和解决问题的角度。

3.面质和挑战　治疗师通过面质和挑战来帮助来访者识别和挑战不合理的思维和行为模式,并学会建立更健康的认知和行为模式。

4.情感表达和支持　治疗师通过情感表达和支持来帮助来访者表达自己的情感,并感受到治疗师的理解和支持。

5.家庭作业和练习　治疗师通过布置家庭作业和练习来帮助来访者在日常生活中实践和应用所学的技能和知识。

二、心理治疗的注意事项

心理治疗是一项专业性和敏感性很高的工作,下面我们将介绍一些注意事项。

1.来访者的自愿和合作　心理治疗需要来访者的自愿和合作,治疗师需要尊重来访者的意愿和决定。

2.来访者的安全和保护　治疗师需要确保来访者的安全和保护,避免在治疗过程中出现伤害或危险。

3.治疗师的资格和能力　治疗师需要具备相关的资格和能力,包括专业知识和技能、人际交往能力、自我管理能力等。

4.治疗过程的记录和评估　治疗师需要对治疗过程进行记录和评估,以便及时发现问题和调整治疗方法。

5.来访者的隐私和保密　治疗师需要尊重来访者的隐私和保密,不得泄露来访者的个人信息和治疗内容。

总之,心理治疗是一种通过谈话、互动等方式来帮助人们解决心理问题的方法。它需要治疗师具备相关的资格和能力,并遵守相关的伦理规范和法律法规。同时,治疗师需要尊重来访者的意愿和决定,确保他们的安全和保护,并对治疗过程进行记录和评估。

三、老年人心理治疗的方法和策略

针对老年人的心理特点和挑战,可以采用以下心理治疗方法和策略。

1.认知行为疗法　认知行为疗法(CBT)是一种针对认知和行为的心理治疗方法,可以帮助老年人调整不合理的思维和行为模式,减轻心理问题和症状。如针对老年人的认知功能减退问题,可以通过CBT帮助老年人建立记忆技巧和策略,提高记忆力。

认知行为疗法应建立咨询师和求助者之间的关系,明确求助者咨询的目标,明确求助者需要解决的问题所在,检验求助者错误的行为观念是什么,咨询师纠正求助者的错误观念,改变求助者的认知,不断地向求助者重复新概念,进行认知的纠正。

2.社交技能训练　社交技能训练可以帮助老年人提高社交能力和技巧,扩大社交圈子,减轻社交孤独感。如可以组织老年人参加社交活动、兴趣小组等,让他们有机会结识新朋友和建立社交网络。社交技能训练主要涵盖以下方面:①优化对方的讲话环境,真诚听取对方意见,适当提问以获得更多信息,排除干扰因素,增强听取耐心;②有情绪时避免与人谈话;③心平气和地讨论问题;④讲究批评艺术;⑤让对方产生共鸣。

3.身体锻炼和健康生活方式　身体锻炼和健康生活方式可以帮助老年人保持身体健康和心理状态的稳定。如可以鼓励老年人参加适当的体育锻炼、保持良好的饮食习惯等,以提高身体素质和心理状态。

4.意义疗法　意义疗法和存在主义疗法可以帮助老年人探索生命的意义和价值,减轻角色转变和失去意义感的问题。例如,可以引导老年人思考自己的生活经历、成就和价值,帮助他们找到新的生活目标和意义。

意义疗法是一种在治疗策略上着重于引导就诊者寻找和发现生命的意义,树立明确的生活目标,以积极向上的态度来面对和驾驭生活的心理治疗方法。该方法由美籍德国心理学家弗兰克 V. E. Frankl(1946)所倡导。意义疗法有3种方法:

(1)矛盾意向法:当患者被某一顽固的想法困扰时,不是与该症状或想法做斗争,相反,是让患者努力去做平常因害怕而不敢做的事情。

(2)非反省:使注意力从问题转向他人或自己思想中的积极方面。

(3)态度改变法:患者对自己的生活前景持消极悲观的态度,心理治疗的任务,就应该首先考虑改变患者思考其生活的方式,以积极乐观的生活态度,取代消极悲观的生活态度。

存在主义治疗是一种基本心理疗法理论,注重主观体验。存在主义疗法并非独立的治疗学派,也不是一种可以明确界定模式的特殊治疗技术,可称为治疗实务的一种智性取向或是治疗者所遵循的一种哲学。

存在主义疗法认为人是自由的,人在面对生活中的各种问题时,有权利做出自己的选择,并担负起所做选择的责任。

5.家庭支持和关怀　家庭支持和关怀可以帮助老年人减轻心理问题和症状,增强心理韧性。例如,可以提供情感支持、生活照料、陪伴等服务,让老年人感受到家庭的温暖和关怀。

6.老年人心理治疗的实践案例　下面将介绍一例老年人心理治疗的实践案例。

案例:李爷爷,80 岁,退休前是一名教师。近年来,李爷爷感到记忆力减退、情绪低落、失去意义感等问题。他在家中很少外出,与亲友的联系也逐渐减少。李爷爷的儿子发现了这些问题,并寻求心理治疗的帮助。

治疗师采用了认知行为疗法(CBT)和意义疗法来帮助李爷爷。首先,治疗师帮助李爷爷建立了记忆技巧和策略,如使用便笺纸、制定日程表等,以提高他的记忆力。其次,治疗师引导李爷爷思考自己的生活经历和价值,帮助他找到新的生活目标和意义。例如,李爷爷决定重新开始写作,记录自己的生活经历和感受。最后,治疗师鼓励李爷爷参加社交活动和兴趣小组,扩大社交圈子。通过这些治疗方法和策略,李爷爷的情绪逐渐改善,记忆力也有所提高,重新找到了生活的目标和意义。

第四章

中医特色疗法

第一节　中药

一、中药内服

中药内服是指通过口服中药汤剂或者中成药,以调节人体内部功能为手段,达到治疗疾病的目的。这种治疗方法历史悠久,疗效确切,广泛应用于各种疾病的治疗。

大部分内服中成药如片剂、丸剂、胶囊等均采用此法服用。其中,丸剂又分为蜜丸(大、小蜜丸,水蜜丸)、滴丸、水丸、浓缩丸等。小颗粒的丸剂服用时,只需温开水送服,大蜜丸因丸大不能整丸吞下,应嚼碎后或用洗净的手掰小后再用温开水送服。另外,部分中成药为增强疗效,可采用药饮送服,例如在服用藿香正气丸或附子理中丸治疗胃痛、呕吐等症时,可采用生姜煎汤送服,以增强药物的作用。

除此之外,部分内服中成药为方便服用,可采用冲服的方法。例如在服用冲剂、糖浆剂、膏剂时,常需冲服,即将药物用热开水溶化或呈混悬状后服用。另外,人们在服用某些芳香或贵重中药,如牛黄、麝香时也常需冲服。对于不能吞咽的患者或小儿在服用散剂、丸剂、片剂时常采用调服的方法,即将药物用温开水调成糊状后服用。

中药内服的治疗原则主要是"疗寒以热药,疗热以寒药",即根据疾病的性质来选择用药。同时,中药内服还要根据患者的体质、年龄、性别等因素来综合考虑用药剂量和药物配伍,以达到最佳治疗效果。其主要作用包括清热解毒、活血化瘀、利湿排脓、祛风散寒等。在临床运用中,可以根据不同的疾病和症状选择相应的中药进行内服,以达到治疗疾病的目的。例如,对于某些炎症性疾病,可以选择具有清热解毒作用的中药进行内服,如金银花、连翘等;对于某些瘀血性疾病,可以选择具有活血化瘀作用的中药进行内服,如当归、川芎等;对于某些风湿性疾病,可以选择具有祛风散寒作用的中药进行内服,如桂枝、羌活等。

总之,中药内服在临床运用中具有广泛的应用价值,对于多种疾病都具有较好的治疗效果。但是,中药内服也存在一些不良反应和注意事项,如用药不当或过量可能会导致中毒或其他不良反应。因此,在使用中药内服时,需要遵循医生的建议和指导,以确保安全有效地使用药物。

二、中药外敷

中药外敷是指将中药敷在人体表面,通过皮肤吸收药物达到治疗疾病的目的。这种治疗方法适用于一些皮肤疾病或者疼痛性的疾病,如跌打损伤、腰腿痛等。中药外敷有多种形式,以下列举几种常见的。

(一)中药冷敷

中药冷敷是指在皮肤表面敷用冷的中药药包或者湿毛巾,以缓解疼痛和肿胀等症状。这种方法主要用于急性扭伤、红肿等症状。

1.适应证

(1)急性咽喉肿痛:用雪水、冰水、冷水或冰袋敷颈部。

(2)术后疼痛:可用中药冷敷缓解疼痛。

(3)鼻出血:用冰水或冰袋敷前额及鼻部。

(4)牙痛及拔牙术后:用冰水或冰袋敷面颊部。

(5)带状疱疹:可用大黄、雄黄、黄连等中药研末后,用冰水或雪水调敷患处。

(6)烧伤和扭伤:用冷水或冰袋敷患处,可减轻疼痛和肿胀。

(7)皮肤炎症和过敏:用冷水或冰袋敷患处,可减轻瘙痒和疼痛。

2.禁忌证

(1)禁止在心前区(即左锁骨中线,第5肋间隙处)附近做冷敷,以避免引起冠状动脉痉挛而发生危险。

(2)眼病患者,角膜发炎时,冷敷会加重病情,故不宜用冷敷疗法。

(3)炎症的后期,不宜冷敷。

(4)已有水肿者,禁止做冷敷。

(5)患者在劳累后,感到疲乏时,不宜做冷敷。

(6)外伤处已出现红肿热痛时,禁止再做冷敷。

3.注意事项

(1)冷敷时间不宜超过30 min,以防冻伤。

(2)避免伤口处接触水,以防感染,避免与低温敏感部位(如眼部、耳部)接触。

(3)身体出现不适时,及时终止治疗。

(4)冷敷后注意休息。

(二)中药热敷

中药热敷是指在皮肤表面敷用热的中药药包或者湿毛巾,以促进血液循环、缓解疼痛和僵硬等症状。

1.适应证 在临床运用方面,中药热敷可以用于缓解多种疼痛症状,如头痛、肌肉疼痛、关节疼痛等。此外,中药热敷也可以用于缓解风寒感冒、神经麻痹、肌肉痉挛等症状。

在进行中药热敷时,应根据患者的具体病情和身体状况选择合适的中药配方和敷熨方式。

2. 禁忌证　对草药过敏者、妇女月经期、妊娠期、危重病患者、有出血性疾病患者禁用热敷。骨折早期及扭伤 24 h 内不建议热敷。

3. 注意事项

(1)热敷前后均要保持患处清洁与干燥。

(2)热敷时选择合适的体位、温度,随症状及部位选用适宜的药物、方式及时间。

(三)中药热熨敷

中药热熨敷是指在皮肤表面敷用热的中药药包或者粗盐粒等物质,以达到温经散寒、缓解疼痛和麻木等效果。这种方法主要用于寒性痛经、风湿疼痛等症状。

1. 适应证

(1)寒证和发于四肢关节体表证:对于寒湿、风寒引起的寒性病证,如腰痛、关节疼痛等,可以选择用热熨法进行缓解。

(2)经外部施药方便的疾病:对于一些增生、结块、肿胀、疼痛等疾病,可以通过热熨来达到治疗目的。

2. 禁忌证

(1)凡热性病、高热、神昏、谵语、神经分裂症患者、月经过多、崩漏者不宜使用本法。

(2)严重心脏疾病患者及出血性疾病患者禁用热敷。

3. 注意事项

(1)热敷时注意温度,以防烫伤。

(2)热敷后注意避风,防止着凉。

(3)饮食得当,多食富含维生素及温补性食物。

(四)中药熏蒸

中医熏蒸属于中医外治方法之一,通常也称为中药熏蒸,是指将中药煎煮后产生的蒸汽用于熏蒸治疗。

1. 适应证　中药熏蒸可以用于治疗风湿性关节炎、强直性脊柱炎、腿脚麻木、高血压等疾病,具体可咨询中医师根据个人情况酌情选择。

2. 禁忌证　患有冠状动脉粥样硬化、高血压、贫血者、孕妇不宜使用此法,局部有破损炎症时也不宜进行本项治疗。

3. 注意事项　同中药冷敷法。

(五)中药离子导入

中药离子导入是一种中医外治法,通过利用直流电将中药离子导入人体,以达到治疗疾病的目的。

1. 适应证

（1）慢性肾衰竭、慢性肾小球肾炎、肾病综合征、糖尿病肾病、高血压肾病、痛风肾病等肾系疾病。

（2）腰痛、腰冷、关节痛、腹胀、尿等待、尿余沥、尿潴留、尿频尿急、遗尿、小腹坠胀等症状。

（3）一些风湿痹症引起的腰腿痛、关节肿胀、关节痛等。

2. 禁忌证

（1）恶性血液系统疾病、恶性肿瘤、急性湿疹及对电流不能耐受者。

（2）患有皮肤病、急性传染性疾病、危重病、严重心脏病者或带心脏起搏器者及妊娠期女性，禁用本疗法。

（3）患有高热、出血性疾患、活动性结核的患者，不建议使用中药离子导入治疗。

3. 注意事项

（1）患者皮肤如果存在知觉障碍和皮肤破损，则不宜在此部位治疗。

（2）放置的电极板和衬垫应平坦，衬垫应微温而湿润。

（3）治疗过程中应徐徐增加电流强度，注意患者感受。

（4）治疗时注意电极板的金属部分不能接触皮肤，以免灼伤皮肤。

需要注意的是，中药离子导入不能完全替代内服药物。另外，在进行中药离子导入时，应遵循医生的建议和操作规范，避免烫伤等不必要的伤害。

（六）中药灌肠

中药灌肠是一种临床给药技术，主要是将中药药液或药物装入灌肠袋，通过直肠给药来达到治疗疾病的目的。其原理主要是通过药物直接作用于肠壁，经肠道吸收后，部分可绕过肝脏进入体循环，提高病变部位的血药浓度，使药物被迅速吸收，充分发挥药物的局部治疗作用。同时，中药灌肠还可以促进肠道毒素和垃圾的排出，达到清洁肠道的效果，还可以促进肠道对药物的吸收，缓解全身症状。

1. 适应证　中药灌肠在临床上的应用比较广泛，适用于多种疾病的治疗。例如，低位结肠疾病，如溃疡性结肠炎、慢性非特异性结肠炎直肠型、各种类型的直肠炎等。同时，对于脾胃病科疾病如便秘、溃疡性结肠炎、肠易激综合征、结肠息肉等也有较好的治疗效果。

2. 禁忌证　急腹症、消化道出血、妊娠、肠伤寒、严重心血管疾病等病症，建议在医生指导下进行灌肠。

3. 注意事项

（1）确保严格无菌操作：每灌完一次，都需要把导尿管用含氯消毒剂浸泡 30 min，以便杀菌消毒，之后将其清洗晾干备用。

（2）灌肠时间：药液一次不应超过 200 mL，建议在晚间睡前灌肠，灌肠后不再下床活动，以提高疗效。

（3）选择合适的体位：要选择患者合适的体位进行灌肠，灌肠的插管长度要根据患者的直肠长度来试探着进行。在插入导管之前,需要石蜡油对前端进行润滑,这样可确保更顺利插入。

(4)灌肠速度不可太快:一般每分钟50～60次是最合适,速度不要太快。灌肠的速度太快,会影响药液在肠道保留的时间,这样就达不到很佳的治疗效果。

(5)注意局部卫生:灌肠时要保持局部卫生,不要吃辛辣、刺激性的食物。

(6)注意药物温度:建议在40℃左右,因为药液温度过低会刺激肠道蠕动,引起腹痛腹泻,而药液温度过高可能会损伤肠黏膜。

(7)听从医生建议:在进行中药灌肠时,应该如实告知医生身体状况和过去的病史,医生应决定是否选择治疗措施。在治疗过程中,应该听从医生的建议,定期随访,医生会根据病情的变化和恢复程度随时调整药物。

(七)中药涂药

中药涂药是指将中药制成的药膏、酊剂、软膏等涂擦在皮肤表面,以达到治疗疾病的效果。这种方法主要用于治疗皮肤病、感染、创伤等症状。其主要功效包括活血化瘀、消肿止痛、温经散寒等。通过中药涂擦,药物成分可直接作用于皮肤,透过皮肤吸收进入血液循环,改善血液循环,减轻炎症反应,缓解疼痛。

1.适应证　中药涂药的临床运用主要针对一些皮肤疾病和风湿骨痛等病症。对于皮肤疾病,如湿疹、皮炎、癣症、银屑病等,中药涂药可以直接作用于患处,缓解症状,促进伤口愈合。对于风湿骨痛,如类风湿关节炎、骨质增生、腰肌劳损等,中药涂药可以通过涂擦止痛膏、中药止痛粉等方式,舒经活络、消炎镇痛,缓解疼痛。

2.禁忌证

(1)婴幼儿颜面部:婴幼儿的皮肤比成人的皮肤要薄得多,皮肤中胶原纤维少,缺乏弹性,部分中药即使研磨后质地仍然较硬,接触或摩擦婴幼儿面部皮肤后可能会对皮肤造成损伤。此外,婴幼儿面部存在很多细小的汗腺口、毛孔,若中药残留并堵塞汗腺口、毛孔,可能会使汗液、皮质分泌物排泄不畅,导致皮脂腺病和毛囊炎等。

(2)有药物过敏史:部分婴幼儿属于易过敏体质,若未使用过的中药涂抹在脸上容易发生过敏,可能会引起荨麻疹以及多形红斑等,常见的容易引起过敏的中药有鱼腥草、黄柏、水蛭、地龙等。

3.注意事项

(1)涂药前保证皮肤洁净。

(2)涂药不宜过厚、过多,以防毛孔闭塞。

(3)刺激性较强的药物,不可涂于面部。

(4)涂药后观察局部皮肤,如有丘疹、奇痒或局部肿胀等过敏现象时,停止用药,并将药物拭净或清洗,遵医嘱内服或外用抗过敏药物。

(八)中药泡洗

中药泡洗是指将中药汤剂或药液加入洗澡水中,进行全身或局部浸泡,以达到治疗疾病的效果。这种方法主要用于治疗皮肤病、关节炎等疾病。

1. 适应证

（1）感冒、风湿痹痛、痈脓疗疮等症。

（2）瘙痒、溃烂等皮肤病。

（3）肛肠疾病，如痔疮、肛裂等。

2. 禁忌证

（1）患有急性传染性疾病、严重心力衰竭、严重肺功能不全、心肌梗死、冠心病、主动脉瘤、动脉硬化、高血压、有出血倾向者及老年人、儿童等慎用水温39 ℃以上的药浴，而应以接近体温的药液沐浴，并有家人或医护人员陪护，且沐浴时间不宜过长。

（2）妊娠期或经期不宜泡药浴，尤其不宜盆浴及坐浴。

（3）危重外科疾病患者、患处有伤口的人、严重的化脓感染疾病患者、需要进行抢救者、严重骨性病变（如骨结核等）患者，忌泡洗。

（4）酗酒后、饱食后、饥饿时、过度疲劳时、饭前饭后半小时内均不宜泡洗。

（5）泡药浴时出现轻度胸闷、口干等不适，可适当饮水或饮料；若有严重不适，应立即停止药浴。

3. 注意事项

（1）泡洗时要注意水温、泡洗时间、次数，泡洗液的浓度和用量。

（2）在泡洗时，需要注意身体的反应和变化，避免出现过敏反应或其他不适症状。

（3）在泡洗后，需要注意身体的保暖和休息，避免受凉和过度活动。

（4）避免与西药一起使用或者影响其他药物的疗效。

第二节　针灸

一、针刺

针刺疗法是以中医理论为指导，运用针刺防治疾病的一种方法。针刺疗法具有适应证广、疗效明显、操作方便、经济安全等优点，深受广大群众和患者欢迎。

（一）毫针疗法

毫针疗法是指利用毫针针具，通过一定的手法刺激机体的穴位，以疏通经络、调节脏腑，从而达到扶正祛邪的治疗目的的治疗方法。

1. 适应证　毫针针刺的适应证非常广泛，在内科、外科、妇产科、儿科、耳鼻咽喉科、眼科、精神与神经科，以及肿瘤、毒瘾、网瘾等都有所应用，并积累了大量的病例。针灸临床主治的病症如下。

（1）上呼吸道疾病：急性鼻窦炎、急性鼻炎、感冒及急性扁桃体炎。

（2）呼吸系统疾病：急性气管炎及支气管哮喘（对儿童和单纯性患者效果最佳）。

（3）眼科疾病：急性结膜炎、中心性视网膜炎、近视（儿童）及单纯性白内障。

（4）口腔科疾病：牙痛、拔牙后疼痛、牙龈炎及急慢性咽炎。

（5）胃肠系统疾病：食管、贲门痉挛、噎膈、胃下垂、急慢性胃炎、胃酸过多、慢性十二指肠溃疡、急慢性结肠炎、急性菌痢、便秘、腹泻及肠麻痹等。

（6）神经性肌肉-骨骼疾病：头痛、偏头痛、三叉神经痛、面神经麻痹（早期3～6个月之内者）、中风后的轻度瘫痪、周围性神经疾病、小儿脊髓灰质炎后遗症（早期，如6个月以内）、梅尼埃病、神经性膀胱功能失调、遗尿、肋间神经痛、颈臂综合征、肩凝症、网球肘、坐骨神经痛、腰痛及骨关节炎。

2. 禁忌证

（1）患者在过度饥饿、暴饮暴食、醉酒后及精神过度紧张时，禁止针刺。

（2）孕妇的少腹部、腰骶部、会阴部及身体其他部位具有通气行血功效，以及针刺后会产生较强针感的穴位（如合谷、足三里、风池、环跳、三阴交、血海等），禁止针刺。月经期禁止针刺。

（3）严重过敏性、感染性皮肤病者，以及患有出血性疾病（如血小板减少性紫癜、血友病等）。

（4）小儿囟门未闭时头顶部禁止针刺。

（5）重要脏器所在处，如胁肋部、背部、肾区、肝区不宜直刺、深刺；大血管走行处及皮下静脉部位的腧穴如需针刺时，则应避开血管，使针刺斜刺入穴位。

（6）对于儿童、破伤风、癫痫发作期及躁狂型精神分裂症发作期等，针刺时不宜留针。

3. 毫针结构　毫针的结构可分为5个部分：针尖是针身的尖端锋锐部分，亦称针芒。针身是针尖与针柄之间的主体部分称为，亦称针体。针根是针身与针柄连接的部分。针柄是针体与针根之后执针着力的部分。柄的末梢部分称为针尾。

4. 物品准备　治疗盘、毫针、75%酒精、棉球、棉签、镊子及弯盘。

5. 操作方法

（1）单手进针法：用刺手的拇、示指持针，中指指端紧靠穴位，中指指腹抵住针身下段当拇示指向下用力按压时，中指随势屈曲将针刺入，直刺至所要求的深度。此法用于短毫针进针。

（2）双手进针法：即刺手与押手互相配合，协同进针。常用的有以下几种。

1）爪切法：以左手拇指或示指的指甲掐切穴位上，右手持针将针紧靠左手指甲缘刺入皮下的手法。

2）夹持法：即左手拇、示两指用消毒干棉球捏住针身下段，露出针尖，右手拇、示指执持针柄，将针尖对准穴位，当贴近皮肤时，双手配合动作，用插入法或捻入法将针刺入皮下，直至所要求的深度。此法多用于长针进针。

3）舒张法：即左手五指平伸，示、中两指分开置于穴位上，右手持针，针尖从示、中两指间刺入皮下。行针时，左手示、中两指可夹持针身，以免弯曲，在长针深刺时常用此法。

对于皮肤松弛或有皱纹的部位,可用拇、示两指或示、中两指将腧穴部位皮肤向两侧撑开使之绷紧,以便进针。此法多适用于腹部腧穴的进针。

4)提捏法:即用左手拇、示两指将腧穴部位的皮肤捏起,右手持针从捏起部的上端刺入。此法主要用于皮肉浅薄的穴位,特别是面部腧穴的进针。

(3)进针的角度、方向与深度:针刺角度一般分为直刺、斜刺、平刺3类。

1)直刺:即针身与皮肤表面呈90°,垂直刺入腧穴。适用于大部分腧穴,尤其是肌肉丰厚部的腧穴。

2)斜刺:即针身与皮肤表面呈45°左右,倾斜刺入腧穴。适用于针刺皮肉较为浅薄处,或内有重要脏器,或不宜直刺深刺的腧穴和在关节部的腧穴,在施用某种行气、调气手法时,亦常用斜刺法。

3)平刺:又称横刺、沿皮刺,即针身与皮肤表面呈15°左右,横向刺入腧穴,平刺法适用于皮薄肉少处的腧穴。如头皮部、颜面部、胸骨部腧穴,透穴刺法中的横透法和头皮针法、腕踝针法,都用平刺法。

针刺方向是指在针刺进针、行针施术过程中,针尖应对准某一方向或部位。针尖为激发经气的部位,针尖所朝的方向对腧穴经气的传导和针刺的疗效都起决定性作用,针刺方向在得气、循经感传、腧穴主治中起关键的作用,从而影响到针刺效果。

针刺深度,是指针身刺入腧穴皮肉的深浅。掌握针刺的深度,应以既要有针下气至感觉,又不伤及组织器官为原则。在临床实际操作时,还要结合患者的年龄、体质、病情、腧穴部位、经脉循行深浅、季节时令、医者针法经验和得气的需要等诸多因素做综合考虑,灵活掌握。正如《素问·刺要论》指出:"刺有浅深,各至其理……深浅不得,反为大贼",强调针刺的深度必须适当。

6. 得气与行针手法

(1)得气的表现:当出现经气感应时,医患双方会同时有不同的感觉。

(2)医者:针下有徐和感或沉紧感。

(3)患者:①针刺处出现相应的酸、麻、胀、重感,这是最常见的感觉。②向着一定的方向和部位传导和扩散的感觉。③出现循经性肌肤震颤、不自主地肢体活动。④出现循经性皮疹带或红、白线等现象。⑤出现热感、凉感、痒感、触电感、跳跃感、蚁行感、抽搐及痛感。若无经气感应而不得气时,医者则感到针下空虚无物,患者亦无酸、麻、胀、重等感觉。

行针又名运针,是指将针刺入腧穴后,为了使患者产生预期的各种感应而施行的各种针刺手法。基本手法主要有提插和捻转两种手法。为了取得较好的针感,除运用基本手法外,还有辅助手法,包括循、刮、弹、摇、震颤等。

7. 出针与留针

(1)出针:在行针施术或留针后即可出针。出针时一般先以左手拇、示指按住针孔周围皮肤,右手持针做轻微捻转,慢慢将针提至皮下,然后将针起出,用消毒干棉球揉按针孔,以防出血。若用除疾,开阖补泻时,则应按各自的具体操作要求,将针起出。出针后患者应休息片刻方可活动,医者应检查针数以防遗漏。

(2)留针:将针刺入腧穴行针施术盾,使针留置穴内,称为留针。留针的目的是加强针刺的作用和便于继续行针施术。一般病症只要针下得气而施以适当的补泻手法后,即可出针或留针 10~20 min;但对一些特殊病症,如急性腹痛、破伤风、角弓反张、寒性、顽固性疼痛或痉挛性病证,即可适当延长留针时间,有时留针可达数小时,以便在留计过程中作间歇性行计,以增强、巩固疗效。

8.注意事项及异常情况的处理方法

(1)晕针:如患者在针刺或留针过程中突然出现头晕、恶心、心慌、面色苍白、出冷汗等表现,此时应立即停止针刺,起出全部留针,令患者平卧,闭目休息,并饮少量温开水,周围环境应避免嘈杂。若症状较重,则可针刺人中、内关、足三里、素髎等穴,促其恢复。经上述方法处理后如不见效并出现心脏搏动无力、呼吸微弱、脉搏细弱,应采取相应急救措施。

(2)滞针:滞针使针体不易被提插、捻转,不易起针。主要原因是针刺手法不当,使患者的针刺处发生肌肉强直性收缩,致肌纤维缠裹在针体上。出现滞针后,不要强行行针、出针。应令患者全身放松,并用手按摩针刺部位,使局部肌肉松弛。然后,轻缓向初时行针相反方向捻转,提动针体,缓慢将针起出。

(3)弯针:针体在皮下或在皮外发生弯曲,称弯针。在皮外的弯针多是由于留针被其他物体压弯、扭弯。起针时应注意用手或镊子持住弯针曲角以下的针体,缓慢将针起出。发生在皮下的弯针是由于患者在留针或行针时变动了体位,或肌肉发生挛缩,致针刺在关节腔内、骨缝中的针体发生弯曲。起针时若发现在皮下的弯针,应先令患者将变动的肢体缓慢恢复到原来进针时姿态,并在针刺穴位旁适当按摩,同时用右手捏住针柄做试探性、小幅度捻转,找到针体弯曲的方向后,顺着针体弯曲的方向起针,若针尖部弯曲,应注意一边小幅度捻转,一边慢慢提针。切忌强行起针,以免钩撕肌肉纤维或发生断针。

(4)断针:针体部分或全部折断在针刺穴位内,称为断针。如果自针根部折断时,部分针体仍暴露在皮肤外,可立即用手或镊子起出残针。另一个原因是因滞针、弯针处理不当或强行起针,造成部分针体断在皮下或肌肉组织中。此时应令患者肢体放松,不得移动体位,对于皮下断针,可用左手拇指、示指垂直下压针孔旁的软组织,使皮下断针的残端退出针孔外,并右手持镊子捏住断针残端起出断针。若针体折断在较深的部位时,则需借助 X 射线定位,手术取针。

(5)血肿:出针后,在针刺部位引起皮下出血,皮肤隆起,称皮下血肿。出现皮下血肿时,应先持酒精棉球按压在针孔处的血肿上,轻揉片刻。如血肿不再增大,无须处理。局部皮肤青紫可逐渐消退。如经上述按揉血肿继续增大,可加大按压并冷敷,然后加压包扎,48 h 后局部改为热敷,消散瘀血。

(二)梅花针疗法

梅花针疗法属于丛针浅刺法,它是集合多支短针浅刺人体一定部位和穴位的一种针刺方法,是我国古代"半刺""浮刺""毛刺"等针法的发展,临床应用极为广泛,对于很多疾病具有独特的疗效。

1.物品准备　梅花针、75%酒精、棉签。

2.适应证　梅花针疗法的适应范围很广,常用于头痛、感冒、高血压、失眠、痿证、皮肤病、各类痛症、痛经、月经不调、面瘫、近视、慢性肠胃病、便秘等病症,以及改善脑供血不足、缓解疲劳等各科疾病的治疗与保健。其中脊柱两侧部位的叩刺,治病范围最广,既可治疗局部病变,又可治疗全身病变。

3.禁忌证　急性传染病、局部皮肤有破溃、瘢痕及有出血倾向者慎用。

4.操作方法

(1)患者取坐或卧位。暴露针刺部位,用75%酒精消毒,术者以右拇、中、环指握针柄,示指伸直压在针柄上,运用手腕的弹力叩刺,针接触皮肤后立即弹起,要求用力均匀,握针要稳。

(2)一般先叩刺脊柱两侧,从颈椎至骶尾椎,每侧叩刺2~3行,行间距1~1.5 cm,每行叩刺2~3遍,然后根据病情需要,叩刺病灶局部或有关穴位、经络。叩针方向一般由上至下、由内向外进行。

(3)刺激手法分轻、中、重3种,面部、老弱、妇儿、虚证用轻刺激;痛点、慢性皮肤病局部病灶、实证用重刺激;一般情况用中等刺激。

(4)每日或隔日1次,一般10~16次为一疗程。

5.注意事项

(1)治疗前检查针具,凡针面不平整、针尖有毛钩、锈钝者均不可用。

(2)叩刺时针尖要垂直、避免斜、钩、挑等,以减少患者疼痛。初次治疗患者宜予轻叩刺。

(3)针后如皮肤有过敏样丘疹,应向患者解释清楚,消退后可继续治疗。

(4)重刺有出血者,先用干棉球将渗血擦净,随后再用酒精棉球擦一遍,以防止感染。

(三)电针疗法

电针疗法是针刺入腧穴得气后,在针上通以(感应)人体生物电的微量电流波以刺激穴位,治疗疾病的一种疗法。

1.适应证　一般电针仪输出的基本波形是交流脉冲,称为双向尖脉冲。不同波型的作用特点及适应证也不同。

(1)疏密波能增加代谢,促进气血循环,改善组织营养,消除炎性水肿。常用于出血、扭挫伤、关节周围炎、气血运行障碍、坐骨神经痛、面瘫、肌无力及局部冻伤等。

(2)断续波能提高肌肉组织的兴奋性,对横纹肌有良好的刺激收缩作用。常用于治疗痿证、瘫痪等。

(3)连续波可用频率旋钮任意选择疏、密波型。密波易产生抑制效应,常用于止痛、镇静、缓解肌肉和血管痉挛等。疏波则兴奋作用较为明显,刺激作用强,常用于治疗痿证和各种肌肉关节、韧带、肌腱的损伤等。

2.物品准备　电针疗法适用于毫针刺法的主治病证。器械包括毫针和电针机两部分。

3. 操作方法　电针机使用前先把强度调至零位,每对输出的两个电极分别连接在两根毫针上。一般同一对输出电极连接在身体的同侧,在胸、背部的穴位上使用电针时,不可将两个电极跨接在身体两侧,更不应让电流从心脏部位穿过。通电时调节电钮,使电量从无到有,由小到大。电量的大小因人而异,一般以患者感到舒适为度,一般持续通电15 min 左右,从低频到中频,使患者出现酸、胀、热等感觉或局部肌肉做节律性的收缩。

单穴使用电针时,可选取有主要神经干通过的穴位,将针刺入后,接在电针机的一个电极上,另一极则接在用水浸湿的纱布上,作为无关电极,固定在同侧经络的皮肤上。如果在互相邻近的一对穴位上进行电针时,两根毫针之间要以干棉球相隔,以免短路,影响疗效,损坏机器。

治疗结束后先将电量降至零值,关闭电源,然后从针柄上除去电极夹,拔出毫针。

4. 禁忌证　皮肤破溃处、肿瘤局部、孕妇腰部、心脏附近安装心脏起搏器的患者,颈动脉窦附近禁止用电针。

5. 注意事项

(1)治疗前检查电针机输出是否正常。治疗后将输出调节电钮等全部退至零位,随后关闭电源,撤去导线。

(2)电针感应强,通电后会产生肌收缩,须事先告诉患者,使其思想上有所准备,配合治疗。

(3)对患有严重心脏病的患者,治疗时应严加注意,避免电流回路经过心脏;不宜在延髓、心前区附近的穴位施用电针,以免诱发癫痫和引起心跳、呼吸骤停。

(4)治疗时,如遇到输出电流时断时续,往往是电针机发生故障或导线断损,应修理后再用。

(5)毫针多次使用后易缺损,在消毒前应加以检查,以防断针。

(四)水针疗法

水针疗法指在经络、腧穴、压痛点,或皮下反应物上,注射适量的药液,以治疗疾病的方法。又称穴位注射疗法。

1. 适应证

(1)运动系统疾病:痹证(肩周炎、风湿性关节炎)、腰腿痛(腰肌劳损、骨质增生、椎间盘突出)及扭伤等。

(2)神经系统疾病:头痛、不寐、口眼歪斜、痿证、三叉神经痛、坐骨神经痛、肋间神经痛及癫狂痫证等。

(3)消化系统疾病:胃痛(胃下垂、溃疡病、胃肠神经官能症)、腹泻及痢疾等。

(4)呼吸系统疾病:咳嗽(急慢性支气管炎、上呼吸道感染)、哮喘及肺痨等。

(5)心血管病:心悸(心动过速)、心痛(冠心病、心绞痛)及高血压等。

(6)外科、皮肤科疾病:乳痈、肠痈、腹痛(溃疡病穿孔、肠梗阻、胆石证、胆道感染)、淋证(尿路结石)、风疹、痤疮及银屑病等。

(7)五官科疾病:咽喉肿痛、目赤肿痛、中耳炎及鼻炎等。

（8）妇产科、小儿科疾病：阴挺（子宫脱垂）、催产；小儿肺炎、小儿腹泻等。

（9）用于外科手术的麻醉：穴位注射施行针麻的在五官科中用的最多，用穴有体穴、耳穴，用药有生理盐水、维生素注射液及洋金花等中药制剂。

2.物品准备　适宜型号的消毒的注射器、针头、75% 酒精、干棉签、干棉球及所需药物（如维生素 B_1、维生素 B_6、维生素 B_{12}、维生素 C、维生素 K_3 等、葡萄糖注射液、生理盐水、盐酸普鲁卡因注射液、注射用水等）。

3.操作方法　根据患者病情选取施术部位和药物。患者取舒适体位，用经过严密消毒所需的注射器和针头，抽好药液，穴位局部消毒后，右手持注射器，对准穴位（或阳性反应点），快速刺入皮下，然后缓慢进针，得气后回抽无血，即可将药液注入。急症每日 1 ~ 2 次；慢性病一般每日或隔日一次，6 ~ 10 次为一疗程。

4.禁忌证　婴儿、诊断不清、意识障碍或者对药物过敏的患者禁用穴位注射法。体质虚弱、有频繁的晕针病史、局部皮肤感染重的患者，孕妇的下腹部、腰骶部的穴位，以及有可能引起子宫收缩的穴位尽量少用或者不用。

5.注意事项

（1）注意药物的性能、药理、剂量、性质、有效期、配伍禁忌、不良反应及过敏反应。凡能引起过敏反应的药物，必须先做皮试。不良反应严重的药物不宜采用；刺激性强的药物应慎用。

（2）颈项、胸背部注射时，切勿过深，药物也必须控制剂量，注射宜缓慢。避开神经干，以免损伤神经。

（3）避开血管、注射时回抽有血，应重新注射。一般药物不能注入关节腔、脊髓腔。

（4）孕妇的下腹部、腰骶部和三阴交、合谷穴为禁针穴。年老体弱者，选穴须少，剂量酌减。

（5）注射器、针头及注射部位，要严格消毒。

（五）腹针疗法

腹针疗法是薄智云教授在传统针刺基础上拓展出来的一种通过针刺腹部腧穴治疗慢性病、疑难病的针法，具有安全、有效、简便、适应证广等优点。

1.适应证　腹针疗法适用范围广，过敏性鼻炎、痛风、哮喘、高血压、糖尿病、失眠、抑郁症、耳鸣耳聋、中风后遗症、面神经麻痹、痛经、闭经、月经不调、子宫肌瘤等妇科疾病、网球肘、坐骨神经痛、肩周炎、偏头痛、带状疱疹后遗症、颈肩腰腿痛等大多数疼痛病症均有疗效。

2.物品准备　不同直径的针具、酒精棉球、干棉球。

3.操作方法

（1）患者采取平卧体位，四肢放松，腿可伸直或半屈曲。在治疗的过程中，患者可以根据舒适的程度把体位适当地进行调整。

（2）确定穴位后，采用套管针，快速弹入皮下。针刺深度分别为浅刺—皮下；中刺—脂肪层；深刺—肌层。

（3）行针：包括缓慢捻转不提插和轻捻转慢提插等方法，可以缓解相关症状。

（4）出针：留针 30 min 后出针，出针时按照进针顺序缓慢捻转出针。

4. 禁忌证

（1）一切不明原因的急腹症。

（2）急性腹膜炎、肝脾大引起的脐静脉曲张、腹腔内部的肿瘤并广泛转移、腹主动脉瘤。

（3）妊娠期女性禁忌。

（4）长期慢性病而体质衰弱的患者，在施术时需谨慎。

5. 注意事项　①注意取穴要精确；②注意针刺的深度；③注意避免刺伤腹腔脏器。

（六）脐针疗法

脐针疗法是近年来出现的一种新型的针刺方法，是以易医理论为基础，将脐内八卦全息法应用于脐针治疗中创立的一种新型的针刺方法，它是通过针对患者的体质、气候、生活方式等因素，全面地调节人体的免疫机制，抑制相关活化的细胞及炎症介质从而达到治疗本病的目的。

1. 适应证

（1）头面躯体痛症，如头痛、肩颈痛及腰腿痛等。

（2）内科病症，如中风后遗症、眩晕、面瘫、面肌痉挛、抑郁、失眠、咳嗽、哮喘及水肿等。

（3）妇科病症，如月经不调、痛经及盆腔炎等。

（4）皮肤病，如荨麻疹、带状疱疹及痤疮等。

（5）五官科病，如黄斑变性、眼干、耳鸣耳聋、过敏性鼻炎、咽痛及牙痛等。

2. 物品准备　一寸毫针、酒精棉球及干棉球。

3. 操作方法　患者取仰卧位，露出肚脐，使用酒精棉球消毒后，取脐针。将脐针握在手中，用拇指和示指接触插入针顶部，第三指扶住针身，针尾朝向脐中央，将脐针插入 3 ~ 5 mm 处。

4. 禁忌证

（1）妊娠期女性及婴幼儿。

（2）血友病、凝血功能障碍者。

（3）脐部局部皮肤破损、感染者。

（4）多脏器功能衰减、中风急性期及进展期、急性腹泻、急性传染病、急腹症等一系列急性病症。

5. 注意事项

（1）治疗前充分了解患者病情，确定治疗方案。

（2）严格执行无菌操作。

（3）保护患者隐私，帮患者放松心情。

（七）揿针疗法

揿针即图钉型皮内针,揿针疗法是将特制的小型针具刺入、固定于腧穴部位的皮下组织中,并长时间留针产生持续刺激作用以治疗疾病的方法,又称"埋针法"。其特点是对穴位长时间刺激,同时患者还可根据病情需要自行按压以强化治疗效果。

1. 适应证

(1)慢性疾病:高血压、神经衰弱、面肌痉挛、支气管哮喘、月经不调、软组织损伤及小儿遗尿等。

(2)疼痛性疾病:偏头痛、三叉神经痛、胃痛、关节痛及痛经等。

(3)其他病症:戒烟、戒毒及减肥等。

2. 物品准备　揿针、酒精棉球及干棉球。

3. 操作方法

(1)定位:根据不同的疾病,选取不同的穴位。

(2)消毒:无菌操作,局部常规消毒。

(3)进针方法:将针尖对准穴位,垂直刺入,然后平整地贴在皮肤上,并用指腹按压,无刺痛即可。

(4)埋针时间:埋针的时间长短,可根据病情和季节决定,一般为 3 d 左右,平时注意检查,防止感染。埋针期间可每天按压数次,以增加刺激量。

4. 禁忌证

(1)骨关节处、皮肤红肿、破损、皮肤病患病部位及皮肤化脓感染处。

(2)紫癜、瘢痕处、皮肤过敏患者及出血性疾病。

(3)体表大血管处。

(4)孕妇的下腹部、腰骶部。

(5)金属、酒精过敏的患者。

5. 注意事项

(1)遵医嘱埋针、准确选择穴位,每次取穴,一般取单侧,或取两侧对称同名穴。

(2)埋针要选择易于固定和不妨碍肢体活动的穴位。

(3)埋针后,患者感觉刺痛或妨碍肢体活动时,应将针取出重埋或改用其他穴位。

(4)针刺前,应对针体详细检查,以免发生折针事故。

(5)观察患者埋针处皮肤情况,注意有无过敏、破溃等。

(6)一般埋针 2 ~3 d 为宜。

(7)初次接受治疗的患者,应首先消除其紧张情绪。

(8)每日按压 3 ~4 次,每次约 1 min,以患者耐受为度。

（八）浮针疗法

浮针疗法是基于对腕踝针疗法、传统针灸"得气"理论及内经刺法的思考所形成的一种在皮下浅筋膜层进行扫散手法的一种针刺疗法,是传统针灸学与现代医学相结合的产物。目前广泛应用于膝骨关节炎、肩袖损伤、肱骨外上髁炎等疾病的治疗并在缓解疼痛、恢复功能上表现优异。

1. 适应证　浮针对慢性头痛、颈椎病、肩周炎、网球肘、腱鞘炎、腕管综合征、腰椎间盘突出症、腰肌劳损、膝关节炎及踝关节陈旧性损伤等软组织伤痛有很好的治疗效果。另外针对女子原发性痛经、移植后腰痛、盆腔痛、乳腺增生及产后乳汁不畅等采用"浮针治疗"后,效果立竿见影。针对中医内科的杂病也常有很好的疗效。如胆囊炎、胆石症、慢性胃痛(慢性胃炎、胃溃疡)、尿路结石、慢性附件炎、宫颈炎、顽固性面瘫及哮喘发作等等。

2. 物品准备　一次性浮针针具、酒精棉球及干棉球。

3. 操作方法　操作分两步进行,第一步进针,第二步运针。

第一步:进针时局部皮肤要松紧适度。

第二步:运针时,单用右手,沿皮下向前推进。推进时稍稍提起,使针尖勿深入。运针时可见皮肤呈线状隆起。以进针点为支点,手握针座,便针尖做扇形运动。操作时以右手中指抵住患者皮肤,使针座微微脱离皮肤,医者稍稍平抬浮针,使埋藏于皮下的针体微微隆起皮肤。操作时要柔和、有节律,操作时间和次数视病痛的情况而定。扫散是浮针疗法的核心,每一个动作都必须用心去完成;另外一手一定要密切配合,使进针点和病痛处之间的范围内完全放松;扫散时间一般为 2 min,次数为 200 次左右。进针完毕,抽出针芯弃之安全处,把胶布贴附于针座,以固定留于皮下的软套管。在进针点处,用一个小干棉球盖住针孔,再用胶布贴附,以防感染。

4. 禁忌证　①有针灸禁忌证;②全身水肿;③局部红热肿大;④有自发性出血或损伤后出血不止;⑤局部皮肤有感染、溃疡、瘢痕或肿瘤;⑥过于饥饿、疲劳、精神紧张;⑦易晕针者。

5. 注意事项

(1)患者在过于饥饿、疲劳、精神紧张时,不宜立即针刺。

(2)常有自发性出血或损伤后出血不止者,不宜针刺。

(3)皮肤有感染、溃疡、瘢痕或肿瘤的部位,不宜针刺。

(4)浮针疗法留针时间长,相对传统针刺疗法而言,较易感染。浮针器具只能一次性使用,同时要注意消毒。

(5)留针期间,应注意针口密封和针体固定,嘱患者避免剧烈活动和洗澡,以免汗液和水进入机体引起感染。

(6)当肢体水肿时,效果不佳,改用它法治疗。例如,系统性红斑狼疮、类风湿关节炎的治疗,大量的激素导致水肿,在这种情况下,浮针疗法镇痛效果差。

(7)对软组织伤痛,如果浮针疗法治疗后只有近期效果,病情反复发作,要考虑免疫系统疾病所致。

(8)没有明确痛点的位置性疼痛(只有关节处某一位置时,疼痛才显现出来)效果往往不佳。

（九）小针刀疗法

小针刀疗法是一种介于手术方法和非手术疗法之间的闭合性松解术。是在切开性手术方法的基础上结合针刺方法形成的。

1.适应证 ①各种慢性软组织损伤疾病；②骨质增生疾病与骨关节疾病；③神经卡压综合征；④与脊柱相关的慢性支气管炎、慢性胃炎等内科疾病；⑤与脊柱相关的痛经、月经不调、慢性盆腔炎等妇科疾病。

2.物品准备 小针刀针具、无菌手套、酒精棉球、无菌纱布及一次性敷贴。

3.操作方法

（1）严格执行无菌操作流程。

（2）定点：确定施术部位，在进针处用紫药水做记号，局部消毒再用酒精脱碘，覆盖上消毒洞巾。

（3）定向：刀口线和大血管、神经及肌肉纤维走向平行，将刀口压在进针点上。

（4）加压分离：在完成第二步后，右手拇指、示指捏住针柄，其余3指拖住针体，稍加压力不刺破皮肤，使进针点处形成一个长形凹陷，刀口线和重要血管神经及肌肉纤维走向平行。

（5）刺入：继续加压，感到一种坚硬感时，说明刀下皮肤已被推挤到接近骨质，稍一加压，即可穿过皮肤。

4.禁忌证 ①凝血机制异常者；②施术部位有红肿、灼热、皮肤感染、肌肉坏死或在深部有脓肿者；③有心、脑、肾脏器官衰竭者；④高血压病血压不易控制者；⑤严重代谢性疾病，如肝硬化、活动性结核患者。

5.注意事项 ①手法操作准确；②选穴一定要准确；③注意无菌操作；④小针刀进针要速而捷；⑤术后处理要妥当；⑥注意术后随访。

二、艾灸

艾灸为中医学祛邪疗疾、养生健体之重要方法，为古今所推崇，是中医学百花园中之奇葩。《灵枢·官能》曰："针所不为，灸之所宜。"明代李梴《医学入门》强调："凡病药之不及，针之不到，必须灸之。"艾灸以其便廉、效宏而为中医药临证所广泛应用。

（一）适应证

（1）外感风寒表证及中焦虚寒呕吐、腹痛、泄泻等。

（2）寒凝血滞、经络痹阻引起的病症，如风寒湿痹、痛经、经闭、寒疝腹痛等。

（3）气虚下陷、脏器下垂之证，如胃下垂、肾下垂、子宫脱垂、脱肛及崩漏日久不愈等。

（4）脾肾阳虚，元气暴脱之证，如久泄、久痢、遗尿、遗精、阳痿、早泄、虚脱及休克等；外科疮疡初起或疮疡溃久不愈，以及瘰疬等症。

（二）物品准备

艾炷、艾绒、艾条及打火机。

(三)操作方法

1. 艾炷灸

(1)瘢痕灸:①选择体位,定位取穴。施灸时患者应采用仰卧位或俯卧位,体位要舒适,待灸部位要充分暴露。②穴位区皮肤消毒。常规消毒穴位皮肤,然后用少量蒜汁或医用凡士林或少量清水涂灸穴位。③点燃艾条,每次燃尽。将艾条稳稳地放在穴位上,用香点燃艾条顶部,直至燃尽。要求每一个艾条都要烧完,除灰,换上新的艾条,继续灸,直到灸到规定壮数。④轻轻拍打穴位周边缓解艾灸疼痛。艾灸时,当艾条烧到底,患者感到局部灼痛难忍时,操作者可用指力按压穴位两侧或拍打穴位附近,以缓解疼痛。⑤艾灸后感染的预防。艾灸后,在艾灸部位涂消炎药膏,该部位用无菌纱布覆盖,外用胶布固定,以防感染。⑥灸疮形成直至自愈。艾灸后局部皮肤黑硬,周围潮红,继而出现水疱。一般在第7日左右局部出现无菌性炎症,其脓液稀薄呈白色,形成艾灸疮。艾灸5~6周后自行愈合,留下瘢痕。

注意事项:①瘢痕灸一般选用小艾炷。②治疗前需向患者说明治疗方法、灸疮等;瘢痕灸不适用于过于虚弱、糖尿病或皮肤病患者;这种方法不适合孕妇的面部、关节、大血管、腰骶部和下腹部;待灸疮愈合后,可在同一部位重复进行化脓灸。

(2)无瘢痕灸:①取纯净的细艾绒,搓捏成圆锥体的艾炷,先在穴位上涂一层薄薄的万花油,方便粘贴艾炷。②将做好的艾炷放置于穴位上用线香点燃,每燃烧完一枚称为一壮,每壮在艾炷燃烧至剩余一半或1/3左右时更换艾炷。③皮肤无灼伤化脓,不留瘢痕。④将规定壮数灸完为止。

(3)隔姜灸:隔姜灸有温胃止呕、散寒止痛的作用,主要运用于因寒而致的呕吐、腹痛以及风寒痹痛等。①将鲜姜切成直径2~3 cm,厚0.2~0.3 cm的薄片。②在姜片中间以针刺数孔,将姜片置于应灸的输穴部位或者患处。③在姜片上放上艾炷,点燃施灸。④当艾炷燃尽的时候,再换一个艾炷,灸完所规定的壮数。⑤以皮肤红润不起疱为度。

注意事项:①操作隔姜灸时,应选用新鲜姜片,这样即保证施灸时能达到最显著的药理效应,又能发挥良好的导热作用。②姜片不宜过薄,也不宜过厚,过薄灼热感太强,达不到隔姜灸的疗效;过厚热力不能渗透,同样达不到治疗目的。③灸炷的大小宜在姜片直径以内为好,太大易引起皮肤灼伤。

(4)隔盐灸:取纯净干燥的食盐填平脐窝,完全覆盖住肚脐;在盐上放置大艾炷,然后点燃施灸。隔盐灸只用于脐部,因此,又被称为神阙灸。最早记载于《肘后备急方》,用于治疗包括霍乱在内的急症。在施灸方法上,现代医学已经进行了一些改进,如在盐的上方或下方增加隔物,以扩大治疗范围,并用于治疗多种腹部疾病及其他病证。

(5)隔蒜灸:隔蒜灸属于艾炷灸之间接灸的一种,主要用于治疗痈、疽、肿痛之症,具有拔毒、消肿、定痛的作用。①取新鲜独头大蒜,切成厚0.1~0.3 cm的蒜片,用细针于中间穿刺数孔,放于穴位或患处。②在蒜片上放上艾炷点燃施灸,每灸3~4壮后可换去蒜片,继续灸治。③将预定壮数灸完为止。④一般施灸处出现湿润红热现象,患者有舒适感觉。⑤为了防止灼痛起疱,可在蒜片下面再垫上一片。⑥一般病症可在穴位上施灸,每穴灸 5~7 壮,每日或隔日 1 次,7~10 次为 1 个疗程。⑦对痈、疽、疮、疖等病症,若不知痛,灸至知痛为止,而知痛者则灸至不知痛为止。⑧换艾炷不换蒜片,每日灸 1~2 次。⑨初发者可消,化脓者亦能使其速溃,促使其早日愈合。

(4)隔附子饼灸:①将附子研末并和适量的盐水混合制作成附子饼。②在附子饼上用针刺数孔,并将其放在施灸的穴位或患处。③在附子饼上放置艾炷并点燃,每燃烧完一个艾炷即更换新的艾炷,直到将预定壮数灸完为止。隔附子饼灸具有温脾壮肾,培补命门的作用,可以用于治疗阳痿、早泄、疮毒结管等病症。

2. 艾条灸

(1)温和灸:将艾条一端点燃,对准应灸腧穴部位或患处,距离皮肤 2~3 cm 进行熏烤,使局部有温热感而无灼痛感为宜。每次灸 10~15 min,灸至皮肤出现红晕即可。

(2)雀啄灸:将艾条点燃,随后将艾条的一端对准需要施灸的穴位。利用类似麻雀啄食的手法,一上一下、忽远忽近地施灸。在施灸过程中,可以均匀地上下或左右方向移动艾条,也可以反复旋转艾条进行施灸。一般需要根据个人的实际情况选择合适的穴位,利用燃烧的艾条端靠近局部穴位,然后利用上述手法对局部进行艾灸。

(3)回旋灸:将艾条的一端点燃,随后将其置于距离施灸部位 3 cm 左右的地方。随后,施术者通过往复回旋或左右往返的手法移动艾条进行施灸。施灸的时间在 20~30 min 为宜,以皮肤出现温热感但不灼痛为度。若施术者无法长时间固定施灸,则可采取类似雀啄灸的方式进行施灸,也要避免烫伤皮肤。回旋灸又被称为热熨灸,通常适用于风湿痹痛、鹤膝风、类风湿关节炎、股外侧皮神经麻痹及冻疮等病症的治疗。

3. 温针灸　患者取俯卧位或其他舒适的体位。取肾俞、大肠俞、腰阳关、秩边及阿是穴等穴位,常规消毒穴位局部。采用一次性无菌针灸针进针 1~2 寸,得气后,使用捻转提插法进行强刺激 10~15 s。之后在针柄尾端放置并点燃预先制备好的艾段,使其距皮肤 2~3 cm,点燃后患者以温热感为最佳温度,留针 30 min 后取出。

(四)禁忌证

(1)颜面部、颈部及大血管走行的体表区域、黏膜附近,不宜直接灸。

(2)器质性心脏病伴心功能不全,精神分裂症,以及孕妇的腹部、腰骶部,不宜施灸。

(3)极度疲劳、过饥、过饱、酒醉、大汗淋漓及情绪不稳者不宜施灸。

(4)属实热证或阴虚发热、邪热内炽等证,如高热、高血压危象、肺结核晚期、大量咯血、呕吐、严重贫血、急性传染性疾病、皮肤痈疽疮疖并有发热者,不宜使用艾灸疗法。

(五)注意事项

施灸前要将所选穴位或施灸部位用温水或酒精棉球擦洗干净,灸后注意保持局部皮肤的温度,防止受凉,影响治疗效果。

艾灸过程中要注意安全使用火种,防止艾火灼伤皮肤,防止烧坏衣服、被褥等物品。尤其在颜面部施灸时或给幼儿患者施灸时要特别注意。

灸治结束后必须将燃着的艾绒彻底熄灭,以防事故发生。

第三节　推拿

推拿手法是指以治疗、保健为目的,用手或肢体其他部位,按各种特定的技巧动作,在身体的特定部位或腧穴及阿是穴等位置进行操作的方法。

(一)适应证

1.骨伤科疾病　如腰椎间盘突出症、颈椎病、肩周炎、落枕、急性腰扭伤、膝关节侧副韧带损伤、梨状肌综合征、慢性腰肌劳损、背肌筋膜炎及膝骨关节炎等。

2.周围神经疾病　如面神经麻痹、三叉神经痛、坐骨神经痛及腓总神经损伤等。

3.消化系统疾病　如腹痛、腹胀等胃肠道不适症状。

4.其他　肌肉萎缩及关节活动受限。

(二)常用手法

1.摩法　用示指、中指、环指指面或手掌面,附在一定部位上,以腕部、前臂做直线或环形的摩动。

2.擦法　用手掌紧贴皮肤,稍用力下压,并做上下或左右直线往返摩擦,使之产生一定的热量。

3.推法　用拇指端、手掌大鱼际、掌根或全掌着力于皮肤的一定部位,做直线或弧线推动。

4.搋法　用手背及四指附着于一定部位,以腕关节屈伸外转使手背连续来回滚动。

5.揉法　用手指螺纹面,手掌大鱼际或掌根部分附着于一定部位或穴位上,做轻柔缓和的回旋揉动,并带动该处的皮下组织。

6.拿法　用拇指和示指(或中指),以及拇指和其余四指的指腹捏住某部位或穴位,并稍加提起。

7.按法　用单手或双手手掌(双掌相叠)于施术部位,由浅而深逐渐地用力下压。

8.拨法　用一手拇指或双手的示指、中指、环指的指腹点按住某部位的深层肌肉、肌腱或韧带,并做横向来回拨动动作,以缓解肌肉紧张。

9.搓法　用双手掌面夹住肢体或以单手、双手掌面着力于施术部位,做交替搓动或往返搓动。

10.抹法　用拇指螺纹面或掌面在施术部位做上下或左右及弧形曲线的抹动。

(三)物品准备

按摩床;纯棉的布单或毛巾被;枕头;推拿介质(药膏、药水、油剂、酒剂、清水)和中药热敷等。还可以准备一些辅助工具,如推拿用棒、拍子、锥子及刮板等。

(四)禁忌证

1.皮肤损伤　严重皮肤病或皮肤有破损、溃疡处。

2.血液病　可能会造成皮下出血,如果出血不止还可能会引发皮下血肿。

3. 消化系统疾病 如十二指肠溃疡破裂、胃出血等,推拿可能会增加胃肠蠕动造成疾病加重。

4. 传染性疾病 如疥疮、结核病、病毒性肝炎、白喉等疾病禁忌做推拿,可能会通过皮肤接触传染给医生或者健康人群。

5. 感染性疾病 如骨髓炎、骨结核、丹毒、化脓性关节炎及蜂窝织炎等不宜进行推拿。因为推拿会使血液循环加快,容易造成炎症因子随血液流动,使感染加重。

6. 肿瘤疾病 有肿瘤或肿瘤转移的患者,推拿容易加快肿瘤细胞侵袭扩散,也应禁忌推拿。

7. 其他疾病 严重心脏病、肝病、脓毒血症等严重疾病,重度骨质疏松症、久病体质特别虚弱的患者,以及妊娠期女性,无法承受强烈刺激,是推拿禁忌的人群。

(五)注意事项

1. 明确适应证 了解患者的病情和身体状况,排除推拿禁忌证。

2. 保证良好的治疗环境 选择安静、光线充足、空气新鲜的治疗环境,室内温度和湿度要适宜,操作者的手要保持清洁和温暖,指甲须经常修剪,以免给患者带来不适或损伤皮肤。

3. 手法专业,态度认真 推拿时手法操作一般应自上而下、从前到后、由浅入深、循序渐进。手法强度应遵循先轻后重、由重转轻的原则。操作者要根据患者的实际情况,选用恰当的手法,并注意操作时手法的力度、角度、频率等问题。在推拿过程中,要态度和蔼、认真操作,并注意与患者适当交流,要密切观察患者的反应,以便适时调整手法刺激量,谨防不良反应或意外发生。

4. 严格控制饮食 推拿时应注意饮食控制,避免过饱或过于饥饿,以防影响推拿效果或造成不适。

第四节　刮痧与拔罐

一、刮痧

刮痧是一种传统的中医疗法,通过刺激体表皮肤和经络,达到调节机体代谢、改善疾病症状等目的。

(一)适应证

1. 呼吸系统疾病 可以缓解感冒、咳嗽及哮喘等症状。

2. 循环系统疾病 可以改善高血压、低血压及贫血等症状。

3. 消化系统疾病 可以缓解消化不良、胃炎及肠炎等症状。

4. 妇科疾病　可以缓解痛经、月经不调及乳腺增生等症状。

5. 运动系统疾病　可以缓解肌肉疲劳、肌肉紧张及关节炎等症状。

6. 五官科疾病　可以缓解近视、角膜炎及结膜炎等症状。

7. 神经系统疾病　可以缓解神经衰弱、焦虑症及抑郁症等症状。

8. 其他　还可以缓解中暑、风热喉痛、疳积及风湿痹痛等症状。

（二）物品准备

刮痧板、刮痧介质（水、油、活血剂等）；毛巾或衣服；消毒用品（酒精、碘伏等）。

（三）操作方法

刮痧可以使用特制的刮痧板和精油等辅助工具进行操作。刮痧时需要先清洁皮肤，然后将刮痧板以45°角或更小的角度在皮肤表面轻轻刮拭，沿着特定的经络或穴位进行单方向刮拭，以促进血液循环和淋巴循环。刮拭时需要注意力度适中，以患者感到舒适为宜，避免过度用力导致皮肤损伤。

（四）禁忌证

1. 有心脏病的患者　刮痧会促进血液循环，增加心脏负担，因此，有心脏病的患者不建议刮痧。

2. 空腹和饱餐后　饥饿状态下刮痧容易引发低血糖反应，饱餐后刮痧则容易引发呕吐，因此，这两种情况下应避免刮痧。

3. 皮肤病患者　患有斑疹、丘疹、红斑等皮肤病的患者，刮痧会对皮肤造成伤害，加重病情，因此，这类患者也不适合刮痧。

4. 其他情况　糖尿病、白血病、贫血等疾病的患者，刮痧时所产生的皮肤出血不容易愈合，还可能引发其他严重后果，因此，这类患者也需谨慎刮痧。

（五）注意事项

（1）注意力度和角度：刮痧时应该注意力度适中，不要过于用力或速度过快。同时要注意刮痧的角度和皮肤的角度平行，以避免对皮肤造成伤害。

（2）注意身体反应：刮痧后，皮肤可能会出现红、肿、热、痛等反应，这是正常的现象。但是，如果反应过于强烈或者持续时间过长，应该及时停止刮痧，并咨询医生的建议。

（3）避免感染：刮痧后应避免立即洗澡，以免湿气进入身体引发疾病。同时，刮痧后可以多喝热水，有助于新陈代谢将毒素排出体外。

二、拔罐

拔罐法是一种以罐为工具的中医疗法，通过燃烧、抽气等方法产生负压，使罐吸附于体表，造成局部瘀血，以达到通经络、行气活血、消肿止痛、祛风散寒等作用。

（一）适应证

1. 呼吸系统疾病　如急性及慢性支气管炎、哮喘、肺水肿、肺炎、胸膜炎等，可以在大杼、风门、肺俞、膺窗等穴位进行拔罐。

2. 消化系统疾病　如急性及慢性胃炎、胃神经痛、消化不良、胃酸过多等,可以在肝俞、脾俞、胃俞、章门等穴位进行拔罐。

3. 神经系统疾病　如神经性头痛、枕神经痛、肋间神经痛、坐骨神经痛、颈肌痉挛等,可以选择大椎、大杼、天柱、至阳、肩井、肩中俞、身柱等穴位进行拔罐。

4. 妇科疾病　如痛经、闭经、产后缺乳、月经过多、盆腔炎等疾病,可以选择秩边、腰俞、关元俞、肾俞、阿是穴等穴位进行拔罐。

5. 循环系统疾病　如心律不齐、冠心病、心脏供血不足、高血压等,可以选择心俞、膈俞、膏肓俞、章门、委中、承山、足三里等穴位进行拔罐。

(二)物品准备

治疗盘;火罐(玻璃罐、竹罐、陶罐);止血钳;酒精棉球或纸片;火柴或打火机;润滑剂(凡士林、液状石蜡、植物油等);针具(在拔罐治疗时,有时需要针罐、刺血罐等,需要准备毫针、三棱针、梅花针)。

(三)操作方法

(1)根据需要选择合适的拔罐部位,如背部、腰部、腹部等,并选择合适的罐具,如玻璃罐、竹罐、陶罐等。

(2)用酒精棉球或纸片对拔罐部位进行消毒,消毒液可以使用75%酒精或碘伏等。

(3)使用火柴或打火机等工具,点燃酒精棉球或纸片。

(4)将火源引入罐内,使其充分燃烧,待火源熄灭后,迅速将罐具吸附于拔罐部位,保持罐口与皮肤之间的适宜距离,以免烫伤皮肤。

(5)拔罐后需要留罐 5～10 min,以使罐具对皮肤产生充分的负压作用,从而产生拔罐效果。

(6)在留罐时间结束后,用一手扶好罐,另一手按压罐口周围的皮肤,使罐松动易取下。切不可直接硬拔,以免损伤皮肤。

(7)整理用物。使用过的酒精棉球或纸片应放在小口瓶中保存,以免引起火灾。

(四)禁忌证

1. 血小板减少性疾病　血小板减少的患者拔罐很有可能导致出血加重。

2. 严重贫血　贫血的患者拔罐可能会导致贫血加重,还可能引起面色苍白、头昏眼花等症状。

3. 心力衰竭　心力衰竭本身会导致乏力和呼吸困难症状,还会引发心慌,拔罐过程中血流通较快,心力衰竭的患者拔罐可能会造成呼吸困难。

4. 皮肤外伤　拔罐过程会造成皮下破损,而且拔罐的吸力比较大,如果皮肤有外伤容易引起伤口出现溃烂,还会刺激皮肤导致皮肤不易愈合。

(五)注意事项

(1)拔罐时需要注意室内温度,避免患者受凉。

（2）拔罐时需要随时观察患者的反应情况，如出现不适症状应及时处理。

（3）使用酒精棉球或纸片时应注意安全，不要将火源靠近易燃物品，以免引起火灾。

（4）润滑剂在使用时应避免涂在罐口以外的皮肤上，以免引起皮肤不适。

第五节　穴位埋线与穴位贴敷

一、穴位埋线

穴位埋线是一种根据针灸学理论，通过针具和药线在穴位内产生刺激经络、平衡阴阳、调和气血、调整脏腑，达到治疗疾病的目的的疗法。

（一）适应证

1.呼吸系统疾病　如感冒、咳嗽、哮喘等。

2.消化系统疾病　如胃炎、肠炎、便秘等。

3.神经系统疾病　如头痛、失眠、神经痛等。

4.妇科疾病　如痛经、月经不调、乳腺增生等。

5.皮肤病　如黄褐斑、湿疹、银屑病等。

6.其他疾病　如单纯性肥胖、脑血管意外后遗症等。

（二）物品准备

1.针具　包括普通针灸针、埋线针、三角缝合针等。

2.导线　包括羊肠线、丝线等，用于埋入穴位。

3.辅助物品　包括消毒液、酒精棉球、镊子、剪刀、注射器、手术手套等。

（三）操作方法

根据患者的病情和需要，选择合适的穴位，用记号笔进行标记。用碘伏或酒精棉球对穴位周围的皮肤进行消毒，确保无菌操作。用埋线针或其他针具按照标记的穴位刺入，深度根据具体情况而定。将导线从针具的另一端引入，退出针具，然后将导线埋入穴位内。用埋线针或其他工具将导线固定在穴位内，确保导线不会移动或脱落。在埋线完成后，对创口再次进行消毒，并贴上创可贴或其他适当的敷料。

（四）禁忌证

瘢痕体质、皮肤有破损、溃疡者，过敏体质者、有严重心脏疾病患者、妊娠期及月经期女性、有出血倾向者，过饥过饱、精神紧张者禁用此法。

（五）注意事项

（1）埋线后 24 h 内不能沾水，不能洗澡、游泳、汗蒸等。

（2）埋线后注意保暖。

二、穴位贴敷

穴位敷贴是一种将药物直接贴在穴位上治疗疾病的方法。在制作穴位敷贴时,通常会将药物研成细末,然后用水、醋、酒、蛋清、蜂蜜、植物油、清凉油、药液等调成糊状,或者将呈凝固状的油脂(如凡士林等)、黄醋、米饭、枣泥制成软膏、丸剂或饼剂,或者将中药汤剂熬成膏,或将药末散于膏药上,再直接贴敷在穴位、患处(阿是穴)上。这种方法可以刺激穴位,使药物的有效成分被人体吸收,从而达到治疗疾病的目的。

(一)适应证

1.消化系统疾病　如慢性胃炎、消化不良、腹泻、便秘等,可以选择神阙穴进行贴敷。

2.呼吸系统疾病　穴位敷贴可发挥宣发肺气、止咳平喘的功效,可选择中府穴、云门穴进行贴敷,治疗慢性支气管炎、变应性鼻炎、哮喘等疾病。

3.风湿免疫性疾病　如风湿性关节炎、骨性关节炎等疾病,穴位贴敷可以起到一定的疏通经络、活血化瘀的作用,可选择关节附近穴位,搭配对症药物进行贴敷。

4.妇科疾病　如果是慢性盆腔炎一般迁延难愈,患者素体偏虚,可以取任脉腧穴调畅气机,以增强人体抵抗力来辅助治疗疾病。还可以使用穴位敷贴神阙穴,来起到暖宫行血、温经散寒的作用。另外,穴位敷贴于百会穴,具有升阳固摄的作用,可以辅助治疗子宫下垂等问题。

此外,中医还常使用"三九贴""膏方""三伏贴"等养生保健良方,通过穴位敷贴达到预防和治疗多种慢性疾病、增强体质的目的。

(二)物品准备

医用无纺布敷贴;中草药粉末或药膏;消毒用品(如碘伏、酒精等,用于消毒皮肤和器械)。

(三)操作方法

1.清洁相应穴位和皮肤　在敷贴前,需要清洁需要敷贴的穴位和周围的皮肤,保持干燥和干净。

2.准备药物和工具　根据治疗需要,准备好相应的药物和工具,如无纺布敷贴、中草药粉末或药膏、针灸针、拔罐器等。

3.贴敷药物　将中草药粉末或药膏放在无纺布敷贴上,然后将敷贴贴在相应的穴位上。如果需要使用针灸针或拔罐器,可以在贴敷前刺破穴位或拔罐,以增强效果。

4.固定敷贴　贴敷后,使用胶布或绷带等固定敷贴,防止药物和敷贴脱落。根据需要,可以调整药物和敷贴时间。一般来说,敷贴时间为 2~4 h,但也可以根据个人体质和病症调整时间。

5.取下敷贴　在敷贴时间到达后,轻轻取下敷贴,注意不要过于用力或摩擦皮肤。

(四)注意事项

1.注意贴敷时间　儿童贴敷时间不超过 2~6 h,成人贴敷时间不超过 4~8 h。

2.注意皮肤护理　贴敷过程中不能碰水,避免在贴敷后 24 h 内进行洗澡,防止感染。

3.避免剧烈运动　贴敷过程中应避免剧烈运动,防止药物脱落或引起皮肤不适。

4.注意饮食调整　贴敷期间应避免食用生冷瓜果、不易消化或刺激类食物,腹泻患者不能食用牛奶等高蛋白食物。

5.避免重复使用　每个穴位只能贴一次,不能重复使用,以免感染和药物残留影响疗效。

6.注意观察反应　局部皮肤如出现轻度刺激或轻度皮肤过敏现象,可以适量涂抹抗过敏药膏,如出现明显不适,应立即取下药贴并及时就诊。

第六节　耳穴压豆

耳穴压豆法,也称为耳穴压籽法,是一种用压丸刺激耳郭穴位来达到治疗疾病的方法。这种治疗方法是通过对耳郭穴位施加刺激,促进耳郭穴位处的血液循环,调节人体脏腑功能,达到治疗疾病的目的。

(一)适应证

耳穴压豆法主要用于治疗各种疼痛性病症,如头痛、颈椎痛、腰腿痛、关节痛等。同时,对于一些消化系统、呼吸系统、内分泌系统等疾病也有很好的疗效,如胃痛、便秘、咳嗽、哮喘、失眠等。此外,对于一些妇科疾病、儿科疾病等也有一定的疗效。

(二)物品准备

1.耳穴贴　将压丸贴在耳郭上的专用胶贴。

2.压丸　用药物或其他材料制成的小球状物,用于刺激耳郭穴位。

3.探棒　用于寻找耳郭上的穴位。

4.棉签和酒精　用于清洁耳郭和消毒。

(三)操作方法

选取适当的耳郭穴位,使用探棒轻轻按压所选穴位,找到敏感点,将耳穴贴贴在所选穴位上,使用压丸轻轻压迫耳穴贴,使其贴紧并刺激穴位。根据需要,可重复使用压丸或更换其他穴位。

(四)禁忌证

有以下情况者,禁用耳穴压豆法:①有严重心、肝、肺、肾疾病的患者;②患有一些感染性疾病或炎症的患者;③妊娠期女性;④有皮肤过敏或破损的患者。

(五)注意事项

充分了解患者的身体状况和病史,确保患者适宜接受该治疗;避免患者疼痛或刺激过度。在治疗过程中,需要保持清洁和卫生,避免感染和炎症的发生;对于一些特殊体质的患者需要特别注意观察患者的反应情况,避免过敏反应的发生。

第七节 中医情志疗法

中医情志疗法以中医七情学说理论为指导,通过穴位按摩、宁神静志、暗示诱导、中药怡神法、情志相胜、形神兼备法,顺情从欲、怡情养性法,循序渐进,实现整体有机调节。

(一)概述

1.治疗机制 情志疗法治疗机制主要是通过调节体内气机的升降出入,以调整脏腑功能,治病求本。同时,情志疗法还强调心神的主导作用,注重情志的调理和药物治疗的结合,以及天人合一的治疗思想。

2.特点 强调整体观念、注重心神调理、提倡辨证施治、注重预防和调护等。

3.应用原则 注重预防、强调心神调理、注重情志调理与药物治疗的结合、注重个体差异和因人施治等。

4.常用方法

(1)五志相胜疗法:利用五行相生相克的原理,采用喜、怒、忧、思、恐五种情志的调摄和平衡,以调整人体阴阳平衡。

(2)言语开导疗法:通过言语引导,对患者进行心理疏导和调适,以达到舒缓情绪、缓解压力的目的。

(3)清心静神疗法:通过清心静神的调节方法,如冥想、静坐、气功等,使患者心神安宁,缓解心理压力和焦虑症状。

(4)疏导宣泄疗法:通过引导患者表达内心的情感和情绪,以及进行针对性的心理疏导和干预,以达到缓解心理压力、改善情绪的目的。

(二)适应证

情志疗法既可以作为主要手法进行疾病调理,也可以作为辅助手法用于对身心健康的调理,在临床治疗中从情志角度发现与解决问题,有助于提高治愈率。中医情志疗法对疼痛性疾病、气滞型疾病(如肺结节、乳腺结节、乳腺增生等)、焦虑症、抑郁症、心脏早搏、包括一些癌症都有较好的治疗效果。

(三)禁忌证

1.精神疾病患者 如精神分裂症、躁狂症等患者,不宜使用情志疗法。

2.意识障碍患者 如昏迷、休克等患者,无法配合情志疗法的要求。

3.体质虚弱患者 如久病体虚、气血不足等患者,不宜使用情志疗法。

4.过敏体质患者 如对某些情志疗法中的疗法存在过敏反应者,不宜使用相应疗法。

（四）操作方法

1. 了解患者情况　了解患者的病情、病史、性格特点、生活习惯等情况,以便制定针对性的情志治疗方案。

2. 与患者沟通　与患者建立良好的沟通关系,了解患者的心理状态和需求,引导患者表达内心的情感和情绪。

3. 制定治疗方案　根据患者的具体情况,制定相应的情志治疗方案,包括治疗目标、方法、时间等方面的规划。

4. 实施治疗　按照制定的治疗方案,采用相应的情志疗法进行治疗,如五志相胜疗法、言语开导疗法、清心静神疗法、疏导宣泄疗法等。

5. 观察记录　在治疗过程中,观察患者的反应情况,记录治疗效果和变化情况,以便及时调整治疗方案。

6. 评估总结　治疗结束后,对治疗效果进行评估总结,分析治疗效果的原因和经验教训,以便不断改进和提高情志疗法的疗效。

（五）注意事项

1. 重视心理疏导　情志疗法注重心理疏导和调适,因此,要重视对患者进行心理疏导和干预,以达到缓解情绪、改善心理状态的目的。

2. 关注个体差异　不同的患者有不同的心理特点和需求,因此,要关注个体差异。

第五章

常见老年疾病诊疗与护理

第一节 神经系统疾病

一、脑卒中

流行病学

　　脑卒中,又称脑血管意外(CVA),是一种急性脑血管疾病,是由于脑部血管突然破裂或因血管阻塞导致血液不能流入大脑而引起脑组织损伤的一组疾病,包括缺血性脑卒中和出血性脑卒中。我国是世界上脑卒中发病率较高的国家,每年有超过 200 万新发病例,研究表明从 1990 年到 2017 年,脑卒中的发病率、患病率、死亡率有所下降,但新发脑卒中、因脑卒中死亡或致残的绝对人数却几乎增加 1 倍,持续增加的脑卒中患病数给患者及其家庭和社会带来了巨大的负担,及时精准的康复诊疗和全面的康复护理作用逐渐凸显。

发病机制

　　1.青年脑卒中　　10%～15%的脑卒中发生在 25～49 岁的成年人中。颅外颈动脉或椎动脉夹层是常见的、重要的原因。

　　2.缺血性脑卒中　　约85%的脑卒中是缺血性脑卒中,主要由脑小血管病(CSVD)、心脏栓塞和大动脉疾病(动脉粥样硬化)引起。

　　3.心源性脑卒中　　约25%的缺血性脑卒中是由心源性栓塞[主要是心房颤动(AF)]引起,其风险随着年龄的增长而增加。在脑卒中患者中,阵发性 AF 比持续性 AF 更为普遍。

　　4.大动脉疾病　　约20%的缺血性脑卒中是由大脑大动脉(主要是颅外颈动脉)狭窄或闭塞引起的。动脉硬化斑块破裂导致原位血栓形成和远端栓塞。此外,颈动脉斑块破裂导致血小板广泛活化和复发事件非常常见。

　　5.隐源性脑卒中　　在 20%～30%的缺血性脑卒中患者中,未发现病因。这些脑卒中可能与未经确诊的心源性栓塞疾病、高凝状态、卵圆孔未闭引起的反常栓塞、亚狭窄性动脉粥样硬化性疾病、非动脉粥样硬化性动脉病变、隐匿性消遣性药物使用或未确诊的遗传疾病或风险有关。

6.脑出血(ICH) 自发性(非外伤性)ICH在解剖学上可分为深部脑出血和脑叶出血。深部脑出血约占ICH病例的2/3,大多发生在基底神经节和内囊(35%～70%)或脑干(5%～10%)。5%～10%的ICH位于小脑,其余为脑叶皮质、皮质下叶性,常接近或到达大脑凸面。高血压(深穿支)动脉病(CSVD)是导致深部脑出血的最重要原因,同时也会导致脑叶出血。

临床特征

脑卒中的最常见症状为一侧面部、上肢或下肢突然感到无力,猝然昏扑,不省人事。其他症状:①突然出现一侧面部、上肢或下肢麻木,或突然发生口眼歪斜、偏瘫;②神志恍惚、说话或理解困难;③单眼或双眼视物困难;④行路困难、眩晕、失去平衡或协调能力;⑤无原因的严重头痛;⑥昏厥等。

诊断标准

急性缺血性脑卒中的诊断标准:①急性起病;②局灶神经功能缺损(一侧面部或肢体无力或麻木,语言障碍等),少数为全面神经功能缺损;③影像学出现责任病灶、症状或体征持续24 h以上;④排除非血管性病因;⑤头颅、CT或磁共振成像(MRI)排除脑出血。

急性出血性脑卒中的诊断标准:①急性起病。②局灶神经功能缺损症状(少数为全面神经功能缺损),常伴有头痛、呕吐、血压升高及不同程度意识障碍。③头颅CT或MRI显示出血灶。④排除非血管性脑部病因。

治疗与护理

(一)治疗

脑卒中的救治效果具有极强的时间依赖性,急性期脑卒中患者若能得到及时有效的治疗,可大大降低病死率和致残率。对于缺血性脑卒中,溶栓治疗可以使13%的患者迅速痊愈,20%的患者显著改善;取栓可以使50%的患者病情改善。但溶栓和取栓都有严格的时间窗,每延误约1 min,就会有约190万个脑细胞死亡。我国目前缺血性脑卒中溶栓率仅为7%,93%的患者错过了治疗的黄金时间,所以提高公众脑卒中急救意识至关重要。

1.卒中绿色通道 一旦疑似脑卒中,需立即进入卒中绿色通道:先救治,后缴费;检查、取药优先。立即进行心电图、血常规、血糖和头颅CT检查。对符合静脉溶栓或取栓标准的患者,简洁明了地与患者和(或)家属沟通后立即进行治疗。国家卫生健康委脑卒中防治工程委员会要求脑卒中中心从患者进入医院到静脉溶栓开始用药的时间(DNT)在60 min以内,取栓患者从进入医院到穿刺成功的时间(DPT)要求在90 min以内。无溶栓或取栓条件的医院需尽快将患者转入有条件的脑卒中中心。

2. 静脉溶栓治疗　是最为有效的恢复脑血流的措施。在发病 4.5 h 内有适应证的缺血性脑卒中患者可用重组组织型纤溶酶原激活剂（rt-PA）（阿替普酶）、6 h 内用尿激酶静脉溶栓治疗。《欧洲卒中组织急性缺血性脑卒中静脉溶栓指南》（2021 年版）建议将 rt-PA 静脉溶栓时间窗扩展为发病后 4.5~9 h，但需头颅 CT 或磁共振成像证实核心/灌注区域失配。rt-PA 溶栓后结局：13% 恢复正常，20% 明显改善，65% 无变化，2% 加重，1% 严重残疾或死亡。

3. 急诊血管内手术治疗　包括桥接、机械取栓、血管成形和支架术，用于大血管病变患者，通过血栓抽吸、支架取栓等方式实现血管再通。可与溶栓治疗联用，发病 6 h 内的患者，可行桥接（先溶栓后血管内治疗）/血管内取栓治疗；发病 6~24 h 内的患者，经过多模影像评估，符合适应证的患者可行血管内治疗。

4. 缺血性脑卒中的其他急性期治疗　溶栓、取栓患者术后应密切观察病情变化，按时间节点进行美国国立卫生研究院卒中量表（national institutes of health stroke scale，NIHSS）评分，评估有无再梗死或出血现象。丁苯酞（注射液和胶囊）可开放侧支循环、保护线粒体，依达拉奉可清除自由基、抗兴奋性氨基酸毒性，二者都被证实可改善缺血性脑卒中患者的神经功能，改善预后。

5. 非心源性缺血性脑卒中患者的抗血小板聚集治疗　①可选用阿司匹林（50~325 mg/d）或氯吡格雷（75 mg/d）单药抗血小板治疗。出血风险高的患者可选用吲哚布芬、西洛他唑。②轻型缺血性脑卒中患者，应在发病 24 h 内启动双联抗血小板治疗（dual anti platelet therapy，DAPT）（阿司匹林 100 mg/d 联合氯吡格雷 75 mg/d），持续 21 d 后可改为单药。③发病 30 d 内伴有症状性颅内动脉严重狭窄（狭窄率 70%~99%）的缺血性脑卒中或短暂性脑缺血发作（transient ischemicat tack，TIA）患者，应尽早给予阿司匹林联合氯吡格雷治疗 90 d，再改为单抗治疗。④对于中、高危复发脑卒中患者，在发病 24 h 内启动 DAPT，并持续 21 d，后可改为单药氯吡格雷 75 mg/d，总疗程为 90 d；然后阿司匹林（100 mg/d）或氯吡格雷（75 mg/d）单抗长期用药。

6. 心源性脑卒中患者的抗栓治疗　对伴有心房颤动的缺血性脑卒中或 TIA 患者，推荐使用华法林或新型口服抗凝剂（达比加群、利伐沙班、阿哌沙班等）治疗，预防血栓栓塞再发。不适合抗凝治疗的患者可选择阿司匹林（100 mg/d）或氯吡格雷（75 mg/d）抗血小板治疗。

7. 出血性脑卒中的急性期治疗　头颅 CT 确诊为脑出血或蛛网膜下腔出血后应尽快转至有治疗条件的神经外科或神经内科。急性期控制血压和稳定生命体征，尽快明确病因，根据病情采取保守或手术治疗：①脑出血进行微创穿刺引流术或开颅手术；②蛛网膜下腔出血针对动脉瘤等病因进行血管内治疗或夹闭术治疗以防再出血，同时积极控制相关并发症。

8. 脑卒中的康复治疗

（1）运动功能的康复训练包括传统的肌力增强训练、关节活动范围训练、神经生理学方法、本体感觉性神经肌肉促进法等,以及强制性运动疗法、减重步行训练、运动再学习方案等。感觉障碍:可进行特定的感觉训练和感觉关联性训练,也可采用经皮电刺激联合常规治疗,以提高患者的触觉、肌肉运动知觉等感觉能力。

(2)语言功能:尽早由言语治疗师对存在交流障碍的脑卒中患者从听、说、读、写等几个方面进行评价,针对语音和语义等障碍进行康复治疗。

(3)认知和情绪障碍:首先使用简易精神状态检查量表(MMSE)、蒙特利尔认知评估量表(MoCA)等进行认知功能评定,脑卒中后焦虑抑郁可通过汉密尔顿焦虑量表(HAMA)、汉密尔顿抑郁量表(HAMD)进行筛查。可使用胆碱酯酶抑制剂等改善脑卒中后认知功能。脑卒中后情绪障碍可选用选择性5-羟色胺再摄取抑制剂如西酞普兰等经典抗抑郁药物或舒肝解郁胶囊、解郁丸等中成药,以及心理治疗。

(4)吞咽障碍:可应用"Shaker"疗法、热触觉刺激、神经肌肉电刺激等方法进行吞咽功能训练,对不能经口维持足够营养和水分者,应考虑肠内营养(经鼻胃管、鼻肠管或经皮内镜下胃造瘘)。

(5)尿便障碍:①使用尿管超过48 h将增加尿道感染的风险,建议尽早拔除;②如需继续使用,建议用有抗菌作用的导尿管如银合金涂层导尿管;③还需要为尿便障碍的患者制订和执行膀胱、肠道训练计划。

(二)护理

1. 气道护理 ①清醒患者:评估咳嗽咳痰能力,鼓励其自主深呼吸及咳嗽。②意识障碍的患者:保持呼吸道通畅,采取侧卧位或头偏向一侧,并将头部抬高30°;避免或减轻舌根后坠,注意有无呼吸障碍、发绀及气道分泌物增加等现象,至少2 h给予翻身叩背。

2. 预防跌倒 能下床活动的患者,给予合适的衣物,下床前应确认已穿防滑鞋,并于床边静坐至少1 min后才下地行走,助行器应放在床边易取的位置,家属应在旁给予活动协助。

3. 营养支持 ①有完全进食能力者(不需人员协助、不需食物选择和环境配合),鼓励自行进食,指导摄入低脂肪、低盐、高维生素、高纤维素食物。②只有部分进食能力患者,给予协助进食,食物选择糊状食物,饮水加凝固粉增稠,进食时应坐起或半坐卧,头部前仰,进食时禁用吸管,应使用小勺子,将食物送至口腔健侧近舌根处,进食环境安静让患者保持精神集中,进食速度易缓慢,勿催促。

4. 排泄护理 ①能自行控制的患者给予鼓励协助,如提供尿壶、便盆等。②尿失禁患者:尽量使用接尿器、尿套收集尿液,定时给予便器,锻炼患者排尿意识,指导患者盆底部肌肉运动,如收缩肛门。③便秘护理:晨起空腹饮水、日常多进食高纤维食物,养成定时排便习惯,必要时可以使用开塞露纳肛,平日可自脐周由内向外顺时针做腹部按摩,促进胃肠蠕动,预防便秘。④大便失禁护理:注意收集大便,预防肛周皮炎,保持肛周皮肤清洁干燥,若有发红或破溃可以使用造口粉加液体敷料进行换药。

5. 预防及护理并发症 ①预防压力性损伤:注意受压部位皮肤的观察保护。比如枕部,肩胛骨、脊椎隆突处、骶尾部、手肘部、足跟等。经常为患者翻身、擦洗、按摩,保持衣物及床单平整,清洁,可使用气垫床,应用软枕等垫在身体的空隙处和骨突处起到减压的作用。②预防坠积性肺炎:注意抬高床头 30°,翻身时给予叩背,鼓励指导深呼吸、咳嗽。③预防深静脉血栓:长期卧床患者抬高下肢 20°～30°,尽量避免膝下垫枕或过度曲髋影响静脉回流,增加患者下肢的活动(屈伸下肢、足踝的环转运动、被动按摩腿部比目鱼肌和腓肠肌等)。④心理疏导:根据患者意识、病情、理解能力及心理状态做好心理护理,给予心理支持,如昏迷患者给予肢体语言支持,清醒患者给予安慰、鼓励、解释性等语言支持,有心理问题患者视情况给予疏导、暗示等治疗性语言支持等。注意减轻患者的心理负担。

二、脊髓损伤

流行病学

1. 发病率　美国脊髓损伤(SCI)中外伤性 SCI 的发病率相对恒定,每年约 12 000 例,世界其他地方的 SCI 发生率一直低于美国。

2. 年龄、性别　SCI 多数发生于 16～30 岁,但随着时间的推移,发病的平均年龄在逐渐增长。

成年男性发生创伤性脊髓损伤通常较女性更多,比例为 4∶1,在儿童性别差异不明显。

3. 受伤的原因　机动车事故名列榜首(约占 42%),随后依次是坠落伤(约占 27%)、暴力事件(主要是枪伤)(约占 15.3%)、休闲体育活动(约占 7.4%)。

4. 并发症状　脊髓损伤往往合并其他严重的损伤,最常见的包括骨折(如肋骨、长骨)、意识丧失、创伤性气胸等。

5. 神经平面和损伤程度　外伤性 SCI 中最常见的是颈部(C)损伤(约 50%),其次是胸部(T)、腰部(L)和骶部(S)损伤。据统计,C_5 节段是最常见的损伤平面,其次是 C_4、C_6、T_{12}、C_7 和 L_1。

美国 SCI 统计中心数据库显示:不完全性四肢瘫约占 34%,完全性截瘫约占 23%,不完全性截瘫约占 18.5%,完全性四肢瘫约占 18.3%。儿童 SCI 比成人更易造成截瘫和完全性神经损伤。

6. 预期寿命　受伤后,尤其是严重损伤的患者伤后第一年的死亡率明显高于随后的几年。50 年来,SCI 患者的预期寿命已有明显提高,但仍低于正常人。

7. 死亡原因　SCI 后的呼吸系统疾病是主要致死原因,其中肺炎最常见。心脏病位居第二,再其次是败血症(常与压力性损伤、泌尿系统或呼吸道感染有关)和癌症。年轻患者和截瘫患者自杀率最高。

发病机制

研究表明,SCI 有两种损伤机制参与,即原发性损伤(包括机械损害、出血等)和继发性损伤。原发性损伤被动地发生在损伤后短时间内(一般认为4 h内),是不可逆的。而继发性损伤是在原发性损伤后的数分钟至数日内逐渐形成,并伴随一系列的细胞内代谢和基因改变,有时继发性损伤产生的组织破坏程度甚至超过原发性损伤。

由于继发性损伤具有可干预性,可以通过早期、积极、正确的医疗干预来预防和减轻。因此,如何对其发病机制进行研究并给予有效的治疗策略,成为近些年来关注的热点。继发性损伤的机制较多,主要有血管机制、自由基损伤机制、兴奋性氨基酸作用机制、细胞凋亡机制、钙介导机制和一氧化氮作用机制等。

1. 血管机制   SCI后的血管改变为即刻的、延迟的局部效应和系统效应。局部效应包括微循环进行性下降、脊髓血流自动调节紊乱及脊髓血流量(SCBF)下降。系统效应包括全身性低血压、神经源性休克、外周阻力降低及心输出量减少。

2. 自由基损伤机制   脊髓组织富含脂类物质,对脂质过氧化反应极为敏感。生理状态下,人体为维持各种细胞和亚细胞结构的完整性,虽产生一定自由基(FR),但内源性氧化系统如超氧化物歧化酶(SOD)、过氧化氢酶(CAT)可以有效地消除FR。SCI后,通过多种环节可使FR增高。FR增高,一方面使脊髓组织的脂质过氧化反应得以不受抑制的进行,破坏脂质结构的细胞膜或细胞器膜的破坏通透性和完整性,最终引起细胞死亡;另一方面,自由基可抑制前列腺素,使前列腺素的合成抑制不能对抗内皮素的血管收缩作用,导致血管痉挛与闭塞。

3. 兴奋性氨基酸作用机制   兴奋性氨基酸(EAA)包括谷氨酸(Glu)、天冬氨酸(Asp)。在生理情况下发挥神经递质作用;但在病理情况下则具有神经毒性作用。EAA参与SCI继发损伤机制分两方面:一方面,SCI后EAA大量释放,导致神经细胞的通透性改变,Na^+、H_2O内流致细胞毒性水肿;另一方面,伤后EAA大量释放,过度激活NMDA受体,使受体依赖性Ca^{2+}通道大量开放,导致Ca^{2+}内流而引起神经元迟发性损伤。

4. 细胞凋亡机制   细胞凋亡是指细胞在一定条件下的主动程序性死亡。众多研究证实,SCI后4~24 h即出现大量神经元及胶质细胞凋亡。胶质细胞还具有生成神经营养因子、清除氧自由基、支持神经元存活等作用。有研究表明:细胞因子TNF-α在胶质细胞的凋亡中起重要作用,损伤后TNFR1受体的下调能减少TNF-α使胶质细胞凋亡的作用。凋亡的胶质细胞未表达特异性的酸性胶质蛋白(星形胶质细胞的特异性蛋白,CRAF),而形态学表现为少突胶质细胞。少突胶质细胞分布在脊髓灰、白质中,在白质的纤维之间排列成行,它们包绕轴突,形成髓鞘;少突胶质细胞凋亡使有髓神经纤维发生脱髓鞘,轴索瓦氏变性,继而留下胶质瘢痕。

5. 一氧化氮作用机制   一氧化氮(NO)是一种重要的信使分子,SCI后产生过量的NO可加重脊髓继发性损伤。NO作为杀伤分子参与神经细胞毒性的机制为:①介导兴奋性氨基酸的神经毒性。②与超氧阴离子反应,形成毒性很强的过氧化硝基阴离子及羟自由基,引起广泛的脂质过氧化及蛋白质酪氨酸硝基化反应。③与细胞内许多酶的铁硫中心结合,干扰DNA双链,影响其转录翻译。

6. 其他   继发性损伤的机制还有细胞内Ca^{2+}超载、神经肽机制、内皮素作用机制、前列腺素作用机制等。这些机制在脊髓继发性损伤中相互交错、级联,共同发挥重要作用。

临床特征

1. 感觉障碍 脊髓完全损伤者受损平面以下各种感觉均丧失,部分损伤者则视受损程度不同而保留部分感觉。

2. 脊髓休克 脊髓受损后,损伤平面之下完全性迟缓性瘫痪,各种反射、感觉及括约肌功能消失,数小时内开始恢复,2～4周完全恢复。较严重的损伤有脊髓休克的过程,一般在3～6周后才逐渐出现受损水平以下的脊髓功能活动。在脊髓休克期很难判断脊髓受损是功能性的还是器质性的。但受伤当时或数小时内即有完全性的感觉丧失,特别是肢体瘫痪伴有震动觉的丧失,提示有器质性损伤。脊髓休克时间越长,说明脊髓损伤程度越严重。

3. 运动功能异常 横贯性损伤,在脊髓休克期过后,受损平面以下的运动功能仍完全消失,但肌张力高,反射亢进;部分损伤者则在休克期过后逐步出现部分肌肉的自主活动。脊髓损伤后出现受损节段支配肌肉的松弛、萎缩及腱反射消失等下运动神经元损伤的体征时,有定位诊断的意义。

4. 自主神经功能紊乱 常可出现阴茎异常勃起、霍纳(Horner)综合征、麻痹性肠梗阻、受损平面以下皮肤不出汗及有高热等。

5. 反射活动异常 休克期过后,受损平面以下肢体反射由消失逐渐转为亢进,张力由迟缓转为痉挛。脊髓完全性损伤为屈性截瘫,部分性损伤呈现伸性截瘫。有时刺激下肢可引起不可抑制的屈曲与排尿,叫总体反射。

6. 膀胱功能异常 ①脊髓休克期为无张力性神经源性膀胱;②脊髓休克逐渐恢复后表现为反射性神经源性膀胱和间隙性尿失禁;③脊髓恢复到反射出现时,刺激皮肤会出现不自主的反射性排尿,晚期表现为挛缩性神经源性膀胱。

诊断标准

脊髓损伤是一种严重的神经系统损伤,造成严重的生理和功能障碍。对脊髓损伤的诊断主要包括以下几个方面。

1. 症状和体征 脊髓损伤的主要症状和体征包括肢体麻木、无力、感觉异常、尿便障碍、肌肉痉挛等,医生可以通过对这些症状和体征的观察来初步判断是否存在脊髓损伤。

2. 影像学检查 影像学检查是诊断脊髓损伤的重要手段,包括X射线、CT、MRI等多种检查方法。通过这些检查可以清晰地观察到脊髓的结构和损伤程度,对于指导治疗和判断预后都具有重要意义。

3. 神经功能评估 通过神经功能评估可以进一步确定脊髓损伤的类型和程度,并为治疗提供重要的参考。常用的评估方法包括美国脊髓损伤协会(American Spinal Injury Association,ASIA)评分法和国际脊髓损伤神经功能评估标准(International Standards for

Neurological Classification of Spinal Cord Injury,ISNCSCI)。

4.病因诊断　脊髓损伤的病因多种多样,可能是创伤、炎症、肿瘤、血管病等引起的。对于不同的病因,治疗策略也有所不同,因此,进行病因诊断对于治疗和预后评估也非常重要。

综上所述,脊髓损伤的诊断标准是一个综合性的诊断体系,需要医生综合运用不同的诊断手段,进行全面的评估和判断。

治疗与护理

(一)治疗

1.基本治疗

(1)合适的固定:防止因损伤部位的移位而产生脊髓的再损伤一般先用颌枕带牵引或持续的颅骨牵引。

(2)减轻脊髓水肿和继发性损害

1)地塞米松:10～20 mg 静脉滴注,连续应用 5～7 d 后,改为口服,每日 3 次,每次 0.75 mg,维持 2 周左右。

2)甘露醇:20% 甘露醇 250 mL 静脉滴注,每日 2 次,连续 5～7 次。

3)甲泼尼龙冲击疗法:首剂量为 30 mg/kg,15 min 静脉注射完毕,休息 45 min,在以后 23 h 内以 5.4 mg/(kg·h)剂量持续静脉滴注。本法只使用于受伤后 8 h 内者。

4)高压氧治疗:据动物实验,伤后 2 h 进行高压氧治疗效果最好,这显然不适合于临床病例。根据实验结果,一般伤后 4～6 h 内应用也可收到良好的效果。

(3)手术治疗:手术只能解除对脊髓的压迫和恢复脊椎的稳定性,无法使损伤的脊髓恢复功能。手术的途径和方式视骨折的类型和致压物的部位而定。

手术指征:①脊椎骨折,脱位有关节突交锁者。②脊柱骨折复位不满意或仍有脊柱不稳定因素存在者。③影像显示有碎骨片凸出至椎管内压迫脊髓者。④截瘫平面不断上升,提示椎管内有活动性出血者。MRI 显示脊髓内有出血者可在脊髓背侧正中切开脊髓至中央沟,清除血块与积液,有利于水肿的消退。手术后的效果术前年年难以预料,一般而言,手术后截瘫指数可望至少提高一级,对于完全性截瘫而言,提高一级并不能解决多少问题,对于不完全性截瘫而言,提高一级意味着可能提高生活质量。

2.综合治疗

(1)物理治疗:主要是改善全身各个关节活动范围和残存肌力增强训练,以及平衡协调动作和体位交换及转移动作(如卧位到坐位、翻身、从床到轮椅、从轮椅到厕所马桶等移动动作)。

(2)作业治疗:主要是日常生活动作(如衣、食、住、行的基本技巧),职业性劳动动作,工艺劳动动作(如编织等),使患者出院后能适应个人生活、家庭生活、社会生活和劳动的需要。另外,作业部门还给患者提供简单的辅助工具,以利家庭生活动作的顺利完成。

(3)心理治疗:针对心理不同阶段(如否认、愤怒、抑郁、反对独立求适应等)的改变制订出心理治疗的计划,可以进行个别和集体、家庭、行为等多种方法。

(4)康复工程:可以定做一些必要的支具来练习站立和步行,另外也可配备一些助行器等特殊工具来补偿功能的不足。

(5)临床康复:用护理和药物等手段,预防各种合并症发生,亦可进行一些治疗性临床处理,减轻症状,促进功能恢复。

(6)文体康复:利用文娱、体育手段使患者进行全身综合训练及轮椅的使用训练(如耐力和技巧训练),并且为进行社会活动做出适应训练。

(7)理疗:利用水疗、光疗、生物反馈等有针对性促进康复。

(8)中医康复:利用祖国传统医学,进行针灸。按摩、电针、中药离子导入等手段,促进康复,另外针对合并症治疗,亦可广泛使用中药内服、外用。

(9)营养治疗:制定合理食谱,加强营养以适应康复训练的需要。

3.干细胞治疗　干细胞治疗是目前治疗脊髓损伤的比较有前途的方法之一。干细胞是一种可以自我更新、不断分化成各种类型细胞的细胞,具有较高的再生能力。在脊髓损伤治疗中,干细胞通过移植入损伤部位,可以促进神经细胞的再生和修复,从而达到治疗的目的。尽管干细胞治疗仍处于研究和试验阶段,但其具有很大的潜力,未来有望成为治疗脊髓损伤的主流方法之一。

4.神经营养因子的应用　神经营养因子是一类能够促进神经细胞再生和修复的蛋白质。在治疗脊髓损伤时,神经营养因子可以通过外源添加的方式达到治疗作用。人体内本来就存在一些神经营养因子,但通常情况下它们的含量并不足以促进神经细胞的再生和修复。

目前,研究人员已经开发出了一些能够大量生产和提取神经营养因子的技术,使其能够被移植到脊髓损伤患者的身体中。一些实验研究表明,经过神经营养因子治疗的患者,在神经功能恢复方面表现出了显著的优势。

5.基因治疗　基因治疗是一种新颖的治疗脊髓损伤的方法,它利用人工合成的基因,通过特定的途径注入患者体内,以修复受损的神经组织。基因治疗的具体方式包括基因转染、基因递送、基因修饰等。

由于基因治疗涉及复杂的基因转录和修饰等过程,它的应用仍处于实验和研究阶段。

(二)护理

1.休息与运动　四肢瘫的患者肩关节应处于外展位,肘关节伸直,前臂外旋,腕背伸,拇指外展、背伸,手指微屈。指导对瘫痪肢体的关节进行每天1~2次的被动运动,每个关节应至少活动20下。颈髓损伤患者应注意轴线翻身。

2.饮食护理　饮食宜定时、定量,给予高热量、高蛋白质、高纤维素、易消化的食物。保证充分的水分摄入,饮水量不少于每日1 000 mL。

3.用药护理　按时遵医嘱服药,应用促进神经细胞功能恢复的药物,注意用药后反应。按医嘱早期合理应用抗生素,防止感染。

4. 病情观察与护理　　观察患者呼吸情况、注意是否发热、颤抖、出汗、烦躁不安，排尿、排便是否通畅；观察双下肢皮肤颜色，温觉、触觉，肢端动脉搏动情况，注意双下肢有无肿胀。

5. 基础护理　　保持床铺清洁，平整干燥，置气垫床，每 2 h 翻身 1 次，颈部受伤或手术患者要轴线翻身。气管切开的患者做好气管切开的护理，留置导尿患者做好会阴护理。

6. 心理护理　　患者因突然失去独立生活能力，表现为抑郁、愤怒等，针对不同心理状况，组织病友联谊会，同病友之间互相交流，增加战胜疾病的信心。

7. 去除和避免诱发因素护理

（1）防止直立性低血压，卧位—坐位变换时要逐渐过渡，先抬高床头 30° 适应 30 min，没有不适再逐步抬高床头进行体位锻炼。应用弹性绷带、围腰增加回心血量。必要时按医嘱应用升压药物。

（2）预防泌尿系统感染，定期夹闭和开放尿管（小膀胱炎患者除外），一般每 3 ~ 4 h 开放 1 次，保证水摄入量每天在 2 500 ~ 3 000 mL；可根据病情采用间歇导尿法，能站立的男性患者指导站立排尿训练，对不完全瘫痪患者，指导患者屏气呼吸，增加腹压，以腹压排尿，减少残余尿。

（3）预防肺部感染，定期翻身、叩背，辅助排痰，当合并呼吸道梗阻时可联合体位引流，鼓励患者进行主动呼吸功能训练，防止发生肺不张及上呼吸道感染。

（4）防止深静脉血栓形成或栓塞，加强静脉通路的管理，避免不必要的穿刺，保证患者液体入量是防止血液浓缩的关键，尽早进行下肢被动运动并按摩，促进肢体静脉回流和血管神经功能恢复。指导患者每天进行下肢被动运动，开始起床时需用弹性绷带或穿弹性袜，增加静脉回流，减轻水肿。

（5）预防自主神经过反射，对第 6 胸椎以上的高位脊髓损伤者，不要长期留置尿管形成挛缩膀胱。从急性期开始就要充分管理排尿、排便。对自主神经反射引起的血压升高等症状，尽快找出和消除诱因，首先检查膀胱是否充盈，导尿管是否通畅，直肠内有无过量粪便填充，有无嵌甲、压力性损伤、痉挛，局部有无感染并及时消除诱因，遵医嘱快速降血压。

三、颅脑损伤

流行病学

1. 发病率　　颅脑损伤（TBI）是一种常见的多发性损伤，发病率高，并呈上升趋势，是目前导致死亡或永久残疾的首要原因，按照世界卫生组织（WHO）流行病学调查的标准，国内曾有调查表明，颅脑损伤的年发病率为 55.4/10 万人口。由于不同地区、不同国情，统计和抽样方法不同，发病率有些地区间差异较大，但总的看来，各国的颅脑损伤发病率都是比较高的。

2.致残率　国内外的统计资料显示,颅脑损伤致残率高。虽然颅脑损伤总体死亡率由 30 年前的 50% 降低到目前的 30% 左右,但在存活患者中 10% 的轻度损伤患者会遗留永久的残疾,而中度和重度患者这一比例达到 66% 和 100%。

3.死亡率　国内外的统计资料显示,颅脑损伤死亡率高。在美国,所有外伤性死亡原因中,创伤性颅脑损伤排在第 1 位,约占死亡人数的 1/3 ~ 1/2,而接近一半的患者死亡发生在受伤现场、转运途中或者急诊室。我国近几年随着车辆保有量的快速增长,车祸数量明显上升,颅脑损伤的年死亡人数也逐年增加。由此可见我国城市的颅脑损伤患病率高而死亡率低,农村则恰恰相反,这可能与农村地区医疗条件差、患者得不到及时有效的救治有关。

4.种族　不同种族的颅脑损伤发病率常受到社会经济状况等因素的影响。研究人员发现,黑人(尤其是青年男性)的发病率高于其他种族。南非的一项研究显示,如果以白种人的颅脑损伤发病率为 1,则黑人为 3.3,混血人种为 2.7,亚洲人为 1.9。在中国目前尚无不同民族之间颅脑损伤发病率的比较。

5.年龄、性别　我国有关流行病学研究显示,其发生最高峰出现在 40 ~ 49 岁。颅脑损伤主要集中于 11 ~ 60 岁人群,其中 31 ~ 40 岁最多,占 24.28%。90 岁以上人数最少,占 0.10%。

6.发病月份　一年中颅脑损伤在 7 月、4 月和 1 月发病率较高。一周中损伤多发于周末,可能与外出活动增多、思想松懈有关。一天中颅脑损伤多发于上下班交通繁忙时段,与国外报道类似。

7.受伤原因　据统计资料显示,在城市中交通事故占首位(31.7%),其次为外力打击(23.8%),摔伤或坠落伤占第 3 位,占 21.3%,娱乐活动占 16%,枪击伤占 1.4%,病因不明的占 6%。农村中高空坠落伤占 40.7%,为第 1 位,其次为跌伤(16.6%),交通事故占第 3 位(15.7%),可能与农村地区交通不发达、机动车辆相对较少有关。儿童或老年人中摔伤或高空坠落所占的比例明显上升。

8.严重程度　文献报道的 TBI 严重程度有多种分级方法。

(1)格拉斯哥昏迷量表(Glasgow coma scale,GCS):具体如下。是目前使用最广泛的量表。根据患者对不同刺激的睁眼、口头表达及运动反应能力分级,13 ~ 15 分为轻型;9 ~ 12 分为中型;<9 分为重型。但距外伤的时间、血流动力学参数指标及麻醉镇静或兴奋类药物常会影响 GCS 的得分,因此,有时准确判定颅脑损伤的严重程度是非常困难的。据统计轻度颅脑损伤约占 80%,中度和重度各占约 10%。

(2)健忘持续时间与严重程度的关系:在奥姆斯特德研究中,结合意识丧失和颅内病变的情况判定严重程度、意识丧失或记忆缺失时间<30 min 为轻度;30 min ~ 24 h 为中度;>24 h 或出现颅内血肿、挫裂伤、死亡为重度。结果显示有 11% 的 TBI 为致命性的,6% 为重度,25% 为中度,58% 为轻度。目前国内应用较多的是根据病情轻重进行分类:即根据昏迷时间、阳性体征及生命体征将病情分为轻、中、重及特重型。①轻型:伤后昏迷时间 0 ~ 30 min,有轻微头痛、头晕等自觉症状,神经系统和脑脊液检查无明显改变。

②中型:伤后昏迷时间在12 h以内,有轻微的神经系统阳性体征,体温、呼吸、血压、脉搏有轻微改变。③重型:伤后昏迷12 h以上,意识障碍逐渐加重或再次出现昏迷,有明显神经系统阳性体征,体温、呼吸、血压、脉搏有明显改变。④特重型:脑原发损伤重伤后昏迷深,有去大脑强直或伴有其他部位的脏器伤、休克等。

(3)并发症状:虽然颅脑损伤的总体死亡率由30年前的50%降低到目前的30%左右,但在存活患者中10%的轻度损伤患者会遗留永久的残疾,而中度和重度患者这一比例达到66%和100%。在所有颅脑损伤的后遗症中中枢神经系统损伤所引起的运动功能障碍、感觉障碍、失语症、认知功能障碍、情绪情感障碍等是最常见的影响患者后期生活质量的后遗症状。

发病机制

颅脑损伤的发生与发展过程主要取决于两个条件,即致伤的因素和损伤的性质。前者是指机械性致伤因素,如暴力作用方式、力的大小、速度、方向及次数等,后者则为各不相同组织和结构在接受暴力后,所造成的病理损伤及病理生理变化,故致伤因素不同,所致伤的程度和性质也不同。

颅脑损伤是一个动态演进的病理生理过程。按照损伤病理机制,包括原发性损伤以及由于继发性系统紊乱(低氧血症、低血压、高碳酸血症)和局部病灶所导致的继发性颅脑损伤。颅脑环境的变化涉及复杂的细胞和分子之间的相互作用,主要包括谷氨酸驱动的兴奋毒性作用、氧化应激、炎症、离子失衡以及代谢紊乱等,由此引起细胞凋亡和坏死,最终导致进行性神经元缺失。另一个重要方面是细胞内钙离子超载内流影响到线粒体的完整性,使供能细胞死亡,进而乳酸堆积造成了代谢紊乱,导致细胞毒性肿胀,与脑血管渗透性的增加共同导致了脑水肿,增加颅内压,减少脑灌注,导致脑缺血缺氧,这是严重脑损伤后继发性脑损害的重要原因。因此,保持脑灌注压和脑血流量是防治和减少继发性脑损伤的关键。

原发性颅脑损伤是指创伤暴力当时造成的颅脑损伤,如头皮伤、颅骨骨折、脑震荡、脑挫裂伤、脑干伤等。继发性损伤是致伤后一段时间后逐步形成的脑损伤,如颅内血肿、脑水肿等。

1.原发性颅脑损伤 原发性颅脑损伤的病理改变程度取决于致伤因素和方式。引起原发性颅脑损伤包括直接暴力和间接暴力。

(1)直接暴力:可引起加速性损伤、减速性损伤和挤压性损伤。

1)加速性损伤:指相对静止的头颅突然遭到外力打击,迫使其瞬间由静态转为动态,因而造成的脑损伤称之为"加速性损伤"其损伤效应有以下4种情况:①暴力于着力点处造成的冲击性损伤,即着力部的颅骨因受外力的作用而产生暂时性局部凹入变形。致使位于其深面的脑组织受到冲击力而受伤。②于暴力作用的对侧,即着力点的远侧端产生脑组织的对冲性损伤,这是因为相对静止的头颅,在遭受打击后,立即朝着暴力作用的方向移动,但头部的运动因受到躯体的限制而骤然的停止,此时脑组织因惯性作用冲撞在颅腔的内壁上,引起对冲性损伤。③当暴力作用在完全静止或被固定的头部即已失去随暴力方向移动以缓冲打击的强度时,其着力部位的损伤往往明显加重,而且常致颅骨凹陷性或线形骨折。④在特定的条件下打击头部,如拳击、格斗或不适当的顶球等,由于头部遭受外力时的状态、着力部位、躯体姿势及致伤物的质量、速度等因素的影响,虽均属加速性损伤,但头部是在运动状态下遭受暴力,有较大的缓冲作用,故局部冲击性损伤往往轻微,而对冲性损伤较重。

2)减速性损伤:运动着的头颅突然碰撞在外物上,迫使其瞬间由动态转为静态,因此而造成的损伤称为"减速性损伤",如跌伤、坠落伤,或行驶的车辆上摔下而致伤,其损伤效应主要是对冲性脑损伤,其次为局部冲击伤。

减速性损伤致脑对冲伤的规律减速性损伤致脑对冲伤的规律:①枕部正中着力,常致双侧额颞前端及底部脑挫裂伤。②枕部侧方着力,可致同侧较轻而以对侧为主的额颞前端及底部损伤。③顶枕部着力,若力轴向额部,可致额叶眶面及颞叶前端损害;若力轴向对侧,则产生对侧额颞底部外侧及前端的损伤;若着力向枕后,则产生同侧枕叶内侧面的挫伤。④顶枕部着力,多引起对侧额、颞前端及底部损伤。⑤额部着力,则以暴力作用局部脑损伤为主,枕叶一般都无损伤或较轻。⑥面部着力,因面颌部的生理骨腔和与颅底的骨缝衰减了暴力强度,脑损伤一般较轻,着力点愈靠近颅底部损伤愈重,脑损伤多以对侧冲伤为主。

3)挤压性损伤:头颅在相对固定的情况下,为两侧相对的外力挤压而致伤,尤指婴儿头部的产伤,因产道狭窄或因使用产钳或胎儿吸引设备,头颅在生产过程中发生变形,常引起颅内出血。

(2)间接暴力:间接暴力作用在身体其他部位而后传递至颅脑的损伤,因此,着力点不在头部,一般在颅部均无损伤的痕迹发现,是一种特殊而又严重的脑损伤类型。

1)挥鞭样损伤:由于惯性作用,当躯体遭受加速性暴力时,总是身体先运动而后头部才开始移动。假若胸部突然为暴力所驱动,作用力经颅颈项连接部传至头颅,迟动的头颅与颈椎之间即出现剪应力,可引起颅颈部交界处损伤。

2)颅脊联合伤:坠落伤时,臀部或双足先着地,由患者的体重和重力加速度所产生的强大冲击力,由脊柱向上传导致枕骨髁部,可引起严重的枕骨大孔环形陷入骨折,致使后组颅神经、颈髓上段和(或)延髓受伤,轻者致残,重者当场毙命。

3)胸部挤压伤:又称创伤性窒息,由胸部挤压伤所致脑损伤,是因胸壁突然遭受巨大压力冲击,致使上腔静脉的血流逆流灌入颅内,甚至迫使动脉血亦逆流。由于头部静脉无静脉瓣膜结构,故反冲压力常引起毛细血管壁受伤,使上腔静脉所属胸上部、颈部及头面部皮肤和黏膜以及脑组织均发生弥漫性点状出血。

2.继发性颅脑损伤

(1)创伤性脑水肿:创伤性脑水肿是脑组织对外来暴力打击的一种病理生理反应,其病理改变是过多的水分积聚在脑组织细胞内或细胞外间隙,引起脑体积增大或重力增加。创伤性脑水肿分为血管源性,即细胞外水肿;细胞毒性,即细胞内水肿两大类。

（2）血管源性脑水肿：主要见于脑挫裂伤灶周围，实验研究发现伤后 30 min 即已发生，并于 6～24 h 达高峰，但一般含蛋白质的水肿液的吸收多在受伤 7 d 以后。

（3）细胞毒性脑水肿：脑损伤后，由于脑出血压迫和血管痉挛，脑组织细胞发生缺血缺氧，细胞能量代谢障碍而引起细胞性脑水肿。常与血管源性脑水肿并存，一般伤后 72 h 开始消退。

临床特征

颅脑损伤分型包括轻型（Ⅰ级）、中型（Ⅱ级）、重型（Ⅲ级），各型可因继发病变，如水肿、血肿等而加重或变形。

1. 轻型　昏迷时间在 30 min 以内。主要是单纯的脑震荡或有轻度的颅骨骨折。患者在伤后立即出现短暂的意识障碍，同时可出现皮肤苍白、出汗、血压下降、心动徐缓、呼吸微弱、肌张力减低、各生理反射迟钝或消失。清醒后大多不能回忆受伤前及当时的情况。常有头痛、头昏、呕吐等症状。神经系统检查无阳性体征，脑脊液中无红细胞，头颅 CT 检查亦无阳性发现。

2. 中型　昏迷时间在 12 h 以内。主要是轻度的脑挫裂伤，有或无颅骨骨折及蛛网膜下腔出血，脑受压等。有轻度神经系统阳性体征，生命体征有轻度改变。

3. 重型　主要包括意识障碍、头痛和呕吐、瞳孔改变、锥体束征、脑疝、全身性改变。

（1）意识障碍：根据意识障碍程度，可由轻到重分为 4 级，即嗜睡、昏睡、浅昏迷、深昏迷。

嗜睡：对周围刺激的反应性减退，但患者可被唤醒，能基本正确地回答简单问题，停止刺激后很快又入睡。

昏睡：对周围刺激的反应性进一步减退，虽能被较响的言语唤醒，但不能正确回答问题，语无伦次，旋即又进入昏睡。

浅昏迷：失去对语言刺激的反应能力，但疼痛刺激下可有逃避动作，此时浅反射通常消失，深反射减退或消失，生命体征轻度改变。

深昏迷：对外界的一切刺激失去反应能力，深浅反射消失，瞳孔光反射迟钝或消失，四肢肌张力极低或呈强直状态，生命体征也出现紊乱。患者病情危重，预后不良。

（2）头痛和呕吐：如患者全头剧烈胀痛，且逐渐加重，并伴有反复的呕吐，应高度警惕颅内血肿的发生。伤后早期呕吐可以由迷走或前庭结构受损伤引起，但颅内压升高是颅脑损伤患者伤后头痛的主要原因。反复的喷射性呕吐是颅内高压的特征性表现。

（3）瞳孔改变：双侧瞳孔缩小，光反应消失，伴有双侧锥体束征和中枢性高热等生命体征紊乱症状，表示脑干受损范围较广，病情危重。伤后头痛、呕吐加重，意识障碍逐渐加深，伴有一侧瞳孔逐渐散大，光反应迟钝或消失，应考虑颅内血肿和小脑幕切迹疝的存在。双侧瞳孔散大，光反应消失，则已属于脑疝晚期。

（4）脑疝：指颅内压升高后，颅内各腔室间出现压力差，推压部分脑组织向靠近的解剖间隙移位，引起危及患者生命的综合征。常见的有小脑幕切迹疝和枕骨大孔疝。

（5）全身性改变：包括生命体征的改变，水、电解质代谢紊乱，坠积性肺炎、肺部感染，脑性肺水肿，应激性溃疡，凝血功能障碍。

诊断标准

颅脑损伤是现代威胁人类生命的主要疾患之一，其发生率占全身损伤的10%～15%，在各种创伤中占第一位，重型颅脑损伤的死亡率和致残率为36.3%～64.3%，是中青年人群第一死亡原因，造成巨大的社会与经济负担。纵观中医伤科两千多年的发展史，颅脑损伤并未形成一个独立的专门学科，也未发现脑伤证治中医古籍专著。然而，仍有散在关于脑伤证治的记载可见，且已有不少学者将中医药介入颅脑损伤救治过程中。目前，缺乏颅脑损伤的诊疗规范及疗效评价标准，因此，规范颅脑损伤的中医诊疗方案对提高我国中西医结合诊治颅脑损伤的水平具有重要意义。

1. 中医诊断标准　目前尚无颅脑外伤中医诊断标准，我们制定诊断标准如下：①头部跌扑损伤史；②神明失用之证，包括昏厥或一过性昏厥、嗜睡、健忘、烦躁等；③躯体失用之证，包括头昏、头痛、失眠或睡眠颠倒，头颅破损，双目失神，肢体瘫痪、抽搐、强直、二便失禁。具备①项外加②或③中症状之一者即可诊断。

2. 西医诊断标准

（1）影像学诊断

1）电子计算机断层扫描（CT）：是利用精确的X射线束与灵敏度极高的探测器一同围绕人体的某一部位做一个接一个的断面扫描，具有扫描时间快、图像清晰等特点，当患者出现蛛网膜下腔出血、脑出血时，CT应作为首选检查。有学者研究发现，对颅脑损伤早期即行首次头颅CT检查的患者，如果首次表现为颅骨骨折、蛛网膜下腔出血（SAH）、脑挫裂伤、初发血肿，应进行连续CT扫描，以早期确诊急性颅脑创伤后进行性颅内出血（PIH）和早期治疗。有研究者认为，CT血管成像对诊断穿透性创伤性脑损伤（PTBI）的动脉损伤灵敏度有限，而对于创伤性颅内动脉瘤（TICA）的诊断较为准确。

2）磁共振成像（MRI）：研究者通过回顾性研究发现，Quick-Brain MRI（qbMRI）对颅脑损伤的敏感性和特异性分别为85%和95%，对重度颅脑损伤的敏感性增加到100%。有学者认为通过功能磁共振弥散张量成像技术对成人重度颅脑损伤检查，发现重度颅脑损伤影响腹侧纹状体的完整性，执行力的降低与腹侧纹状体及其关联结构受损有关。先进的MRI技术，包括容量分析、扩散张量成像和高清纤维追踪，正在愈来愈多地用于判断脑损伤的范围，并将其和神经功能障碍联系起来。这些技术能够准确判定轴索损伤的方式和程度，为跟踪疾病进展和预测预后提供宝贵信息。

3）脑血流监测—经颅多普勒超声（TCD）：研究者提出，用TCD测颅内压，无创性TCD可以探测急性颅内压的变化，并认为TCD监测是一种简单、无创的监测脑血流的手段。在颅脑损伤患者，搏动指数（PI）与颅内压显著相关，在以后的临床工作中如果不能进行有创颅内压监测，可以用TCD监测PI来预测颅内压变化，及时调整治疗方案，改善患者的预后。

（2）脑功能监测：研究发现，在治疗重度颅脑损伤患者中，使用颅内压监测能够显著降低患者死亡率，对重型颅脑损伤患者进行持续性重症监护可为预防和治疗脑缺血提供宝贵信息。有学者指出，脑组织血氧分压联合颅内压、MAP等多参数监测能有效反映重度颅脑损伤合并多发伤患者的脑缺氧状态，依据脑组织血氧分压为目标的治疗能够纠正脑缺氧，改善预后。同时有学者认为，由脑组织血氧分压监测指导的治疗对重度颅脑损伤患者是有价值的，氧分压增加到20.0 kPa可以有效防止脑损伤后大脑缺氧事件。

脑组织氧分压与预后有关，目前神经重症监护（主要为颅内压、脑灌注监测）估计脑组织缺氧情况往往不够准确，因为即使在脑缺氧情况下，颅内压和脑灌注仍可表现正常。有了脑组织氧分压监测，脑缺氧可及时被发现并得到纠正。

（3）脑损伤生物标志物：研究发现，重度颅脑损伤病死率和不良结局与神经元特异性烯醇化酶（NSE）浓度显著相关。早期创伤后释放蛋白S100B和NSE的浓度与损伤的严重程度有关。有学者通过检测胶质纤维酸蛋白（GFAP）和S100B蛋白的浓度，结合入院时或急性损伤后期的临床和放射学特征可以预测脑损伤患者1年后的病死率。

（4）目前常用持续脑电图来监测癫痫，但脑电图信号可因镇静药物影响而减弱。如在开颅时即开始持续脑皮质电图监测，则可提供真实性较高的记录，助于发现脑电图上表现不明显的继发性脑损伤和癫痫发作。皮质扩散性抑制波，即去极化慢波，可见于一半的严重颅脑损伤的患者，并可持续到创伤后1周，为继发创伤的来源。这些抑制波预示预后较差。

治疗与护理

（一）治疗

颅脑损伤的救治应以预防继发性颅脑损伤为重点，加强神经保护治疗，并贯穿于治疗的各个阶段。

1. 中医辨证论治

（1）急性期（发病2周以内）

1）气滞血瘀证临床表现：外来暴力伤及脑络之后，头痛、头晕或伴呕恶、目眩、耳鸣，舌淡红，脉弦细而涩。多见于脑震荡、脑挫伤等轻度颅脑损伤。

治法：行气活血。

方药：血府逐瘀汤加减。桃仁10 g、三七粉5 g（冲服）、当归10 g、枳壳10 g、牛膝15 g、川芎10 g、赤芍10 g、生地黄15 g、北柴胡6 g、桔梗10 g。

中成药：可选用注射用血栓通、注射用灯盏花素或银杏达莫注射液等，10～15 d为1个疗程。急性期发病1周内有出血或出血倾向者谨慎使用。

2）瘀阻清窍证临床表现：颅脑外伤后昏迷、牙关紧闭、肢体强痉、抽搐、呕吐，或四肢痿软或神志昏蒙、胡言乱语，或清醒后头痛剧烈、痛处固定如针刺，或伴头面部或全身多处青紫瘀肿，舌淡红，脉弦或涩。

治法：活血化瘀，开窍醒脑。

方药:通窍活血汤加减。白芷10 g、三七10 g、牛膝15 g、五灵脂10 g、川芎10 g、石菖蒲10 g、琥珀末3 g(冲服)、郁金10 g。

中成药:可选用醒脑静注射液。

3)痰瘀热结证临床表现:神志昏蒙、牙关紧闭、肢体强痉或躁扰不宁、发热甚至高热、气粗、喉中痰鸣、面色红赤、大便秘结不通,舌苔厚、黄燥或黄腻、舌质红,脉弦滑数或弦数有力。

治法:活血化瘀,清热豁痰。

方药:菖芩Ⅰ号。大黄8 g、牡丹皮10 g、三七粉6 g(冲)、黄芩10 g、石菖蒲10 g、沉香5 g、琥珀5 g、地龙10 g、川芎15 g。

中成药:可选用醒脑静注射液、痰热清注射液或鼻饲安宫牛黄丸。

(2)恢复期(发病2周至6个月)

1)气虚血瘀证临床表现:伤后仍昏迷或清醒后眩晕、乏力、神疲倦怠、半身不遂、口角歪斜、言语不利、肢体麻木,舌淡紫或有瘀斑、苔薄白,脉细涩。

治法:益气活血,化瘀通络。

方药:补阳还五汤加减。黄芪30 g、当归15 g、川芎10 g、丹参10 g、牛膝15 g、天麻10 g(先煎)、赤芍10 g、地龙10 g。

中成药:可选用参麦注射液、银杏达莫注射液。

2)痰瘀蒙窍证临床表现:伤后仍意识障碍或精神异常、神情恍惚或伴手舞足蹈、骂詈喊叫;或清醒但见眩晕、头痛、沉重如裹、胸脘满闷、纳少、恶心、身倦肢重、口舌歪斜或短胖、舌强语謇、言语不利、口角流涎,可伴肢体麻木、四肢僵直、不言不食,甚至出现失明、失声、失聪,或抽搐、口吐涎沫,舌质黯、舌苔厚腻,脉弦滑或涩。

治法:涤痰祛瘀,通络开窍。

方药:通窍活血汤合二陈汤加减。僵蚕6 g、青礞石15 g、石菖蒲10 g、胆南星6 g、郁金10 g、牛膝15 g、红花10 g、丹参10 g、三七粉5 g(冲服)。

中成药:可选用醒脑静注射液、银杏达莫注射液。

3)肝肾亏虚证临床表现:伤后仍昏迷或清醒后眩晕耳鸣、视物模糊、健忘少寐、神疲、语音低怯,可伴舌喑不语、智能减退、肢体痿软无力、足难任地、肢体强直震颤或癫痫,舌红苔少,脉弦细。

治法:滋补肝肾,填精补髓。

方药:杞菊地黄丸加减。黄芪20 g、黄精15 g、熟地黄15 g、枸杞子15 g、益智仁15 g、牛膝15 g、山萸肉15 g、菟丝子15 g。

中成药:可选用生脉注射液。

(3)针灸治疗

1)体针治疗:可选用肩髃、曲池、足三里、外关、合谷、环跳、阳陵泉、解溪、绝骨等穴位。

2)头针治疗:半身不遂取健侧运动区;感觉障碍加健侧感觉区;运动性失语加健侧面

运动区;命名性失语加健侧语言二区;感觉性失语加健侧语言三区。

3)醒脑开窍针法:取督脉、十二井穴为主,用毫针泻法;穴位取人中、十二井、内关、太冲、丰隆、合谷。

4)芒针治疗:肌张力低者可选用芒针治疗,一般在阳明经循经透刺。

(4)艾灸治疗:出现脱证时,治疗宜艾灸任脉经穴以回阳固脱,可选用神阙、关元等穴位。

(5)耳穴贴压:促醒取脑干、脑点、皮质下及交感穴等,并根据不同瘫痪部位加用耳部肢体穴,用王不留行籽贴压穴位。

(6)药物穴位注射:选穴原则同普通针刺选穴,每次选 2 处穴位。用药可据窍闭神昏、气虚、血虚分别选用麝香注射液、黄芪注射液、当归注射液。

(7)其他中医治疗方法

1)中药吸入治疗:意识障碍者可选用吹鼻促醒,主要组成为猪牙皂、山柰、丁香、牛黄或冰片雾化吸入疗法。

2)中药外洗、外敷、熏蒸:针对恢复期病情稳定伴肢体关节疼痛、麻痹、痿软无力、挛缩、活动不利者,以威灵仙、宽筋藤、千斤拨、乳香、没药、细辛、桂枝为基本方,随证加减。

3)中医药熨疗法:针对肢体关节筋肉的疼痛、肿胀、麻木、瘫痪、挛缩和僵硬等病变,用羌活、宽筋藤、透骨草、姜黄、秦艽、桂枝、川椒、艾叶、麻黄、川芎各 30 g,将药物碾成粗末等量搅拌加粗盐,置入锅内翻炒。将药熨袋放在患处或相应的穴位上用力来回推熨。

4)中药涂擦:对于肌张力增高或半身不遂或肢体疼痛卧床的患者可外用药酒。治以活血通络,可用十一方药酒外擦关节僵硬部位和骶尾部及患肢。

5)中医诊疗设备的应用:电脑中频治疗,选穴原则同普通针刺选穴。TDP 治疗应用于手术治疗者,术后照射手术切口,目的是改善局部循环,利于切口愈合。

2. 西医治疗　颅脑损伤处理原则是降低颅内压,控制脑水肿,维持生命功能,防止继发性脑损害,适当应用神经营养药物,对症处理,防治并发症,同时有手术指征者及时转外科手术治疗。

(1)院前急救:急救医疗服务(EMS)人员通常是第一个医疗服务提供者,急救医生通过对重度颅脑损伤患者气管插管,迅速解除其缺氧状态。在院前急救的过程中,允许低血压的情况下应当保持患者呼吸和循环的稳定,快速转运患者,不该延误抢救时机。院前急救强调早期气道控制,避免误吸发生,能够使病死率和致残率降低。

(2)手术治疗

1)开颅去骨瓣减压术(DC):DC 通过去除骨瓣、清除血肿、止血,达到降低颅内压目的。去骨瓣后,脑组织向减压侧骨窗膨出,代偿颅腔内容积,解除脑疝对脑干的压迫,有效保护脑功能。适用于急性幕上颅内血肿和脑挫裂伤、恶性颅高压等重型颅脑损伤患者。

2)细胞和神经元前体细胞移植:作为再生治疗在修复脑损伤方面初见成效,但该治疗的最佳时机尚未确定。移植到受损大脑中的细胞代替缺损神经元,减轻炎症反应,并在局部产生神经营养作用。目前该治疗在人体内应用的研究还很有限,这些研究也彰显了此治疗的复杂性。虽然在受外伤性脑损伤的成人和儿童中,静脉给予自体骨髓源性细胞是安全的,但是96%的细胞滞留在肺中,仅0.001%迁至脑。目前看来,直接将目标细胞移植进大脑从技术层面来讲还是十分困难的。

（3）非手术治疗

1）药物治疗:目前就创伤性颅脑损伤的早期药物治疗已开展了不少随机临床试验。试验验证了大剂量激素并不适用于重型创伤性颅脑损伤。

垂体前叶功能不足在严重颅脑损伤的患者中一直未得到足够的重视,特别在老年患者中或存在弥漫性轴索损伤和颅底骨折患者中。所以,如确实合并垂体功能不足,则应给予生理剂量的氢化可的松,必要时补充相应的垂体激素。

他汀类药物抑制胆固醇合成,抑制炎症反应,解除神经元所受的神经兴奋毒性,减少细胞凋亡。在大鼠身上,阿托伐他汀和辛伐他汀可提高空间学习能力,减少神经元损失,增强齿状回的神经再生,且辛伐他汀较阿托伐他汀的效果更好。在65岁以上的患者中,创伤前使用他汀类药物可提高生存率,改善神经功能方面的预后。

胞磷胆碱是一种单核苷酸衍生物,可以增加ATP的形成,对脑组织代谢的改善、大脑功能的恢复及促进苏醒有一定作用,被认为是治疗继发性颅脑损伤的潜在药物。

创伤性颅脑外伤的患者中,女性相对男性反应轻。这一现象引发了人们对于激素治疗的兴趣。孕激素由少突胶质细胞合成,神经细胞上有其受体。动物研究中已观察到孕激素或其代谢产物具有神经保护作用,其机制包括:抑制谷氨酸毒性作用,降低炎症反应,减少细胞死亡,重塑血脑屏障。另外,孕激素调节水通道蛋白表达,而水通道蛋白表达则可能是脑水肿发生过程中的一个重要因素。

红细胞生成素(erythropoietin,EPO)为内源性激素,其不仅能够促进造血,还具有神经保护和神经再生作用,机制主要为通过减少细胞凋亡,减轻炎症反应,减少氧化应激和神经兴奋毒性。EPO可缩小创面,减少脑内白细胞集聚,促进血管生成和神经再生,改善运动和认知功能,有潜在减轻TBI继发性颅脑损伤的效果。由于在创伤或低氧情况下脑细胞表面受体上调,因而脑对EPO治疗十分敏感。EPO半衰期长,因而即使延迟给药仍能起效。但EPO可能增加血栓事件。

颅脑创伤患者约17%存在凝血功能紊乱,重型患者凝血功能紊乱的发生率则高达36%。颅脑创伤性凝血病是指颅脑遭受创伤引起组织损伤后,出现以凝血、纤溶和抗凝途径激活为主要临床表现的凝血紊乱,被认为是多因素、多环节相互作用的结果,其病理生理学机制复杂,与患者预后存在密切关系。氨甲环酸为一廉价抗纤溶药物,可降低颅脑创伤患者的病死率和致残率。

2）高压氧和亚低温治疗

高压氧治疗:是指在超过101.32 kPa(1个标准大气压)环境下的纯氧治疗,目的是增加血氧含量,改善脑组织、脑脊液的含氧量和储氧量,从而提高脑细胞内线粒体功能,促进三磷酸腺苷合成,提高脑细胞氧代谢率,防止或减轻缺氧性损害的发生。研究者基于

7个临床研究的 Meta 分析进一步表明,经过高压氧治疗的重型颅脑损伤患者,其死亡风险显著减低,并且其最终的 GCS 能够得到改善。

亚低温治疗(32~34 ℃):是一种常用的预防和治疗继发性颅脑损伤的措施,其可以减轻脑代谢紊乱和脑水肿,减少脑细胞凋亡,减少自由基形成,降低兴奋性神经递质的浓度,缓解血脑屏障功能障碍,减轻炎症反应、降低脑代谢,从而改善神经功能预后。然而,临床试验的结果却存在较大的争议。亚低温治疗的成功可能取决于低温开始和持续时间、降温目标、复温速度以及避免颅内压反跳。但低温疗法也可能带来一些不良反应,比如凝血紊乱,感染机会增加,心律失常、免疫抑制、低血压、肾损伤及胰岛素抵抗等风险。

(二)护理

常规护理内容包括基础护理、锥体束征、体位、颅内压监测、呼吸道管理、躁动的护理、严密观察病情、营养支持、伤口护理、瞳孔、生命体征。

1. 生命体征　生命体征包括意识、血压、呼吸、脉搏、瞳孔及体温。它可以判断患者病情轻重,对神经外科工作具有重要指导意义。

(1)意识:传统的意识分类为清醒、嗜睡、模糊、昏睡、昏迷,总分15分,表示意识清醒,8分以下为昏迷,3分以下罕有生存。分值越低表示意识障碍越严重。

(2)血压:颅脑外伤初期时血压可以下降,当血压升高,脉压差加大,表现出颅内压增高症状,此时极易发生脑疝,应提高警惕。

(3)呼吸:特别注意观察呼吸频率、节律、幅度、形态,判断呼吸道是否通畅,是否有呼吸停顿。当脑疝发展至中期时,呼吸深而慢,到了晚期出现潮式或叹息样呼吸。

(4)脉搏:评估脉搏的脉率、节率、强弱,鉴别异常脉搏。脑疝的早期脉搏有轻微减慢,而到中脑慢而有力,晚期则快而弱。

(5)瞳孔:评估双侧瞳孔的对光反射,瞳孔的大小,对称性,对判断病情和及时发现颅内压增高危象非常重要。中脑受损瞳孔时大时小,双侧交替变化,对光反射消失,伴有眼球歪斜,桥脑损伤,双侧瞳孔极度缩小,对光反射消失,伴有中枢性高热。①脑疝早期。瞳孔略微缩小,但时间很短,很难观察到,继而患侧瞳孔中度扩大,对光反射迟钝或消失,对侧正常。②脑疝中期。患侧瞳孔散大,眼球固定,对侧瞳孔中度扩大,对光反射迟钝或消失。③脑疝晚期。两侧瞳孔散大,眼球固定对光反射消失。

2. 神经系统症状　原发性脑损伤引起的偏瘫等局灶性体征在受伤时出现,不会继续加重。继发性脑损伤如颅内血肿或脑水肿引起的,则在伤后逐渐出现。若同时还有意识障碍进行性加重表现,则考虑为小脑幕切迹疝。

3. 消化系统　下丘脑或脑干损伤引起应激性溃疡可致消化道出血,应观察呕吐物的颜色、性状及大便的颜色、性状,有无腹部体征。

4. 泌尿系统　下丘脑变损可引起尿崩,应评估每小时尿量。另外,长期留置导尿管易引发尿路感染,应定期查尿常规、细菌培养等。

5. 昏迷患者的护理　确保呼吸道通畅,及时清理呼吸道分泌物。抬高床头15°~30°,每2 h 变换1次体位,有效翻身叩背。尿潴留,在膀胱高度膨胀时,用热敷、按摩、诱导方法促进排尿,必要时,严格无菌操作,留置导尿管,定期行尿常规检查、细菌培养及药敏试验,以防止尿路感染。

6.营养　早期采用肠道外营养,以维持身体需要,肠功能在恢复后采用肠内营养。超过1月以上的肠道营养可行胃造瘘术,以减少机械性损伤并发症的发生。以总热量和蛋白质为主,成人每日8 400 kJ和10 g氮,有高热、感染、肌张力增高或癫痫时酌情增加。定时测体重、肌丰满度及血白蛋白、氮平衡、血糖、电解质等生化指标,以便及时调整热量及其他营养成分。

7.对症及并发症护理

(1)消化道出血:①留置胃管,禁食水,负压引流。②观察引流物的颜色及量并记录,必要时做大便潜血试验。③局部和全身使用止血药。④观察血压及面色。

(2)外伤性尿崩症:①记录24 h尿量;②给予垂体后叶素或尿崩停行对症处理;③随时检测电解质。

(3)外伤性癫痫:注意安全防坠床和骨折,保持呼吸通畅,放舌垫,对症处理。

(4)高热的处理:严密观察体温并记录,物理降温,防虚脱,加强口腔及皮肤护理,必要时遵医嘱对症处理。

(5)便秘的护理:以预防为主,必要时对症处理或灌肠。

四、帕金森病

流行病学

世界各国帕金森病(PD)的患病率在(10~405)/10万,平均约为103/10万。帕金森病的患病率随年龄增长而增加,60岁以上的老年人中约1%患有此病。男女患病比例接近1∶1或男性略多于女性。帕金森病的平均发病年龄为55~60岁。最常见的首发症状是一侧上肢的静止性震颤(60%~70%),其次可表现为一侧上肢的笨拙、步行困难、动作迟缓等。部分患者也可以非特异性症状起病,如疲乏、抑郁、肩背痛等。

发病机制

发生帕金森病主要是脑干色素神经细胞丛的变性,以致黑质附近脑区的多巴胺能神经细胞呈现明显萎缩,结果导致多巴胺的分泌大大不足,于是另一种与之作用抗衡的重要的神经递质——乙酰胆碱的作用相对增强。乙酰胆碱的作用主要是使神经肌肉兴奋,它的作用过度增强,能导致身体各部的肌肉出现不自主活动,从而使正常的活动出现严重障碍。

具体发病机制学说有氧化应激、线粒体功能障碍、内质网应激、基因突变、免疫炎症反应、微生物—肠—脑轴调控机制等。

临床特征

1. 震颤 典型帕金森病的震颤为静止性震颤,开始于一侧上肢,初为间断性,安静时出现或明显,随意运动时减轻或消失,紧张时震颤加重,入睡后消失。约几个月至数年后震颤累及对侧或下,也可累及舌、唇及下颌。震颤频率 4～6 Hz,典型表现为拇指与示指呈"搓丸样",也可呈"摆动样"。部分患者也可以合并为姿势性震颤或运动性震颤。

2. 肌强直 指椎体外系病变引起的肌张力升高,呈"齿轮样"或"铅管样",累及四肢、躯干、颈部及面部,肩带肌和骨盆带肌肉受累更显著。由于这些肌肉的强直,常出现特殊的姿态,表现为头部前倾、躯干俯屈、上肢肘关节屈曲、前臂内收、腕关节伸直("路标现象")、指间关节伸直、拇指对掌(猿手)。下肢髋关节和膝关节略弯曲。

3. 运动迟缓 由于随意运动减少,运动幅度减小,导致启动困难和动作缓慢,加上肌张力增高,逐渐引起一系列运动障碍。最初表现为精细活动困难,如扣纽扣、系鞋带、使用家用工具如螺丝刀、写字("小字征")等困难,以及行走时上肢摆动减少。由于面肌活动减少,可出现瞬目减少,表现为"面具脸";由于口咽部肌肉运动迟缓,可以出现语言缓慢,语言低沉、单调,流涎,吞咽困难,呛咳等。

4. 步态障碍 是 PD 最突出的表现,最初表现为下肢拖曳、蹭地、上肢摆动减少,随病情进展出现步幅变小、变慢,启动困难,但启动后以极小的步幅向前冲,越走越快,不能及时停步或转弯,称为"慌张步态"。随病情进展,PD 患者由于起床、翻身、行走、进食等活动困难而显著影响日常生活能力,导致疾病。

5. 平衡障碍 指患者站立或行走时不能维持身体平衡,或者在突然发生姿态改变时不能做出反应(姿势反射障碍)。检查时令患者睁眼直立,两腿略分开,做好准备,检查者用双手突然向后拉患者双肩,正常人能马上恢复直立位,有平衡障碍的帕金森患病者出现明显的后倾,轻者可自行恢复,重者不扶可能摔倒或站立时不能维持平衡。一般出现在病程中后期,是帕金森病晚期患者跌倒及限制于轮椅或卧床的主要原因。在帕金森病病程的不用阶段还可出现其他一些症状和体征,包括自主神经症状(顽固性便秘、出汗异常、性功能障碍、脂溢性皮炎、体位性低血压),认知、情感和行为症状(抑郁、幻觉妄想、谵妄、认知障碍或痴呆),睡眠障碍,体重减轻等。

诊断标准

典型帕金森病根据发病年龄、隐袭起病、缓慢进展的病程特征,以及静止性震颤、肌张力增高、运动迟缓三大主征,诊断并不困难。对诊断最有意义的 3 个临床特征是静止性震颤、起病或症状体征的不对称及对左旋多巴治疗反应良好。但早期患者(如只有一个主征的患者)和不典型患者的诊断准确性较差,临床诊断与死后病理诊断的符合率只有 85% 左右。下面介绍目前国际上在进行帕金森病研究及抗帕金森药物临床试验时,最常采用的是英国帕金森病协会脑库临床诊断标准。

1. 英国帕金森病协会脑库临床诊断标准(UK Parkinson's Disease ociety Bank clinical

diagnostic citeria）

第一步:运动减少(随意运动的启动变慢及重复动作的速度、幅度进行性下降),同时具有以下任一症状。①肌僵直;②4～6 Hz 静止性震颤;③非视觉、前庭、小脑或本体感觉障碍所致的姿势不稳。

第二步:帕金森病的排除标准。①反复脑卒中发作病史伴阶梯式进展的帕金森症状;②反复头外伤史;③肯定的脑炎史;④动眼危象;⑤起病前服用过抗精神病药物;⑥亲属中有 1 人以上同患此病;⑦持续不进展;⑧症状和体征局限于单侧超过 3 年;⑨核上性凝视麻痹;⑩小脑征;⑪早期出现严重的自主神经受累;⑫早期出现严重痴呆,影响记忆、语言和运用能力;⑬Babinski 征阳性;⑭头颅影像学发现脑肿瘤或交通性脑积水;⑮大剂量左旋多巴治疗无效(除外吸收不良);⑯1-甲基 4-苯基 1,2,3,6-四氢吡啶(MPTP)暴露史。

第三步:支持帕金森病诊断的阳性标准(具备下列 3 条以上可诊断为临床肯定的帕金森病)。①单侧起病;②存在静止性震颤;③病程呈进行性;④不对称性特征持续存在,起病侧受累更重;⑤左旋多巴反应良好(70%～100%);⑥严重的左旋多巴所致的舞蹈动作;⑦左旋多巴疗效持续 5 年以上;⑧临床病程 10 年以上。

2.修订 Hoehn-Yahr 分级　是最简便、最常用的帕金森病严重程度定性分级量表。

0 级＝无症状;1 级＝单侧肢体症状;1.5 级＝单侧肢体、躯干受累;2 级＝双侧肢体症状,无平衡障碍;2.5 级＝轻度双侧肢体症状,后拉试验可恢复;3 级＝轻至中度双侧肢体症状,平衡障碍,可独立生活;4 级＝严重障碍,仍可独自行走或站立;5 级＝无帮助时只能坐轮椅或卧床。

治疗与护理

(一)治疗

1.治疗原则　帕金森病代偿期(指患者虽已发病,但尚未显著影响其日常生活和工作能力)主要应采用物理治疗及功能锻炼方法,尽量推迟使用药物尤其是左旋多巴类药物治疗。

几乎所有病例一旦开始药物治疗均需终身服药,以便控制症状。复方左旋多巴仍是目前治疗帕金森病的"金标准"药物。

一般在功能丧失代偿的初期应尽可能首选非左旋多巴类药物(抗胆碱能药物、金刚烷胺、受体激动剂、单胺氧化酶-B 抑制剂等),疗效不佳可加用或换用左旋多巴类药物治疗。但 70 岁以上患者可考虑首选左旋多巴类药物治疗。

药物治疗方案应个体化,即根据患者的年龄、症状、类型、严重程度、功能受损的状态、所给药物的预期效果和不良反应,以及患者职业、经济状况等选择药物。

几乎所有的抗帕金森病药物均须从小量开始、缓慢增量,进行"剂量滴定",达到用最小有效剂量维持最佳效果。

当单药治疗不能维持疗效时,可考虑联合用药,但应权衡利弊,不能随意加减药物,更不能突然停用药物,当联合应用多种抗帕金森药物出现不良反应(如精神症状)时,应逐步减量或停药,一般根据"后上先撤"的原则,按如下先后顺序撤药:苯海索—金刚烷胺—司来吉兰—多巴胺受体激动剂—左旋多巴。

经规范化药物治疗后无效或疗效明显减退,尤其是有运动波动或异动症的患者,方可考虑立体定向外科手术治疗。

2. 治疗药物

(1)抗胆碱能药物:有助于维持纹状体内的神经递质平衡,主要用于早期轻症患者,对震颤效果较好但对肌强直和运动迟缓效果差。常用药物为苯海索初始剂量0.5 mg,每日1~2次,可加量至1~2 mg,每日2~3次。主要不良反应有口干、视物模糊、便秘、排尿困难,严重者有幻觉、妄想。长期应用可能影响认知功能,因此,70岁以上老年人慎用。

(2)金刚烷胺:主要用于早期患者。对少动、强直症状疗效比对震颤好。一般起始剂量50 mg,每日2~3次,可用至100 mg,每日2~3次,一般不宜超过300 mg/d。主要不良反应包括嗜睡、幻觉、谵妄和焦虑等,与抗胆碱能药物合用时易出现。长期服用可有下肢网状青斑或踝部水肿等。

(3)多巴胺替代疗法:一般采用左旋多巴加脱羧酶抑制剂的复方制剂,目前常用的有左旋多巴-苄丝肼(左旋多巴200 mg,卡比多巴50 mg)和卡比多巴-左旋多巴抑制剂(左旋多巴200 mg,苄丝肼50 mg)和卡比多巴-左旋多巴控释剂(左旋多巴200 mg和卡比多巴50 mg)。左旋多巴-苄丝肼适用于各种类型和阶段的帕金森患者,一般初始剂量62.5 mg,每日1次,每3~5 d加量一次,每次加量62.5 mg,分2~3次服用,在取得较佳疗效的最低剂量水平维持,一般维持剂量不超过每日500 mg(2片),每日分3~4次口服。最大剂量不宜超过每日1 000 mg(4片)。一般在餐前1 h或餐后1 h服用。卡比多巴-左旋多巴控释剂适用于帕金森病伴有症状波动的患者。一般每次1片,每日1~3次。左旋多巴类药物的主要短期不良反应包括恶心、呕吐、腹部不适、体位性低血压、幻觉、妄想等。长期服用左旋多巴制剂可引起症状波动和异动症等,称为左旋多巴长期治疗综合征。

(4)多巴胺受体激动剂:可以作为帕金森病的首选单药治疗或用于左旋多巴治疗疗效减退或出现长期运动并发症时的添加治疗。常用药物:①麦角溴胺,一般初始剂量0.625 mg清晨一次,每3~5 d增加0.625 mg,分次服,通常治疗剂量7.5~15 mg/d,最大日剂量不超过25 mg。②培高利特,初始剂量50 μg,每日1次,每3~5 d加量50 μg分次服,有效剂量0.375~1.5 mg。一般日剂量不超过2 mg。③吡贝地尔缓释片,一般初始剂量50 mg/d,治疗剂量150~250 mg/d。④多巴胺受体激动剂的主要不良反应为胃肠道反应如呕吐、腹泻、体位性低血压、精神症状等。

(5)单胺氧化酶-B抑制剂:主要用于帕金森病的早期单药或合并治疗,可能具有神经元保护作用。常用药物为司来吉兰,一般剂量2.5~5 mg,每日2次。主要不良反应有口干、纳差、体位性低血压等。

（6）儿茶酚-O-甲基转移酶抑制剂:用于左旋多巴治疗疗效减退,出现运动波动的患者。主要药物为恩他卡朋,随每一剂左旋多巴服用,每次 1～2 mg。

3. 外科治疗

（1）立体定向苍白球或丘脑毁损术:其中苍白球毁损术对肌强直疗效更好,而丘脑毁损术对震颤疗效更好。一般行单侧毁损术比较安全。主要并发症有毁损部位出血,或毁损范围不准确所指的偏瘫、构音障碍、吞咽困难等。长期疗效不肯定。

（2）深部脑刺激术（deep brain stimulation,DBS）:将微电极刺激装置植入帕金森病患者的手术靶点,其定位准确,具有损伤范围小、安全性高、疗效持久等优点,缺点是费用昂贵。

4. 其他 对可能合并的抑郁、精神症状、便秘等采取相应的对症治疗措施。

（二）护理

1. 用药护理 ①抗帕金森病药物需用到足够疗程、足够剂量,方能判断是否有效。因此,患者不到用药数天,便急于要求医生换药。②抗帕金森病药物宜在饭前 1 h、饭后 2 h规律性服药。③平时,患者可多食瓜子、杏仁、芝麻和牛奶等食物,以促进多巴胺合成,改善病症。④抗帕金森病药物有恶心的不良反应,服药时,患者可摄入少量碳水化合物,以减轻恶心症状。

2. 饮食护理 ①低盐、低脂、低胆固醇、适量优质蛋白的易消化饮食,即多吃禽类、鱼类、核桃、芝麻等,少吃动物内脏、蛋黄、动物油等。②多吃高纤维、新鲜蔬菜及水果,如芹菜、韭菜、香蕉等,及时补充水分,保持大便通畅,以减轻腹胀。③选取容易咀嚼的食物,如稀粥、面条、蒸蛋等。④尽量避免刺激性食物,如辣椒、戒烟、酒等。

3. 安全护理 ①须有专人陪护。②下床活动及如厕时穿防滑鞋,防跌倒、滑倒等意外的发生。③睡觉时应上好床栏,以防坠床。④对于有饮水呛咳、吞咽困难者,药物及食物应磨碎,以利于吞咽,进食时给予坐位或半坐位,食物可选糊状食物。⑤天冷时,尽量不给予热水袋,以防烫伤,可给予穿袜子保暖,或热水应低于 50 ℃,每 30 min～1 h 更换热水袋位置。

4. 生活护理 ①穿着:选择容易穿脱的拉链衣服,尽量穿不用系鞋带的鞋子。②洗浴:注意防滑,并可在浴室内放置一把矮凳,以便让患者坐着淋浴。③进餐:因为患者肌肉不协调,不要催患者快吃快喝。在患者的碗或热盘子下放一块橡皮垫以防滑动。④预防感染:由于本病患者容易患支气管炎或肺炎,因此,在出现咳嗽或发热时需立即处理,以免严重感染随之而至。⑤预防便秘:鼓励患者增加身体活动,足量饮水,在每日饮食中增加高纤维食物如蔬菜等,必要时用通便药物。

5. 步态训练方法 步态锻炼时要求患者双眼直视前方,身体直立,起步时足尖要尽量抬高,先足跟着地再足尖着地,跨步要尽量慢而大,双上肢尽量在行走时做前后摆动。其关键是要抬高脚和跨步要大。患者在起步和行进中,常常会出现"僵冻现象",表现为脚步迈不开。训练方法:首先将足跟着地,全身直立站好。在获得平衡之后,再开始步行,必须切记行走时先以足跟着地,足趾背屈,然后足尖着地。在脚的前方每一步的位置摆放一块高 10～15 cm 的障碍物做脚跨越障碍物的行走锻炼。

6.出院指导　①保持良好的心态,规律生活,克服不良生活习惯和嗜好。②积极进行康复锻炼,以提高生活质量。③保证充足的睡眠,预防感冒、受凉,做好安全防护。④定期门诊复查,了解血压、肝肾功能、心功能、智力的变化。⑤如出现发热、疗效减退、运动障碍等时,应及时到医院就诊,切忌自行盲目用药。

五、阿尔茨海默病

流行病学

目前全世界阿尔茨海默病(Alzheimer disease,AD)的患病人数在增加,据统计,患者通常以每二十多年增加 1 倍的速度增长。1980 年,美国只有 250 多万阿尔茨海默病患者,2005 年有 450 多万人,年死亡约 10 万人,预计 2050 年将达到 1 400 万人。目前全世界有 1 700 万～2 500 万阿尔茨海默病患者,预计 2050 年将达到近亿人。在美国,阿尔茨海默病已经成为第六位死亡原因。在发达国家,阿尔茨海默病已成为最常见的原发性功能退化的老年病。

我国流行病学资料表明:我国 65 岁以上阿尔茨海默病患病率 3%～5%,我国 60～69 岁人群中阿尔茨海默病的患病率为 2.3%,70～79 岁为 3.97%,80 岁以上为 20%～40%。我国目前已有阿尔茨海默病患者超过 600 万,约占世界患者数 1/4。

流行病学研究发现众多危险因素与 AD 相关:文化程度低、膳食结构、女性雌激素水平降低、高血糖、高胆固醇、高同型半胱氨酸、血管因素等。

发病机制

1.淀粉样肽假说　目前普遍认同的 AD 主要发病机制:具有神经毒性的 β-淀粉样蛋白(Aβ)在脑实质沉积,启动病理级联反应,形成 NFT,导致神经元广泛丢失。脑组织的破坏导致功能的损害,出现痴呆症状。

2.微管相关蛋白异常学说　AD 的另一病理学特征是 NFT。

3.基因突变学说　AD 的相关突变基因有 21 号染色体上的 APP 基因、14 号染色体上的早老素 1 基因、1 号染色体上的早老素 2 基因、19 号染色体上的载脂蛋白 E 基因。

4.神经细胞死亡的最后共同通路　神经退行性疾病中细胞死亡的"最后共同通路"是氧化应激(自由基生成过多)和钙稳态失调(大量离子内流)。神经细胞内钙超载,可导致线粒体膜破坏并过度活化蛋白激酶和磷酯酶,引起细胞变性、功能丧失并触发细胞凋亡。自由基可增加细胞内 Ca^{2+} 的堆积,Ca^{2+} 可加速自由基的生成,二者形成恶性循环,最终触发神经细胞坏死或凋亡程序。

临床特征(痴呆前阶段和痴呆阶段)

1.痴呆前阶段　①轻度认知功能障碍发生前期:无任何认知障碍的临床表现或仅有

极轻微的记忆力减退主诉。②轻度认知功能障碍期:记忆力轻度受损,学习和保持新知识能力下降,其他认知领域如注意力、执行能力、语言能力和视空间能力也可出现轻度受损,但不影响基本日常生活能力,达不到痴呆的程度。

2.痴呆阶段

(1)轻度:①近事记忆减退,常将日常所做的事和常用的一些物品遗忘。②远期记忆减退,对发生已久的事情和人物的遗忘。③部分患者出现视空间障碍,外出后找不到回家的路,不能精确地临摹立体图,面对生疏和复杂的事物容易出现疲乏、焦虑和消极情绪,还会表现出人格方面的障碍,如不爱清洁、不修边幅、暴躁、易怒、自私多疑。

(2)中度:①除记忆障碍继续加重外,工作、学习新知识和社会接触能力减退,特别是原已掌握的知识和技巧出现明显的衰退。②常有较明显的行为和精神异常,性格内向的患者变得易激惹、兴奋欣快、言语增多,而原来性格外向的患者则可变得沉默寡言,对任何事情提不起兴趣,出现明显的人格改变,甚至做出一些丧失羞耻感的行为。

(3)重度:除上述各项症状逐渐加重外,还有情感淡漠、哭笑无常、言语能力丧失以致不能完成日常简单的生活事项如穿衣、进食。终日无语而卧床,与外界逐渐丧失接触能力。四肢出现强直或屈曲瘫痪,括约肌功能障碍。可并发肺炎、尿路感染、压力性损伤、全身衰竭等症。

诊断标准

目前,AD 的诊断标准主要包括以下几个方面。

1.临床症状　必须有认知和行为障碍的临床表现。

2.病程　病程应该是渐进性的且符合 AD 的病理特征。

3.排除其他病因　排除其他导致认知和行为障碍的疾病,如脑血管疾病、头部外伤、药物中毒等。

4.影像学检查　通过头颅 MRI 或 CT 检查,发现大脑萎缩或斑块等病理改变。

5.生物标志物检测　通过血液或脑脊液中 Aβ、tau 蛋白等生物标志物的检测,辅助 AD 的诊断。

治疗与护理

(一)治疗

1.常用西药治疗

(1)改善胆碱神经传递药物:目前常用药物乙酰胆碱酯酶(AChE)抑制剂,包括他克林、多奈哌齐、卡巴拉汀、加兰他敏。亦可选择 N-甲基-D-天门冬氨酸(NMDA)受体拮抗剂,如盐酸美金刚。

(2)改善脑血液循环和脑细胞代谢的药物:常用药物有脑复康、都可喜、喜得镇、己酮可可碱、吡拉西坦、阿米三嗪罗巴新、甲磺酸双氢麦角毒碱、麦角溴烟酯等。

（3）钙拮抗剂：此类药物易于通过血脑屏障，选择性扩张脑血管，减少因 Ca^{2+} 内流造成的神经细胞损伤或死亡，从而改善记忆和认知功能。

（4）激素类药物：使用雌激素治疗 AD 可以缓解女性患者的症状，并可以延缓或防止患者病情发展。

（5）非甾体抗炎药：经常服用阿司匹林或消炎镇痛药物的老年人患老年痴呆和认知障碍的危险性明显降低。小剂量阿司匹林可以减少老年痴呆症恶化。

（6）自由基清除剂和抗氧剂：有研究利用具有自由基清除作用的银杏叶提取物 EGB-761 治疗老年痴呆患者，发现有明显的认知功能改善作用。维生素 E 是重要的抗氧化剂，具有自由基代谢的神经保护作用，还可能通过抑制和清除脑内 β-淀粉样蛋白沉积，产生延缓衰老的作用。其他自由基清除剂还有褪黑素、姜黄素、去铁敏、艾地苯醌、甲磺酸替拉扎特等。维生素 C 具有清除自由基、抗氧化作用，能够稳定细胞膜。

（7）毒蕈碱受体激动剂：高剂量服用毒蕈碱 M1 受体激动剂占诺美林，可明显改善 AD 患者的认知功能和动作行为能力。但由于该药在胃肠及心血管方面的严重不良反应，多数患者不能继续治疗。为此，研究者正在寻求避免此类不良反应的经皮给药方案。

2. 中医治疗

（1）中药治疗：人参、刺五加、银杏、石杉等均具有一定的益智和提高记忆效果。

（2）针灸：多针透刺（如百会透四神聪；神庭透当阳，再透上星；首面透鼻交；定神透水沟；足三里透丰隆；风府透哑门；大椎透身柱；命门透肾俞；内关透神门；复溜透太溪）治疗阿尔茨海默病效果显著。

（3）穴位注射：用人参注射液和复方丹参注射液于双侧肾俞、足三里、三阴交行穴位注射。

（4）针药并用：交替针刺人中、四神聪、本神、足三里、太溪、悬钟及百会、大椎、命门、肝俞、肾俞 2 组穴位，配合口服中药复元汤。

（5）非药物治疗：主要包括行为疗法、物理疗法及营养疗法等。①行为疗法：包括认知治疗、行为治疗等。认知治疗是通过重新学习基本技能来恢复患者基本的生活能力，行为疗法则是通过加强患者的基本技能来减轻其症状。②物理疗法：包括音乐疗法、磁场治疗、光疗法等。这些物理疗法主要是通过刺激受损区域，从而促进神经元的再生，从而缓解患者的症状。③营养疗法则是通过保持饮食健康，摄入一定量的冰岛鳕鱼油等营养素，从而预防或减轻阿尔茨海默病的发生。

（二）护理

1. 用药护理　阿尔茨海默病患者多伴随其他疾病，需要服用多种药物，而患者又常忘记吃药、吃错药，或忘了已经服过药又过量服用，如果疏忽，会引起漏服、少服、用药过量，甚至中毒等。所有口服药必须由护理人员按顿送服，不能放置在患者身边。患者服药过程，必须有护理人员帮助，以免患者遗忘或错服。对于经常出现拒绝服药的患者，除要监督患者把药服下外，还要让患者张开嘴，检查是否已经将药物咽下，防止患者在无人看管的情况下将药物吐掉或取出。中、重度痴呆患者服药后常不能诉说其不适，护理人员要细心观察患者服药后的反应，及时反馈给医生，以便及时调整给药方案。对于卧床患者或吞咽困难的阿尔茨海默病患者,不宜吞服药片,最好将药片掰成小粒或研碎后溶于水中服用。

2. 安全护理

(1)跌伤:阿尔茨海默病多伴有椎体外系统病变,表现为扭转痉挛、震颤麻痹,以及各种各样的行动失调,站立、行走均会出现困难,所以常常容易跌伤。加之老年人骨质疏松,极易骨折。所以病房内、浴室、厕所地面要干燥、无积水,不要让老年人做其难以承担的事情。患者上、下床及变换体位时动作宜缓,床边要设护栏;上、下楼梯、外出散步一定要有人陪伴和扶持。

(2)自伤:阿尔茨海默病患者心理脆弱,丧失自理能力,为了不给家人增加负担,很容易发生自伤、自杀事件,而有的患者则会受抑郁、幻觉或妄想的支配,而下意识地出现自伤、自杀行为。护理人员及家人要进行全面照顾,严密观察,随时发现可疑动向,及时排除患者可能自伤、自杀的危险因素,保管好利器、药物等。

(3)走失:阿尔茨海默病患者因记忆功能受损,尤其是中、重度痴呆患者,定向力出现障碍,应避免患者单独外出,同时家属要在患者衣兜内放置"名片",写清患者姓名、疾病、家庭住址、联系电话号码等,一旦患者迷路,可被人发现送回。

3. 生活护理　指导老年人进行日常生活能力的锻炼,尽可能保持生活自理。多鼓励其参加社交、工娱活动等,延缓老年人的社会退缩。对于生活完全不能自理的老年人,要照顾好其饮食起居,定时进餐、排泄,保持个人卫生。同时要注意防止压力性损伤和呼吸道感染。

饮食要多吃清淡食物,多吃富含蛋白质、维生素的食物,不宜进食油腻食物。另外因为患者后期可能出现吞咽困难,宜饮水呛咳,所以患者尽量以流食为主,以免出现呛咳而引起肺部感染。老年人消化功能比较差,可以少吃多餐,定时定量,以利于治疗。忌烟酒。

如果患者有吞咽功能,可以把各种蔬菜、水果等食物打碎,避免进食硬物,引起呛咳而造成肺部感染。如果不能吞咽就要下胃管,这种患者还要保持大便通畅,因为患者长期卧床大便容易秘结不通畅,有时候可能要用一些药物促进大便通畅。如果是卧床的患者,身上容易出现压力性损伤,这种感染都是老年痴呆后期的并发症,会危及生命的最重要因素。

4. 护理目标　①能维持患者基本的生理功能,意识障碍改善。②患者能保持规律的生活起居,能识别危险,减少或避免伤人、自伤行为。③患者能保持现存的智能,维持最佳功能状态,能有效地沟通。④患者能参加力所能及的自我料理。⑤患者能保证规律的睡眠,提高睡眠质量。⑥患者减少或避免感染的情况。⑦避免潜在并发症。

六、老年抑郁焦虑症

流行病学

老年抑郁症的流行病学研究显示,全球范围内老年抑郁症的患病率较高。根据世界卫生组织 2017 年发表的报告,全球有超过 3 亿名抑郁症患者,其中老年抑郁症患者占有一定的比例。此外,研究还发现,老年抑郁症的患病率随着年龄的增长而增加,且女性老年人的患病率高于男性老年人。

发病机制

老年抑郁症的发病机制比较复杂,涉及多种因素,包括遗传、环境、心理等。

1. 生理变化　老年期身体发生一系列生理变化,如脑萎缩、神经递质减少等,这些变化可能引起情绪不稳定、焦虑、抑郁等症状。

2. 疾病影响　老年期常常伴有多发疾病,如高血压、糖尿病、冠心病等,这些疾病本身或治疗过程中可能引发抑郁症状。

3. 社会环境　老年人退休后社会角色和社交网络发生变化,与家人和朋友的关系也可能发生变化,这些因素可能对老年人的心理健康产生负面影响。

4. 个人经历　一些老年人可能经历过负性事件,如丧偶、子女离开等,这些事件可能引发抑郁症状。

5. 遗传因素　抑郁症有一定的遗传倾向,家族中有抑郁症患者的人在老年期患抑郁症的风险较高。

总之,老年抑郁症的发病机制比较复杂,需要综合考虑多种因素。对于老年人本人及其家庭成员来说,了解老年抑郁症的原因和症状,及时发现和治疗老年抑郁症,对于提高老年人的生活质量具有重要意义。

临床特征

老年抑郁症的临床特征包括但不限于以下方面。

1. 情绪低落　患者常常感到情绪低落、沮丧、无助、绝望等,对日常活动失去兴趣,甚至出现自杀的想法。

2. 身体不适　老年抑郁症患者可能会出现身体不适的症状,如头痛、胃痛、肌肉疼痛、胸闷等。这些症状会影响患者的日常生活。

3. 认知功能损害　老年抑郁症患者可能会出现认知功能损害,如记忆力减退、注意力不集中、思维迟缓等。这些症状会影响患者的日常生活和工作能力。

4. 社交障碍　老年抑郁症患者可能会出现社交障碍,如回避社交、不愿意与人交流等。这些症状会影响患者的社交能力和生活质量。

5. 自责自罪　老年抑郁症患者可能会出现自责自罪的想法,认为自己没有价值,不值得被爱和关注。这些症状会增加患者的抑郁情绪和自杀的风险。

6. 睡眠障碍　老年抑郁症患者可能会出现睡眠障碍,如失眠、早醒、睡眠质量差等。这些症状会影响患者的日常生活和身体健康。

需要注意的是,老年抑郁症的临床特征可能因人而异,包括但不限于以上临床表现,需要通过医生专业的诊断和评估来确定。如果您或您身边的人出现上述症状,应及时就医寻求专业帮助。

诊断标准

1. **症状表现**　以情绪低落为主要表现,可能伴随焦虑、烦躁、郁郁寡欢、反应迟钝、意志活动减退等症状。严重时出现自残或自杀的念头。

2. **持续时间**　情绪低落至少持续 2 周,并且至少伴随上述症状中的 4 项。

3. **排除其他因素**　老年抑郁症的诊断需要排除继发性抑郁障碍及其他脑器质性疾病。

此外,老年抑郁症的诊断还包括以下方面:①临床医生进行体格检查及抑郁相关量表测评,进一步判断是否患有抑郁症。②有条件时,进行脑电图检查,排除继发性抑郁障碍及其他脑器质性疾病。

总之,老年抑郁症的诊断需要综合考虑患者的症状表现、持续时间、排除其他因素等。如果身边的人出现情绪低落等不适症状,应及时就医寻求专业帮助。

治疗与护理

(一)治疗

1. **药物治疗**　抗抑郁药可以改善老年抑郁症患者的症状,包括情绪低落、认知障碍等。常用的抗抑郁药包括选择性 5-羟色胺再摄取抑制剂、三环类抗抑郁药等。在药物治疗过程中,需要根据患者的具体情况选择合适的药物和剂量,并注意观察患者的反应和不良反应。

2. **心理治疗**　认知行为治疗和心理动力治疗等心理治疗方法可以帮助老年人更好地应对抑郁症带来的心理压力和负担,减轻焦虑和抑郁症状。具体心理治疗方法应根据患者的具体情况选择合适的方案。

此外,还包括改善生活方式、增加社交活动等非药物治疗措施。这些措施可以帮助老年人更好地应对抑郁症带来的负面影响,提高生活质量。

总之,老年抑郁症的治疗需要综合考虑药物治疗和心理治疗的作用,根据患者的具体情况选择合适的方案。同时,应注重老年人的心理健康教育和宣传,提高老年人的心理素质和应对能力。

(二)护理

1. **心理护理**　家属应多与患者接触交谈,随时掌握其思想动态,经常给予帮助和鼓励,帮他们树立信心,对患者不厌其烦、耐心细致地解释,并尽量满足患者的合理需求。

2. **密切观察**　加强病情观察,严防意外事件发生,防范患者自杀行为的发生。

3. **督促规范服药**　家人要严格督促患者系统规律地服药,帮助患者保管好药物,主动与其交流服药后的感受,给药后要检查口腔,防止藏药。

4. **饮食护理**　合理饮食对老年抑郁症的治疗和康复也有重要影响。家属可以制订健康的饮食计划,包括富含蛋白质、维生素和矿物质的食物,避免高脂、高糖的食物。

5. 睡眠护理　老年抑郁症患者常常伴有失眠、早醒等症状,家属可以采取一些措施来改善患者的睡眠质量,如保持安静的环境、避免在睡前进行刺激性的活动、鼓励患者进行适当的锻炼等。

6. 社交护理　社交活动对老年人的心理健康非常重要。家属可以鼓励患者参加一些社交活动,如与家人、朋友聚会、参加兴趣小组等,以增强社交支持和归属感。

7. 安全护理　老年抑郁症患者可能会出现自杀等危险行为,家属应加强安全护理,如定期检查患者的情绪和行为变化,及时发现异常情况,采取措施防止自杀行为的发生。

总之,老年抑郁症的护理需要全方位考虑患者的需求和状况,提供个性化的护理和支持。同时,家属也需关注其情绪和压力管理,以便更好地照顾患者。

七、失眠症

流行病学

失眠症是以频繁而持续的入睡困难或睡眠维持困难并导致睡眠满意度不足为特征的睡眠障碍。失眠症还包括社会功能损害,与大多数精神障碍相似。失眠症既可以独立存在,也可以与其他精神障碍共病。如仅询问失眠症状或严格执行 3 个阶段评估(即量表、临床访谈和睡眠实验室评估),则患病率差异较大:①仅询问失眠症状时,患病率达50% 以上;②如果增加严格的睡眠实验室评估,患病率可能降至 5% ;③如果根据失眠的主观评价标准,不同国家和地区的失眠患病率主要集中于 10% ~ 15% 。

发病机制

目前有两种较为公认的神经生物学和认知行为学假说,分别是过度觉醒假说和 3P假说。

1. 过度觉醒假说　过度觉醒呈持续性,多数失眠患者不仅存在夜间睡眠不佳,而且白天入睡困难,如午睡困难,表明过度觉醒是 24 h 存在的。

2. 3P 假说　3P 假说包含 3 项因素,即易感因素、促发因素和维持因素。其中,易感因素与睡眠调节中枢的发育和个性发展有关;促发因素指生活和工作中可能遇到的诸如疾病、生活事件之类的困扰,可以诱发急性失眠;维持因素主要包括卧床时间过长,导致警觉或不适感,这与床或卧室形成一定联系,以及白天疲劳感,不愿出门,从而减少日照时间和日间活动,扰乱昼夜节律,进展为慢性失眠障碍。3P 假说是认知行为疗法的基础。

临床特征

入睡困难、睡眠维持困难、早醒或其他。

诊断标准

1. 慢性失眠障碍 参照 ICSD-3 诊断标准,慢性失眠障碍应同时符合以下 6 项标准。

(1)患者主诉或其父母、其他主要照料者观察到下述现象≥1 项:①入睡困难。②睡眠维持困难。③觉醒时间比期望的早。④到睡眠时间仍不肯睡觉。⑤无父母或照料者干预难以入睡。

(2)患者主诉或父母、其他主要照料者观察到下述夜间睡眠困难相关现象≥1 项:①疲劳或萎靡不振。②注意力、专注力或记忆力下降。③社交、家庭、职业或学业功能减退。④情绪不稳或易激惹。⑤日间思睡。⑥行为问题,如活动过度、冲动或具有攻击性。⑦动力、精力或工作主动性下降。⑧易犯错或易出事故。⑨对自身睡眠质量非常关注或不满意。

(3)上述睡眠-觉醒主诉不能完全由不合适的睡眠机会(如充足的睡眠时间)或环境(如黑暗、安静、安全、舒适环境)解释。

(4)上述睡眠困难及相关日间症状每周至少出现 3 次。

(5)上述睡眠困难及相关日间症状至少持续 3 个月。

(6)上述睡眠困难及相关日间症状无法用其他睡眠障碍更好地解释。

2. 短期失眠障碍 短期失眠障碍的诊断标准与慢性失眠障碍相似,但病程少于 3 个月且无频率的要求。

治疗与护理

(一)治疗

(1)药物治疗应遵循按需、间断、足量原则,同时兼顾个体化,从小剂量开始,到达有效剂量后不轻易调整剂量。小剂量指治疗有效的最低剂量。按需、间断用药:①无须持续用药,可间断给药,疗程小于 4 周可持续用药;②超过 4 周需重新评价;③每 6 个月或者病情复发或波动时应重新全面评价;④更换治疗方案时也应重新全面评价。利大于弊时,持续用药;反之,可考虑其他药物或其他治疗方法,并非一定 4 或 8 周后停药。

药物治疗顺序:①苯二氮䓬类受体激动剂(如唑吡坦、右佐匹克隆)和褪黑素受体激动剂(国内尚未上市)。②其他苯二氮䓬类受体激动剂。③具有镇静作用的抗抑郁药。④联合应用苯二氮䓬类受体激动剂和具有镇静作用的抗抑郁药。⑤某些抗癫痫药物(AED)和抗精神病药仅适用于特殊情况和人群。⑥巴比妥类药和水合氯醛虽经美国食品药品监督管理局(FDA)批准用于治疗失眠障碍,但临床并不推荐。⑦非处方药如抗组胺药,常用于患者的自行处理,临床亦不推荐。⑧Hypocretin(Hcrt)/Orexin 受体拮抗剂已经美国食品药品监督管理局批准应用于临床,但目前尚未在国内上市。

(2)物理治疗是一种辅助治疗方法。作为指南推荐的是光照疗法、生物反馈治疗和电疗法,重复经颅磁刺激是临床建议,而超声波、音乐、电磁波、紫外线、激光等治疗方法并非效果不佳,而是循证医学证据尚不充分。

（二）护理

①睡眠卫生教育,是所有治疗方法的基础,但单独应用无效。②认知疗法,纠正不适宜认知、重塑正确认知。③睡眠限制,减少卧床时间,增强睡眠驱动力,加强床、放松与睡眠之间的积极联系,形成积极的条件反射。④松弛疗法,部分循证医学证据认为该疗法无效,亦有多项循证医学证据证实该疗法有效。

第二节 呼吸系统疾病

一、慢性阻塞性肺疾病

流行病学

慢性阻塞性肺疾病(COPD)患病率在我国占 40 岁以上人群的约 8.2%。在我国死亡原因中 COPD 排第三位,平均每分钟有 2.5 人死于 COPD。

病因及发病机制

1. 吸烟　为重要的发病因素,吸烟者慢性支气管炎的患病率比不吸烟者高 2~8 倍,烟龄越长,吸烟量越大,COPD 患病率越高。

2. 职业粉尘和化学物质　接触职业粉尘及化学物质,如烟雾、变应原、工业废气及室内空气污染等,浓度过高或时间过长时,均可能产生与吸烟类似的 COPD。

3. 空气污染　大气中的有害气体如二氧化硫、二氧化氮、氯气等可损伤气道黏膜上皮,使纤毛清除功能下降,黏液分泌增加,为细菌感染增加条件。

4. 感染因素　与慢性支气管炎类似,感染亦是 COPD 发生发展的重要因素之一。

5. 蛋白酶-抗蛋白酶失衡　蛋白水解酶对组织有损伤、破坏作用,抗蛋白酶对弹性蛋白酶等多种蛋白酶具有抑制功能,其中 α_1-抗胰蛋白酶(α_1-AT)是活性最强的一种。蛋白酶增多或抗蛋白酶不足均可导致组织结构破坏产生肺气肿。

6. 氧化应激　有许多研究表明 COPD 患者的氧化应激增加。氧化物主要有超氧阴离子(O_2^-)、羟基(—OH)、次氯酸(HClO)、过氧化氢(H_2O_2)和一氧化氮(NO)等。

7. 炎症机制　气道、肺实质及肺血管的慢性炎症是 COPD 的特征性改变,中性粒细胞、巨噬细胞、T 淋巴细胞等炎症细胞均参与了 COPD 发病过程。

8. 其他　如自主神经功能失调、营养不良、气温变化等都有可能参与 COPD 的发生、发展。

临床特征

1. 症状　起病隐匿,病程长,冬春季或气候变化时易发。①慢性咳嗽:多为晨间咳嗽,夜间阵咳或排痰。②咳痰:一般为白色黏液或浆液性泡沫样痰,偶可带血丝,并发感染时,痰液呈黏液脓性。③气短或呼吸困难。④喘息或胸闷。⑤疲乏、食欲、体重减轻等全身症状。

2. 体征　早期无异常体症,疾病进展出现肺气肿体征。①视诊:桶状胸,肋间隙增宽,呼吸浅快。②触诊:语音震颤减弱。③叩诊:过清音,心浊音界缩小或消失,肝浊音界下降。④听诊:呼吸音减低,呼气延长,部分患者双肺可闻及干湿啰音。

诊断标准

1. 诊断"金标准"　高危因素+临床症状+体征+肺功能检查(金标准)。

2. COPD 诊断的必备条件　不完全可逆的气流受限。

3. 不完全可逆的气流受限　吸入支气管扩张剂后 $FEV_1/FVC<70\%$ 及 $FEV_1<80\%$ 预计值。

4. 其他　若无咳嗽、咳痰症状,但 $FEV_1/FVC<70\%$,排除其他疾病后,亦可诊断为 COPD。

治疗与护理

(一)治疗

1. COPD 稳定期的治疗

(1)健康教育,戒烟,去除危险因素。

(2)支气管扩张剂

目的:松弛支气管平滑肌使支气管扩张,缓解气流阻塞症状。

1)常用药物:抗胆碱能药物阻断乙酰胆碱所致的支气管平滑肌收缩。常作为治疗首选药物。

2)异丙托溴铵维持 6~8 h。

3)噻托溴铵维持 24 h。

4)β_2 受体激动剂:激活腺苷环化酶,使 cAMP 增加,松弛气道平滑肌。

5)沙丁胺醇、特布他林(短效)。

6)沙美特罗、福莫特罗(长效)。

7)茶碱类药:缓释或控释片。

原则:首选抗胆碱能药物,其他两类为次选,长期规则应用短期按需应用。

(3)祛痰药

1)黏液溶解剂:可使黏蛋白破坏,如乙酰半胱氨酸。

2)痰液调节剂:通过改变黏蛋白合成以减少黏稠度,如氨溴索。

3)刺激排痰药:氯化胺。

（4）吸入糖皮质激素：①适用于稳定期 COPD 患者。②长期规律吸入糖皮质激素仅适合于 FEV_1＜50％预计值（Ⅲ级和Ⅳ级）并且有临床症状以及反复加重的患者，这一治疗可以明显减少急性发作频率，提高生活质量。③联合吸入糖皮质激素和 β_2 受体激动剂比单用效果更好。

（5）长期家庭氧疗（LTOT）

1）目的：延缓肺动脉高压发生。

2）氧疗指征：PaO_2 ≤55 mmHg 或 SaO_2＜88％，不论是否有高碳酸血症。PaO_2 55～60 mmHg 或 SaO_2＜89％，合并有肺动脉高压、心力衰竭或红细胞增多症（血细胞比容大于0.55）。氧流量 1.0～2.0 L/min，吸氧持续时间不应少于 15 h/d，一般 PaO_2 可达 60 mmHg（8.0 kPa）或 SaO_2 达 90％。

（6）康复治疗

1）目的：改善活动能力，提高生活质量。

2）种类：康复治疗包括呼吸生理治疗、肌肉训练、营养支持、精神治疗与教育等。

2. COPD 急性加重期的治疗　①确定急性加重的病因及病情严重程度。②根据病情严重程度决定门诊或住院治疗。③支气管扩张剂。④低流量吸氧。⑤抗感染治疗：抗生素的应用是治疗 COPD 细菌感染急性加重的主要措施。根据痰液或气道分泌物培养的病原菌选择抗生素。无确定病原菌时可经验用药，根据病情选择，常选用 β-内酰胺类（青霉素类、头孢菌素类）、大环内酯类、氟喹诺酮类等。⑥糖皮质激素：静脉给药、口服给药和吸入给药。需住院患者可口服或静脉滴注糖皮质激素，但需避免大剂量长期应用。口服泼尼松或静脉给予甲泼尼龙者，疗程为 5～7 d。⑦祛痰药。⑧防治并发症：呼吸衰竭、心力衰竭、肺源性心脏病、气胸等。

（二）护理

1. 一般护理　适宜的环境，休息和活动。早期：步行、登楼梯、踏车等适当活动。晚期：身体前倾位，卧床休息为主，视病情安排适当的活动。

2. 饮食护理

（1）原则：高热量、高蛋白、高维生素。

（2）注意事项：避免摄入易引起腹胀、便秘的食物。

3. 病情观察　①观察咳嗽、咳痰情况。②观察呼吸困难程度。③观察营养状况、肺部体征。④观察有无并发症，如慢性呼吸衰竭、自发性气胸、慢性肺源性心脏病。⑤监测动脉血气分析，水、电解质和酸碱平衡情况。

4. 氧疗护理　氧疗有效的指标：①呼吸困难减轻。②呼吸频率减慢。③发绀减轻。④心率减慢。⑤活动耐力增加。

5. 用药护理　①遵医嘱应用抗生素，支气管舒张药，祛痰药物。②注意观察疗效及不良反应。

6. 呼吸功能锻炼　①膈式或腹式呼吸。②缩唇呼吸。③呼吸功能锻炼的注意事项：在腹部放置小枕头或书，吸气时物体上升；缩唇呼吸和腹式呼吸每日训练 3～4 次，每次重复 8～10 次；只能在疾病恢复期，如出院前进行训练。

7.心理护理　评估心理状态、增强信心、缓解焦虑，给予家庭支持。

二、哮喘

流行病学

哮喘的流行病学研究显示，全球范围内哮喘患病率较高。在我国，根据不同的调查结果，14 岁以上人群哮喘患病率约为 1.24%，20 岁以上人群约为 4.2%，估计 20 岁以上哮喘患者达 4 570 万。哮喘已成为我国第二大呼吸系统疾病，仅次于 COPD。

据 2015 年全球疾病负担调查估算，全球哮喘的患者数达 3.58 亿。但目前按照GINA2021 定义的轻度间歇性和轻度持续性哮喘的流行病学数据较少，老年哮喘是一种常见的慢性呼吸系统疾病，其流行病学特征在不同的国家和地区存在一定的差异。总体来说，老年哮喘的患病率随着年龄的增长而增加，且女性老年人的患病率高于男性老年人。

发病机制

哮喘的发病机制较为复杂，受到遗传因素和环境因素的影响。

1.遗传因素　哮喘具有多基因遗传倾向，发病具有一定的家族集聚现象，即亲缘关系越近，患病率越高，但其发病往往由多个基因和外源因素共同作用而形成。

2.环境因素　环境因素在哮喘的发病中起着重要作用，其中吸入过敏原、烟雾暴露、室内和室外空气污染是哮喘发作的常见诱因。引发支气管哮喘的吸入物分为特异性吸入和非特异性两种，其中特异性吸入物如花粉、真菌、尘螨、动物毛屑等；非特异性吸入物如二氧化硫、甲醛、硫酸及甲酸等。

3.感染因素　支气管哮喘患者中存在支原体、病毒及细菌等感染源的特异性免疫球蛋白，一旦吸入感染源，将会直接损伤患者的呼吸道上皮，从而增高患者的呼吸道反应性，从而诱发哮喘的发作。

此外，哮喘还可能受到其他因素的影响。例如，生活方式和膳食因素的改变也可能与过敏性哮喘的发病率增加有关。

临床特征

1.呼吸困难　发作性伴有哮鸣音的呼气性呼吸困难，可自行缓解或经平喘药治疗后缓解。

2.黏膜过敏　发作前可有黏膜过敏的先兆症状，如打喷嚏、鼻痒、流鼻涕、流泪等。

3.体位改变　哮喘发作时，严重时可被迫采取坐位或呈端坐呼吸，干咳或咳大量白色泡沫样痰，甚至出现发绀。

4. 发作程度 哮喘症状轻重表现不一,轻者仅表现为反复咳嗽、胸闷或其他呼吸道症状。

5. 发作时间 哮喘常于夜间及凌晨发作,常在秋冬季节发作或加重。

6. 发作性质 哮喘具有可逆性,可自行或用平喘药后缓解,有缓解期。

诊断标准

哮喘的诊断标准包括以下方面。①临床表现:咳嗽、咳痰、胸闷、气喘等反复发作的症状,且多在夜间或凌晨加重。②发作时可听到肺部有呼气相为主的哮鸣音。③通过抗哮喘治疗是有效的,并排除其他因素造成的喘息。④肺功能检查异常:支气管激发试验阳性、支气管舒张试验阳性、PEF 平均日变异率>10% 或周变异率>20% 。

哮喘的诊断需要结合症状、体征和实验室检查结果进行综合评估。正规医院的专业医生会根据患者的病史、体检、肺功能检查和过敏原检测等结果进行综合判断,以确定是否为哮喘患者。

治疗与护理

(一)治疗

1. 药物治疗 哮喘治疗的核心是控制药物和缓解药物。控制药物需要患者长期、每日使用,包括吸入糖皮质激素、白三烯调节剂、长效 β_2 受体激动剂、缓释茶碱等。缓解药物是指在哮喘急性发作期按需使用的药物,通过迅速解除支气管痉挛而缓解哮喘症状,包括短效 β_2 受体激动剂、全身用激素、抗胆碱能药物、短效茶碱等。

2. 非药物治疗 非药物治疗包括避免接触过敏原、改善生活方式和饮食习惯、加强锻炼等。

哮喘治疗的原则是急性发作期需要迅速解痉平喘,控制症状;急性发作症状得到控制后需要进行长期、持续、规范、个体化、整体性的治疗。近年来推荐联合吸入糖皮质激素和长效 β_2 受体激动剂治疗哮喘。这两种药具有协同抗炎和平喘作用,可以获得更好疗效,适用于中重度哮喘的长期治疗。

(二)护理

1. 饮食调养 饮食清淡且富有营养,避免摄入能引起哮喘发作的食物和发物,少食辛辣厚腻的食品,适当多食蔬菜、水果,如萝卜、丝瓜、梨、香蕉、枇杷等,保持大便通畅。

2. 注意补钙 钙具有抗过敏功能,哮喘患者可多吃些含钙高的食品,但用海产品补钙时,需注意防过敏。

3. 适当锻炼 进行适当的散步及深呼吸锻炼,取仰卧位,两手重叠放在脐部,经鼻吸气后缩唇缓慢地将气呼出,两手稍向腹内加压。步行时停下来深吸一口气,然后再步行,同时缓慢地呼气。缩唇呼吸:经鼻缓慢地吸气,用口呼气时做吹口哨样动作,按节律进行,尽量将气呼净。每次练习 3~5 min,每日练习数次。

4.多饮水　哮喘患者适当多饮水非常重要,不仅可以补水,而且还可以稀释痰液。

5.呼吸道护理　哮喘患者的痰液往往较为黏稠,护理人员应该指导患者相应的咳痰技巧,以助于将痰液顺利咳出。同时,护理人员在患者咳痰过程中还应该积极帮助患者进行拍背及体位引流等加速痰液的排出。此外,护理人员还可遵医嘱对患者进行雾化处理,一方面有助于稀释痰液,帮助咳痰;另一方面有助于保持患者呼吸道湿润,提高机体抵抗能力。但在雾化处理过程中护理人员应该注意控制雾化液的温度,确保雾化效果。

6.环境护理　哮喘患者对于环境非常敏感,环境中的多种因素容易导致患者哮喘症状发作。因此,护理人员应该提高对环境护理的重视程度,尽量消除环境中可能引发患者哮喘发作的相关诱因,包括花粉、粉尘等;护理人员应该保持病房的干净卫生、安静舒适。如果环境空气较为干燥,应该进行适当的加湿处理,有效避免环境因素对患者形成不良刺激。

三、慢性支气管炎

流行病学

近期一项基于中国成人肺部健康调查(CPH)显示,我国 20 岁及以上的成人慢性支气管炎的患病率为 3.9%(1 985/50 991),男性高于女性,且随着年龄的增长而增加。多项研究显示,年龄、吸烟是慢性支气管炎的危险因素。

病因及发病机制

本病的病因尚不完全清楚,可能是多种环境因素与机体自身因素长期相互作用的结果。

1.吸烟　吸烟是最重要的环境发病因素,吸烟者慢性支气管炎的患病率比不吸烟者高 2 ~ 8 倍。

2.职业粉尘和化学物质　如烟雾、变应原、工业废气及室内空气污染等,浓度过高或接触时间过长,均可能促进慢性支气管炎发病。

3.空气污染　大量有害气体如二氧化硫、二氧化碳、氯气等可损伤气管黏膜上皮,使纤毛清除功能下降,黏液分泌增加,为细菌感染增加条件。

4.感染因素　病毒、支原体、细菌等感染是慢性支气管炎发生发展的重要原因之一。这些感染因素同样造成气管、支气管黏膜的损伤和慢性炎症。

5.其他因素　免疫功能紊乱、气道高反应性、自主神经功能失调、年龄增大等机体因素和气候等环境因素均与慢性支气管炎的发生和发展有关。

临床特征

1.咳嗽　常以晨间咳嗽为主,睡眠时有阵咳或排痰。

2.咳痰　多为白色黏液或浆液泡沫性,偶可带血。清晨排痰较多,起床后或体位变动可刺激排痰。

3.喘息或气急　喘息明显者可能伴发支气管哮喘。若伴肺气肿时可表现为活动后气促。

诊断标准

依据咳嗽、咳痰或伴有喘息,每年发病持续 3 个月,连续 2 年或 2 年以上,并排除其他可以引起类似症状的慢性疾病。

治疗与护理

(一)治疗

1.急性加重期的治疗　①控制感染:多依据患者所在地常见病原菌经验型选用抗生素,一般口服,病情严重时静脉给药。如果能培养出致病菌,可按药敏试验选用抗生素。②镇咳祛痰。③平喘:有气喘者可加用支气管扩张剂。

2.缓解期治疗　①戒烟,应避免吸入有害气体和其他有害颗粒。②增强体质,预防感冒。③反复呼吸道感染者可试用免疫调节剂或中医中药。④肺康复训练,改善呼吸功能,改善气道廓清,促进排痰。

(二)护理

1.吸痰器的正确使用　护士需要向患者和家属详细介绍吸痰器的使用方法,包括如何正确选择吸痰器、如何进行气道清洁、如何调整吸痰器的负压等。同时,护士还需要向患者和家属强调使用吸痰器时的注意事项,如避免过度吸痰、避免损伤气管黏膜等。

2.药物知识的普及和合理用药指导　护士需要向患者和家属普及常用的药物治疗知识,包括各种支气管扩张剂的作用、使用方法和不良反应等。同时,护士还需要向患者和家属强调按时按量正确使用药物的重要性,以确保药物的治疗效果。

3.呼吸训练和体位调整　护士可以向患者和家属介绍一些呼吸训练方法,如深呼吸、腹式呼吸等,以帮助患者改善呼吸困难的症状。此外,护士还可以指导患者进行体位调整,如坐位或半卧位,以减轻呼吸困难和促进痰液排出。

4.饮食和营养指导　护士可以向患者和家属提供合理的饮食和营养指导,以增强患者的身体抵抗力和康复能力。建议患者多摄入富含维生素和矿物质的食物,如新鲜水果、蔬菜、全谷类食物等,同时避免摄入过多的咖啡因和刺激性食物。

5.心理护理　护士需要给予患者积极的心理支持,帮助他们积极应对疾病和康复过程中的困难和挑战。护士可以与患者进行心理咨询和交流,鼓励他们保持积极的心态和乐观的情绪,提高康复效果。

第三节 循环系统疾病

一、高血压

高血压分为原发性、继发性,本文主要介绍原发性高血压。

流行病学

(1)全球 10 亿高血压患者(中国 2 亿)。

(2)8 亿需要立即干预(中国 1.6 亿)。

(3)710 万人由于血压升高而过早死亡(中国 150 万~170 万人)。

发病机制

原发性高血压的发病机制复杂,迄今尚未完全阐明。目前认为下列因素在高血压发病机制中具有重要作用。

1. 心输出量改变 早期高血压患者常有心输出量增加,表明心输出量增加在原发性高血压的始动机制中起到一定作用,可能与交感神经兴奋、儿茶酚胺类活性物质分泌增多有关。

2. 肾脏因素 肾脏是调节水、电解质、血容量和排泄体内代谢产物的主要器官,肾功能异常可导致水、钠潴留和血容量增加,引起血压升高。肾脏还能分泌加压和降压物质。因此,肾脏在维持机体血压内平衡中占有重要地位。

3. 肾素-血管紧张素-醛固酮系统(RAAS) 本系统由一系列激素及相应的酶所组成,RAAS 在调节水、电解质平衡及血容量、血管张力和血压方面具有重要作用。

4. 细胞膜离子转运异常 通过细胞膜两侧 Na^+ 与 K^+ 浓度及梯度的研究,已证实原发性高血压患者存在着内向的钠、钾协同运转功能低下和钠泵抑制,使细胞内 Na^+ 增多。

5. 交感神经活性增加 交感神经广泛分布于心血管系统中。交感神经兴奋性增高作用于心脏,可导致心率增快,心肌收缩力加强和心输出量增加;作用于血管 α 受体可使小动脉收缩,外周血管阻力增加和血压升高。

6. 血管张力增高、管壁增厚 血液循环自身调节失衡,导致小动脉和小静脉张力增高,是高血压发生的重要原因。

7. 血管扩张物质 机体内除升血压物质和系统外,尚有许多内源性减压(扩血管)物质和系统予以拮抗,以保持血压相对稳定。体内减压物质缺乏或功能降低也可能是导致血压升高的另一原因。

8. 遗传基因 实验性自发性高血压大鼠株的建立,为高血压与遗传基因的研究开辟了新途径,目前认为人类原发性高血压是一种多基因遗传性疾病,基因的表达在很大程度上受环境因素的影响,其基因偏差原因不明。

9.神经、精神因素 中枢神经系统功能紊乱在高血压发病机制中的作用早已被人们所认识,精神紧张可促进肾上腺素释放,大脑皮质兴奋与抑制失调,引起皮质下血管舒缩中枢功能紊乱,交感兴奋和外周血管持续性收缩,导致血压升高。

综上所述,高血压的发病机制极为复杂,其发生、发展往往是多种因素综合作用的结果。对患者而言,各人情况不一,上述诸因素的作用可各有所侧重,必须做全面考虑和综合分析。

临床特征

1.早期表现 ①早期多无症状。②精神、神经功能失调的症状:头晕、头痛、视物模糊、耳鸣、失眠、乏力、注意力不集中等症状。

2.脑表现 脑血栓、短暂性脑缺血发作(TIA)、高血压脑病、脑水肿或脑出血等所致剧烈头痛、视力障碍、恶心、呕吐、抽搐、昏迷、一过性偏瘫、失语等。

3.心脏表现 心肌肥厚、心脏扩张、心力衰竭、心绞痛、心律失常等。

4.肾脏表现 夜尿,多尿,尿中含蛋白、管型及红细胞,氮质血症及尿毒症。

5.动脉改变 主动脉夹层、间歇性跛行、肢体坏疽等。

6.眼底改变 分四级。

Ⅰ级:视网膜动脉痉挛,动脉变细。

Ⅱ级:视网膜动脉狭窄硬化,动静脉交叉压迫。

Ⅲ级:出血或棉絮状渗出。

Ⅳ级:视神经盘水肿。

诊断标准

1.测量方法 非药物状态下 2 次或 2 次以上、非同日多次重复血压测量,计算其平均值。

2.统一标准 收缩压≥140 mmHg 和(或)舒张压≥90 mmHg。

治疗与护理

(一)治疗

1.高血压的非药物治疗 高血压应采取综合措施治疗,并均应以非药物疗法为基础

(1)控制体重:体重指数(kg/m²)≤24 kg/m² 特别有助于减轻胰岛素抵抗。方法:减少热量摄取、增加体育锻炼。

(2)合理膳食:限钠(WHO 建议<6 g/d)、限脂、限酒,多食维生素、纤维素、蛋白质及钾、钙、镁。

(3)适量运动:最大心率(170～180 次/min)的 60%～85% 为适宜心率。每周运动

3~5次,每次20~60 min。

(4)心理平衡:努力保持宽松、平和、乐观的健康心态。

2. 药物治疗原则　①自最小有效剂量开始;②推荐使用每日1次、24 h有效的长效制剂——24 h平稳降压;③单一药物疗效不佳时的联合用药;④在更改治疗药物时应充分考虑其是否达最大疗效所需的时间;⑤高血压为终身性疾病,一旦确诊应坚持终身治疗。

3. 降压药物的选择　降压药物的选择应根据治疗对象的个体状况,药物的作用、代谢、不良反应和药物相互作用并参考下列各点做出决定:①是否存在心血管危险因素;②是否存在靶器官损害和心血管疾病、肾病、糖尿病的表现;③是否合并受降压药影响的其他疾病;④药物之间的相互作用;⑤选用药物是否有减少不良事件的证据及力度;⑥药物品种供应与价格状况及治疗对象的支付能力。

4. 临床常用降压药物

(1)利尿剂:如氢氯噻嗪、呋塞米等。常作基础用药,主要用于1级高血压伴有心力衰竭者。用药中需注意其不良反应(低血钾,血脂、血糖、尿酸升高)。

(2)血管紧张素转化酶抑制剂(ACEI):如卡托普利、依那普利等。适用于各种类型高血压,尤可用于高血压合并左室肥厚、心力衰竭、糖尿病肾损、高血压伴周围血管病。

(3)血管紧张素Ⅱ受体拮抗剂:如厄贝沙坦、缬沙坦等。主要适用于不能对血管紧张素转化酶抑制剂耐受者。增加尿酸排泄。

(4)β受体阻滞剂:如普萘洛尔。主要用于1、2级高血压,尤其中青年患者或合并冠心病者,或心动过速者。也应注意应用中的不良反应(易致心力衰竭、哮喘,突然停药易诱发或加重心绞痛)。

(5)钙拮抗剂:如硝苯地平。可用于各级高血压,尤适用于老年人高血压或合并稳定性心绞痛者。伴有心绞痛者宜选用。

(6)α_1受体阻滞剂:如哌唑嗪。1、2级高血压伴肾功能障碍者。易致体位性低血压,近年应用逐渐减少。

(7)交感神经末梢阻滞药:如利血平。对心率加快、精神紧张的高血压患者适宜。

(8)中枢降压药:如可乐定。对兼有溃疡的高血压及肾性高血压适宜。

(9)血管扩张药:如硝普钠。用于高血压急症。

5. 降压药物的联合应用　较为理想的联合方案:①ACEI+利尿剂;②钙拮抗剂+β受体阻滞剂;③ACEI+钙拮抗剂;④利尿剂+β受体阻滞剂;⑤α受体阻滞剂+β受体阻滞剂。

(二)护理

1. 高血压初期　可不限制一般的体力活动,避免重体力活动,保证足够多的睡眠。血压较高,症状较多或有并发症的患者应卧床休息,避免体力和脑力的过度兴奋。

2. 高血压脑血管意外　患者应半卧位,避免活动,安定情绪,遵医嘱给予镇静剂,血压增高时遵医嘱静脉滴注硝普钠治疗。

3. 心衰　发生心力衰竭时给予吸氧4~6 L/min,有急性肺水肿可给予20%~30%酒精湿化吸氧,6~8 L/min。

4. 用药护理　小剂量开始,联合用药。

5. 限制钠盐摄入　盐摄入量<6 g/d,可减少水钠潴留,减轻心脏负荷,降低外周阻力,达到降压的目的,改善心功能。

6. 减轻体重　特别是向心性肥胖的患者,应限制每日摄入总热量,以达到控制和减轻体重的目的。

7. 运动　如跑步、行走、游泳等。

8. 避免诱因　①避免情绪激动、精神紧张、身心过劳、精神创伤,避免噪声刺激和引起精神过度兴奋的活动;②避免寒冷刺激,冬天外出时注意保暖,室温不宜过低;③保持大便通畅,避免剧烈运动和用力咳嗽;④避免突然改变体位,禁止长时间站立;⑤不用过热的水洗澡和蒸气浴。

二、冠状动脉粥样硬化性心脏病

流行病学

冠状动脉粥样硬化性心脏病(简称冠心病)的流行病学特点表明,这是一种中老年人的常见病,且近年来发病率逐渐增高,对人们的身体健康造成严重危害。冠心病的发生与冠状动脉狭窄的程度和指数有密切关系,是心脏病的常见类型之一,也是严重危害老年人身心健康的常见病之一。

冠心病的发病率随着年龄的增长而升高,多发于40岁以上的人群,且男性发病率高于女性。此外,脑力劳动者居多,这可能与长时间坐位、精神紧张等因素有关。欧美国家的发病率高于其他国家,这可能与饮食习惯、生活方式等因素有关。

发病机制

冠心病的发病机制主要是由于冠状动脉发生粥样硬化或痉挛,使冠状动脉狭窄或阻塞,以及血栓形成造成管腔闭塞,从而导致心肌缺血缺氧或梗死。具体来说,冠心病的发病机制包括以下几个方面。

1. 动脉粥样硬化斑块形成　血液中的胆固醇进入血管壁,通过逐渐蓄积和一系列炎症反应等形成动脉粥样硬化斑块。如果没有有效的干预,斑块会逐渐生长,冠状动脉血流不畅,导致心肌缺血。

2. 血栓形成　当动脉粥样硬化斑块破裂时,会导致冠状动脉突然闭塞,瞬间血流完全中断。如果闭塞不能及时解除(如溶栓或支架置入、冠状动脉旁路移植术),心肌组织会因持续缺血缺氧而坏死,即为心肌梗死。

3. 血管痉挛　血管痉挛也可能导致心肌缺血和冠心病的发生。血管痉挛是指血管壁的肌肉异常收缩,导致血流减少或中断。这种情况可能是由于精神紧张、寒冷、药物等因素引起。

4.其他因素 高血压、高脂血症、糖尿病等慢性疾病也可能导致冠心病的发生。这些疾病可以加速动脉粥样硬化的进程,使冠状动脉狭窄或阻塞的风险增加。此外,吸烟、缺乏运动、不良饮食习惯等也可能增加冠心病的风险。

总之,冠心病的发病机制是多方面的,包括动脉粥样硬化斑块形成、血栓形成、血管痉挛、其他慢性疾病和不良生活习惯等因素。为了预防和治疗冠心病,需要综合考虑这些因素,采取综合措施。

临床特征

1.心绞痛 是冠心病常见的症状之一。患者在进行体力活动或情绪激动时,可能会感到胸骨后或心前区的疼痛,这种疼痛通常持续数分钟,休息后可缓解。这种疼痛表现为压迫感、闷塞感或刀割样疼痛,常位于胸骨后,并可能波及整个前胸,以左侧为重。

2.胸闷 患者可能会感到胸闷、气短,尤其是在活动或情绪激动时。

3.心悸 患者可能会出现心律失常,表现为心悸、心慌。可能伴随呼吸困难、头痛等症状,休息后可自行缓解。

4.呼吸困难 患者可能会出现呼吸困难,尤其是在活动或情绪激动时。

5.其他症状 如乏力、头晕、恶心等。

需注意的是,这些症状可能不是每个患者都完全具备,也可能会有不同的表现。

诊断标准

1.病史 患者通常具有高血压、高血脂、糖尿病等危险因素,并且可能存在胸闷、胸痛、心悸等典型症状,或家族中有冠心病患者。

2.临床表现 冠心病的症状包括胸骨后疼痛、胸闷、呼吸急促、心悸等,这些症状通常在体力活动或情绪激动时出现,休息后可缓解。

3.实验室检查 实验室检查包括心电图、心肌酶谱、肌钙蛋白等,这些检查可以帮助医生判断患者的心脏情况。

4.影像学检查 影像学检查包括冠状动脉造影、心脏超声等,这些检查可以显示心脏的结构和功能情况。

5.其他检查 其他检查包括运动负荷试验、核素心肌显像等,这些检查可以评估心脏的功能和灌注情况。

需要注意的是,冠心病的确诊需要结合病史、临床表现、实验室检查和影像学检查等多个方面的信息。

治疗与护理

(一)治疗

1.药物治疗 对于轻度冠心病,如冠状动脉血管狭窄程度小于70%,可以使用药物进行治疗。主要药物包括抗血小板药物(如阿司匹林),用于抗凝和预防血栓形成,以及扩张冠状动脉和防止冠状动脉痉挛的药物(如单硝酸异山梨酯)。此外,降脂药物如他汀类也可用于防治冠状动脉粥样硬化和延缓冠脉硬化进展。

2.介入治疗 如果药物治疗效果不理想,堵塞程度、血管狭窄程度超过75%,需要进行介入治疗,即通过冠状动脉支架植入术等,改善心脏供血。

3.外科手术治疗 如果是非常严重的冠心病患者,多采用手术治疗,主要为冠状动脉旁路移植术(简称"搭桥")。

(二)护理

1.环境护理 保持室内空气新鲜,温湿度适宜,光线充足,屋内环境保持清洁、整齐。避免噪声喧哗,为患者创造一个安静、舒适的环境。

2.饮食护理 遵循冠心病患者的饮食原则,注意调节饮食,培养其良好的饮食习惯,调整合理的膳食结构。避免过饥过饱,尤其是临睡前,切忌过饱。另外,冠心病患者在饮食时应该避免食用刺激性强的食物,如浓茶、咖啡等,还要避免食用过凉、过热的食物。

3.病情观察及精神护理 密切观察患者病情变化,以便及时发现及时处理。冠心病患者夜间最易发作,除常规观察病情外,夜间还应密切观察患者脉搏、呼吸、血压、面色、口唇等变化。冠心病患者的精神需细心调摄,避免过于激动、喜怒或思虑过度,保持心情舒畅,防止外界的不良刺激。

4.心绞痛发作护理 冠心病患者心绞痛发作时,应立即停止活动并服用随身携带的硝酸甘油。如果心绞痛反复发作或持续时间长,应立即就医。

5.适当锻炼 在医生的指导下进行适当的锻炼,如散步、打太极拳等,以增强体质和心肺功能。但应注意运动强度和时间,以不劳累为度。

6.按摩护理 适当的按摩可以促进血液循环和放松身心,有助于缓解冠心病患者的症状。

7.注意保暖 冠心病患者的心脏对寒冷刺激比较敏感,气温下降时,心脏收缩、血管痉挛,可导致心肌缺血、缺氧,诱发心绞痛。所以冠心病患者在冬季要特别注意防寒保暖,尤其是清晨和傍晚等寒冷时段,避免外出,要保持室内温度适宜,避免过冷或过热。如果外出,应佩戴围巾、帽子等保暖工具。

8.控制体重 肥胖会增加心脏负担,诱发冠心病。因此,控制体重是预防冠心病的重要措施之一。

9.戒烟限酒 吸烟和饮酒都会增加冠心病的风险。因此,戒烟和限制饮酒是预防冠心病的重要措施之一。

10.心理调节 心理压力和紧张可以诱发冠心病。因此,应学会调节自己的情绪,保持心情舒畅,避免过度紧张和焦虑。

11.定期检查 定期进行身体检查可以及早发现冠心病,及时进行治疗。建议定期进行心电图、血脂、血糖等检查。

三、心力衰竭

流行病学

我国25岁及以上人群中,心力衰竭标准化患病率是1.1%。心力衰竭患病率在35岁及以上人群中为1.38%,60～79岁人群中为3.09%,80岁及以上人群中达到7.55%。心力衰竭住院患者的年平均住院次数为3.3次,平均住院天数9.7 d,次均住院费用8 968元,年人均住院费用29 746元。

发病机制

1. 心源性相关疾病 如心律失常,包括快速及缓慢型心律失常,尤其是心房颤动(简称房颤)。

2. 非心源性相关疾病 ①感染:肺部感染是诱发心力衰竭加重的常见原因,此外还有感染性心内膜炎、脓毒血症等。②其他疾病:如慢性阻塞性肺疾病急性加重、支气管哮喘急性发作、肺栓塞、肾功能恶化、血糖控制不良、电解质紊乱、新发脑血管意外、贫血、铁缺乏症、妊娠、甲状腺功能异常、嗜铬细胞瘤、自身免疫性疾病(如系统性红斑狼疮、白塞综合征)。

3. 治疗相关问题 ①慢性心力衰竭药物治疗不规范:如心力衰竭治疗药物的种类不足、剂量不达标、治疗依从性差(自行停药等)、未定期随访等。②容量负荷增多:如利尿剂使用不足、输液过多过快。③使用可加重心力衰竭的药物:如非甾体抗炎药、糖皮质激素、某些抗肿瘤药物、负性肌力药物等。

4. 其他 剧烈情绪波动、睡眠不足、过度体力消耗、创伤、围手术期等。兴奋性氨基酸毒性作用、细胞凋亡、钙介导机制、一氧化氮机制等。

临床特征

(1)心力衰竭症状和(或)体征(如呼吸困难、疲乏、腹胀、纳差、肺部啰音、水肿)再次出现或加重,这是心力衰竭加重的最主要临床表现。

(2)心力衰竭合并疾病的症状和(或)体征出现或加重:如心律失常相关的心悸、黑矇、晕厥;心肌缺血相关的胸闷、胸痛;感染相关的发热、咳嗽、咳痰;新出现的心脏杂音等。

(3)心脏影像学检查提示心脏结构和(或)功能异常加重,或者利钠肽进行性升高。

慢性心力衰竭加重多表现为心力衰竭逐渐失代偿(容量负荷增多),严重的患者可发生急性肺水肿或心源性休克。

诊断标准

症状评估可选择以下指标之一:NYHA心功能分级、堪萨斯城心肌病调查问卷量表

（Kansas City cardiomyopathy questionnaire scale，KCCQ）或明尼苏达心力衰竭生活质量调查表（Minnesota heart failure quality of life scale，MLHFQ）、6分钟步行试验、峰值摄氧量、二氧化碳通气当量斜率。病情评估还包括超声心动图、血利钠肽。根据前后两次评估结果的比较，如出现以下情况可判定为心力衰竭加重：原心力衰竭症状和（或）体征再现或加重；心力衰竭生物学标志物异常升高；心脏结构和（或）功能异常加重；出现心力衰竭并发症，如心肾综合征、新发心律失常、心包积液等。

治疗与护理

（一）治疗

1. 药物治疗　包括利尿剂、静脉血管扩张药物、静脉正性肌力药物、血管收缩药物、肾素-血管紧张素系统（renin-angiotensin system，RAS）抑制剂、β受体阻滞剂、钠-葡萄糖共转运蛋白2（sodium-glucose transporter-2，SGLT-2）抑制剂、伊伐布雷定等。

2. 非药物治疗　①心脏再同步化治疗（cardiac resynchronization therapy，CRT）。②房颤的节律控制，包括紧急电复律或者导管射频消融。③房颤的起搏治疗。④室性心律失常的消融治疗。⑤心脏康复，包括运动康复、体外反搏、生活方式干预、健康教育、患者自我管理、精神心理支持、社会支持等。

（二）护理

1. 保证患者充分休息　①应根据心功能情况决定活动和休息原则。②心功能Ⅰ级患者，可不限制活动，但应增加午休时间。③轻度心力衰竭（心功能Ⅱ级）患者，可起床稍事轻微活动，但需增加活动的间歇时间和睡眠时间。④中度心力衰竭（心功能Ⅲ级）患者，以卧床休息，限制活动量为宜。⑤重度心力衰竭（心功能Ⅳ级）患者，必须严格卧床休息，给予半卧位或坐位。对卧床患者应照顾其起居，方便患者的生活。⑥病情好转后可逐渐增加活动量，以避免因长期卧床而导致肌肉萎缩、静脉血栓形成、皮肤损伤、消化功能减退及精神变态等不良后果。

2. 饮食　患者应摄取低热量饮食，病情好转后可适当补充热量和高营养，饮食以少盐、易消化清淡饮食为宜；选择富有维生素、钾、镁和含适量纤维素的食品；避免进食产气食物，加重呼吸困难；避免刺激性食物；宜少量多餐，根据血钾水平决定食物中含钾量。

3. 保持大便通畅　是护理心力衰竭患者非常重要的措施。需训练床上排便习惯，饮食中增加膳食纤维，如发生便秘，应用小剂量缓泻剂和润肠剂，病情许可时扶患者坐起使用便器，并注意观察患者的心率、反应，以防发生意外。

4. 吸氧　一般氧流量为2～4 L/min。应观察吸氧后患者的呼吸频率、节律、深度的改变，随时评估呼吸困难改善的程度。

5. 加强皮肤口腔护理　①长期卧床患者应勤翻身，以防局部受压而发生皮肤破损。②加强口腔护理，以防发生由于药物治疗引起菌群失调导致的口腔黏膜感染。

6. 控制静脉补液速度　一般为每分钟1～1.5 mL（20～30滴）。

7. 心理护理　患者常因严重缺氧而有濒死感,紧张和焦虑可使心率加快,加重心脏负担,应加强床旁监护,给予精神安慰及心理支持,减轻焦虑,以增加安全感。

第四节　消化系统疾病

一、大便失禁

大便失禁是指粪便黏液及气体失去正常控制,不自主地流出肛门外,是排便功能紊乱的一种症状。

流行病学

虽然大便失禁发病率不高,国外文献报道老年人大便失禁发病率为2%左右,但大便失禁严重影响老年人的生活质量,给老年人造成了身体、精神上的痛苦。

病因

排便过程复杂,任何一个环节受到损害均可造成大便失禁,因此大便失禁的原因很多,主要包括器质性、功能性病因,具体分为以下类型。

1. 肌源性大便失禁　是肛门内外括约肌和肛提肌等肌肉松弛、张力降低、缺失或大面积瘢痕形成造成的排便失禁。

2. 神经源性大便失禁　是由于神经功能障碍或损伤引起的排便失禁。

3. 功能性大便失禁　是指无神经源性、肌源性异常,临床上主要表现为持续至少1个月的、反复排便失控。以老年人和儿童多见,90%以上的患者有便秘史或粪便嵌顿史。

临床特征

1. 主要表现　不由自主的粪便泄漏,可伴有腹胀或腹痛。但因其病因和程度不同,临床表现也各有不同。有的病例仅表现为腹泻时稀便不能控制;有的患者表现为便秘后伴大便失禁,粪水从硬粪旁漏出;有的患者主诉会阴部常有黏液和粪便沾染;也有的患者主诉粪便不能随意控制或夜间不能控制;有的患者排气时有漏粪等不同程度的失控表现;还有部分患者的表现为主要病变所掩盖,如脑外伤和脑血管意外患者,神志不清,粪便溺床,此种病例需更多地关注脑部情况的处理。

2. 伴随症状　常伴有会阴部、骶尾部皮肤炎症及压力性溃疡,肛周皮肤瘙痒、疼痛等,部分患者为使大便减少而节制饮食,可出现消瘦、体重下降等表现。严重患者体检可见腹部包块、肛门张开呈圆形,肛周有粪便污染、皮肤红肿、溃烂、湿疹、瘢痕、缺损、畸形等。

诊断标准

详细了解排便情况,包括大便的时间、性状、每日的次数、是否伴有尿失禁、以往的排便习惯、肠疾病史、用药史、手术史、分娩生产史等,可为大便失禁提供诊断线索。体格检查时要注意患者的精神营养状况、腹部是否触及包块(粪块)、神经系统体征等,可采用粪便细菌学、肛门指诊、结肠镜、X 射线检查、生化检查等助诊。老年人大便失禁需要与急性菌痢及急性肠炎等腹泻患者偶尔出现的大便失控相鉴别,后者大便多数情况下能随意控制,并且患者多有腹痛及脓血便或水样便,经对症治疗后腹泻症状缓解、大便成形。

在对老年患者进行大便失禁评估时,除了要询问病史、体检和评估活动能力、认知功能、步态、营养等常规的老年综合评估外,还需要进行失禁相关性皮炎的评估。失禁相关性皮炎是由于皮肤长期暴露于大小便中而引起的一种刺激性皮炎,是大便失禁较为常见的并发症,对老年失禁患者更要予以关注。

治疗与预防

(一)治疗

老年患者大便失禁的治疗应根据个体情况进行个性化治疗,针对病因采取非手术治疗和手术治疗等不同的治疗方法。

1.非手术治疗　调整饮食和生活习惯,尽量帮助患者建立起正常的排便规律,排出成形粪便。提肛训练、盆底肌生物反馈训练及电刺激治疗等方法可提升肛门直肠括约肌功能以改善大便失禁;对于粪块嵌顿造成的大便失禁,需要清除直肠、结肠内的粪块,要定期灌肠,适当增加纤维素饮食,加强锻炼,必要时加入缓泻剂进行治疗。对于神经源性大便失禁,可采用骶神经刺激治疗;对于严重大便失禁患者,可先用药物诱发便秘,然后再采用导泻药物、洗肠等方法使其形成规律性排便。

2.手术治疗　包括原发病治疗和大便失禁治疗,有括约肌成形术和肛门修补术等。对极其严重的大便失禁患者,可行结肠切除术,缝合肛门,从腹壁上造瘘进行排便。手术治疗仅适用于一小部分老年失禁患者,而且在采用手术治疗前一定要进行充分的评估。

(二)预防

(1)清淡饮食,少食辛辣刺激及油腻性食物,应多食新鲜蔬菜、水果及粗粮等。

(2)养成每天定时排便的习惯,减少对直肠黏膜感受器的刺激。

(3)积极参加适量的体育活动,增强体质。

(4)加强肛门功能的锻炼。

(5)积极治疗老年性慢性支气管炎等长期增加腹压的疾病。

(6)当老年患者发生便秘时,应在医生的指导下用药,避免私自用药造成结肠功能的损害。

二、便秘

便秘是指排便次数减少、粪便干结和(或)排便困难。排便次数减少是指每周排便次数少于 3 次。排便困难包括排便费力、排出困难、排便不尽感、排便时需手法辅助排便。慢性便秘的病程 ≥6 个月。不能仅依据排便次数确定便秘,老年人排便次数少于每周 3 次,无粪便干硬,无排便费力,无不适感不应定义为便秘。每周排便超过 3 次,但每次排便量很少或排不出,粪便干硬,排出困难,伴不适感,也是便秘。

流行病学

随着饮食结构的改变,心理社会因素的影响,平均健康寿命的提高,老年人慢性病的多重用药等,老年便秘患病率不断上升。欧美等西方国家报道老年人便秘患病率为 24% ~50%,居住在养老院中的 60 岁以上的老人慢性便秘可达 50% 以上。我国的相关资料显示,各地差异很大,在 3% ~25%。有报道 >60 岁的老年人群慢性便秘患病率可高达 22%。便秘随着年龄的增高而增加,70 岁之后可达 7.4% ~42.8%,养老机构和住院患者的患病率更高。

发病机制

按照病因将便秘分为以下 3 类:器质性便秘、药物性便秘和功能性便秘。

1. 器质性便秘　可由结肠、直肠肿瘤导致的肠腔狭窄引起。痔、肛裂、肛周脓肿和瘘管等引起也较常见。内分泌和代谢性疾病,如糖尿病、甲状腺功能减退、尿毒症等;神经系统疾病和肌肉疾病,如脑血管疾病、痴呆、帕金森病等都能引起。

2. 药物性便秘　老年人常多病共存、多重用药。药物引起的便秘更常见。钙拮抗剂等抗高血压药物,利尿剂、单胺氧化酶抑制剂,抗抑郁药、抗癫痫药、抗精神病药,钙剂、铁剂、止泻药等都能引起便秘。

3. 功能性便秘　功能性便秘可占老年人便秘患者的绝大多数。与饮食因素、运动、生活习惯、排便习惯、情绪等密切相关。

临床特征

便秘主要表现是排便次数减少、排便不畅和排便困难。严重者 1~2 周排便 1 次,甚至时间更长。粪便质硬或呈团块状,重者呈羊粪状。排便时肛门有堵塞感或有肛门直肠部位的疼痛,可有排便不尽感,想排便而排不出(空排)。可伴腹胀、腹部下坠感,甚至出现腹痛、嗳气、食欲下降、腹部可触及包块(粪块)。部分患者还伴有失眠、烦躁、多梦、抑郁、焦虑等情绪改变。便秘可诱发肛裂、痔疮、粪便嵌塞(干硬粪便在直肠内不能排出)、不全性肠梗阻等。老年患者如过度用力排便可能会导致心绞痛、急性心肌梗死、心律失常、急性脑血管疾病,甚至猝死。

诊断标准

慢性便秘的诊断主要基于症状,通过详细认真地问诊即可对便秘做出诊断。

1. 病因评估　应该排除器质性和药物性便秘才可以诊断为功能性便秘。对有"报警"症状者,如便血、贫血、消瘦、发热、黑便、腹痛等,有结直肠息肉史和结直肠肿瘤家族史者,应进行粪便常规和粪便隐血试验、肛门直肠指诊、结肠镜检查,必要时行腹部 CT 检查,以排除肠道器质性疾病。仔细询问病史及全身症状,排除内分泌和代谢性疾病、神经和肌肉疾病及药物所引起的便秘。

2. 便秘程度评估　分为轻、中、重度。轻度是指症状较轻,不影响日常生活,无须改变生活方式、短时间用药即可恢复。重度指症状持续且重,严重影响日常生活,药物治疗不能停药或治疗无效。中度则介于两者之间。

3. 功能性便秘的病理生理评估　在药物治疗无效或外科手术前,应行结肠传输试验、肛门直肠测压、排粪造影等检查,据此可将功能性便秘分为慢传输型便秘、排便障碍型便秘、混合型便秘、正常传输型便秘。

4. 鉴别诊断的评估　便秘和肠易激综合征(IBS)存在相互重叠。对便秘和 IBS 诊断可参照罗马 DI 标准。

5. 精神心理因素评估　对患者的精神心理状态进行评估,及时发现患者是否有失眠,是否存在焦虑、抑郁状态。

治疗与预防

治疗的原则是个体化综合治疗,治疗的目的是缓解症状,恢复正常排便功能。对器质性疾病所致的应对因治疗,药物引起者应调整药物。功能性便秘应首选改善生活方式来解决便秘,无效才考虑药物治疗。

(一)治疗

1. 改善生活方式　多吃蔬菜、水果和粗纤维食物,每日膳食纤维 25 ~ 35 g。对咀嚼差的老年人可改变烹调方式增加膳食纤维的摄入。每日饮水 1.5 ~ 2 L,一次多饮比分次少饮效果好,无糖尿病者可适当饮用蜂蜜水。适度运动,生活规律,重视便意,排便时集中精力,努力养成定时排便的规律。

2. 药物治疗　容积性通便药如麦麸、聚乙二醇电解质散等,主要为植物纤维成分,起效慢,轻度便秘患者可长期使用。渗透性药物如聚乙二醇电解质散、乳果糖等,可在肠内形成高渗状态,吸收水分,刺激肠道蠕动,用于轻、中度便秘患者,可长期应用。刺激性泻剂目前应用最多,是多数通便中成药或通便茶的主要成分。主要有大黄、泻叶、芦荟、决明子等,作用强而迅速,能作用于肠神经系统,增强肠道动力和刺激肠道分泌而引起排便。长期用可致结肠黑变病,还可引起肠道平滑肌萎缩和导致不可逆的肠神经损害,可形成药物依赖,故需短期、间断使用。润滑性泻药主要是一些灌肠剂和栓剂,如液体石蜡、甘油灌肠剂、开塞露和多库酯钠等,可软化粪便,刺激直肠产生便意,适用于粪便干硬、粪便嵌塞,排出比较困难的患者临时使用。促动力药作用于肠神经系统,促进胃肠平滑肌蠕动,增加胃肠道动力,对便秘合并消化不良者尤其适用,如莫沙必利等。微生态制剂可在一定程度上改善便秘。中医药治疗便秘的优势是采取辨证论治,兼顾整体的方法治疗便秘,效果良好。

3.心理治疗　对存在抑郁焦虑、抑郁等精神心理障碍的患者,可抗抑郁焦虑药物治疗;严重者应转至精神心理专科治疗。

4.其他　针对脑卒中患者的便秘症状可采用"内脏筋膜手法+中频脉冲电治疗"的胃肠康复治疗方法;针对脊髓损伤引起的便秘可给予骶神经刺激治疗;极少数患者需要外科手术治疗,如先天性巨结肠、结肠冗长等。

(二)预防

尽量养成定时排便的规律,鼓励老年人晨起排便,无论是否有便意,均定时如厕,排便时注意力要集中,重视便意。多饮水,多食蔬菜、水果和粗纤维食物。适度运动,不乱用泻药。便秘严重患者,需定期监测、检查,及早发现器质性便秘,也可短时间应用刺激性泻药。

器质性便秘因病因不同,预后差异较大。药物性便秘在调整药物后症状较容易缓解。

三、功能性消化不良

功能性消化不良(functional dyspepsia,FD)是指一组源自上腹部、持续存在或反复发生的综合征,主要包括上腹部疼痛或烧灼感、上腹胀闷或早饱感或餐后饱胀、食欲缺乏、嗳气、恶心或呕吐等症状,但上消化道内镜、肝胆胰影像学和生化检查均未见明显异常。老年人上消化道结构及功能存在生理性退化现象,是FD高危高发人群。

发病机制

FD的发病机制目前尚未完全明确,主要认为包括以下几个方面。

1.动力障碍　胃运动功能障碍是FD的主要发病基础,老年人普遍存在胃电活动减弱、节律紊乱、胃运动功能减退。

2.内脏敏感性　主要表现为胃肠道对化学性刺激或机械性扩张的阈值降低,如对酸、温度感觉过敏,近端胃对机械扩张的敏感性增加等。

3.幽门螺杆菌感染(H. pylori)　老年人 H. pylori 感染率显著高于中青年人。H. pylori感染可能通过诱发胃肠动力障碍、增加胃酸分泌、增强内脏敏感及影响脑肠轴等环节参与了FD的发生。

临床特征

1. 消化不良的主要症状

（1）餐后饱胀：食物长时间存留于胃内引起的不适感。

（2）早饱感：指进食少许食物即感胃部饱满，不能继续进餐。

（3）上腹痛：位于胸骨剑突下与脐水平以上、两侧锁骨中线之间区域的疼痛。

（4）上腹烧灼感：局部灼热感，与烧心有所不同，烧心是指胸骨后烧灼样疼痛或不适，是胃食管反流病（GERD）的典型症状。

2. 询问病史时需了解内容

（1）消化不良症状及其程度和频度。

（2）症状的发生与进餐的关系，有无夜间出现症状及症状与体位、排便的关系。

（3）进食量有无改变。

（4）患者的进食行为、心理状态及是否影响生活质量。

（5）有无发热、疲乏、无力等全身症状。

（6）有无胃肠道肿瘤家族史、食管胃恶性肿瘤史、消化性溃疡史。

（7）是否患有易致消化不良的老年人常见慢性病及是否服用容易引起消化不良症状的老年人常用药物。

3. 特别注意患者有无"报警"症状及体征　如呕血或黑便、贫血、无法解释的体重减轻（>体重的10%）、进行性吞咽困难、吞咽疼痛、持续性呕吐及淋巴结肿大或腹部肿块等。这些症状或体征常是器质性消化不良（OD）的表现。

辅助检查

对初诊的消化不良患者，应在详细采集病史、进行体格检查的基础上有针对性地选择辅助检查。上消化道内镜常列为首选，其他辅助检查包括 H. pylori 检测、腹部影像学（超声、CT、MR 等）检查、血生化及消化系统肿瘤标志物检测等。对怀疑消化系统以外疾病引起的消化不良患者，应选择相应检查以明确病因诊断；对症状严重或对常规治疗效果不明显的 FD 患者，可根据条件选择胃电图、胃排空、胃容纳功能和感知功能检查，评估动力和感知功能，指导治疗方案的调整。

诊断与鉴别诊断

FD 患者临床表现的个体差异性大，根据主要症状特点、与症状相关的病理生理学机制，可将 FD 分为两个亚型，即餐后不适综合征（postprandial distress syndrome，PDS）和上腹痛综合征（epigastric pain syndrome，EPS）（表5-1）。临床上两个亚型常有重叠，有时可能难以区分，但分型对选择治疗有一定帮助。老年人 FD 的诊断可参考罗马Ⅲ及罗马Ⅳ诊断标准。

表 5-1　功能性消化不良的罗马Ⅲ、Ⅳ诊断标准

项目	内容
功能性消化不良的诊断标准	必须包括： （1）以下 1 项或多项：①餐后饱胀；②早饱感；③上腹痛；④上腹烧灼感 （2）无可以解释上述症状的结构性疾病的证据（包括胃镜检查）
餐后不适综合征的诊断标准	必须包括以下 1 项或 2 项：①发生在进平常餐量后的餐后饱胀，每周发作数次；②早饱感使其不能完成平常餐量的进食，每周发作数次 诊断前症状出现至少 6 个月，近 3 个月症状符合以上标准 支持诊断的条件有：①上腹胀或餐后恶心或过度嗳气；②可同时存在上腹痛综合征
上腹痛综合征的诊断标准	必须包括以下所有项：①至少中等程度的上腹部疼痛或烧灼感，每周至少 1 次；②疼痛为间断性；③不放射或不在腹部其他区域/胸部出现；④排便或排气后不缓解；⑤不符合胆囊或 Oddi 括约肌功能障碍的诊断标准 诊断前症状出现至少 6 个月，近 3 个月症状符合以上标准 支持诊断的条件有：①疼痛可为烧灼样，但不向胸骨后传导；②疼痛常因进食诱发或缓解，但也可发生在空腹状态；③可同时存在餐后不适综合征

老年人既是 FD 的高发人群，也是 OD 的高发人群，因此，FD 需与 OD 鉴别。常引起 OD 的疾病有：胃食管反流病、食管癌、消化性溃疡、慢性活动性胃炎、胃癌、十二指肠肿瘤、慢性胆囊炎、胆石症、胆道恶性肿瘤、慢性胰腺炎、胰腺癌等。FD 与肠易激综合征、慢性便秘及精神障碍性疾病常有重叠，亦应注意鉴别。此外，老年人还需排除慢性心功能不全、肺心病、帕金森病、脑供血不足等易致消化不良的老年人常见慢性病，以及服用 NSAID、抗菌药物、抗帕金森病药和降糖药等药物所致的消化不良症状。

治疗与护理

FD 的治疗原则以个体化治疗为主，治疗目的在于去除诱因，缓解症状，恢复正常生理功能，预防复发，提高患者的生活质量。

1. 药物治疗

（1）与进餐相关的消化不良（如 PDS）可首选促动力剂或合用抑酸剂；非进餐相关的消化不良/酸相关性消化不良（如 EPS）可选用抑酸剂，必要时合用促动力剂。经验性治疗的时间一般为 2~4 周，治疗无效者应进一步检查，排除器质性疾病或调整治疗方案。促胃动力、抑酸、根除 H. pylori 是 FD 的首要治疗措施。由于老年患者对药物的耐受性较差，针对合并感染 H. pylori 的老年 FD 患者，建议在应用促动力剂、抑酸剂治疗无效时，权衡抗 H. pylori 治疗的利弊，再考虑根除 H. pylori 治疗[18]。

（2）精神心理治疗：对经过必要检查已排除器质性消化不良且伴有明显精神心理障碍的患者，应进行行为、认知治疗和心理干预，也可选择三环类抗抑郁药或 5-HT 再摄取

抑制剂(SSRI)。精神心理治疗不仅可缓解症状,还可提高患者的生活质量。

(3)中医治疗:中医按照证候将 FD 分为脾虚气滞、肝胃不和、脾胃湿热、脾胃虚寒等证候,按照证候多种中草药对 FD 的治疗也有一定的疗效。此外,针灸或针灸与中药联用,也是治疗 FD 的一种可选方法;另外,腹部推拿与穴位埋线也可刺激胃肠血液循环,通降腹部气机,促进消化功能。

2. 护理 帮助患者正确认识、理解疾病,树立战胜疾病的信心;指导患者改善生活方式,调整饮食结构和习惯,规律饮食、避免暴饮暴食、避免生冷、油腻或辛辣刺激性食物,吃饭时细嚼慢咽,少食多餐,日常生活中可以多做一些有氧运动,如散步等,促进胃肠蠕动。

四、胃食管反流病

胃食管反流病(gastroesophageal reflux disease,GERD)是因胃内容物反流入食管、咽、喉、肺引起不适症状和(或)并发症的一种疾病。目前一般根据食管内镜表现,将 GERD 分为 3 种类型:常规内镜下食管下段无明显炎症及黏膜破损者称为非糜烂性反流病(non-erosive reflux disease,NERD),也称内镜阴性的 GERD;食管远端存在柱状上皮化生者称为 Barret 食管;食管下端炎症明显且存在黏膜破损者称为反流性食管炎(reflux esophagitis,RE),也称糜烂性食管炎(erosive esophagitis,EE),三者统称为 GERD 相关性疾病。有研究表明 GERD 发病率随着年龄的增加而增加,因此老年人是 GERD 的高发人群。

发病机制及病理

1. 发病机制 GERD 的直接致病因素是胃和(或)肠内容物,主要是其中的胃酸、胃蛋白酶、胆盐、胰酶等反流至食管。GERD 的发病机制包括食管抗反流屏障功能失调、下食管括约肌(LES)压力下降或一过性松弛增加、反流物的质和量、食管内反流物清除障碍、食管局部黏膜防御能力下降、胃排空延迟等方面。

2. RE 的基本病理变化 ①复层鳞状上皮细胞层增生。②固有层中性粒细胞浸润。③黏膜固有层向上皮腔面延长。④糜烂和溃疡。⑤食管胃连接处可出现 Barret 食管改变。Barret 食管是指齿状线 2 cm 以上出现柱状上皮替代鳞状上皮。老年人 GERD 的病理变化的特点是 RE 的病变较中青年患者中,在 Barrett 食管的基础易于发生异型增生和腺癌。

临床特征

临床特征包括食管症状(如反酸、烧心、胸痛、吞咽困难等)和食管外表现(如反流性咳嗽、反流性咽喉炎、反流性哮喘、吸入性肺炎等)。与中青年人 GERD 比较,老年患者有以下临床特点。

(1)反酸、烧心等典型症状较少见或缺如,与内镜下的病变程度不一致,而食欲缺乏、呕吐、吞咽困难、贫血、体重减轻等非典型症状相对多见。

（2）伴出血（呕血或和黑便），以急性上消化道出血入院相对较多。

（3）老年人 GERD 的相关伴发病以食管裂孔疝和残胃较多，而中青年 RE 患者伴发十二指肠溃疡较多。

（4）老年人 GERD 伴发呼吸系统并发症的较多，反流物长期刺激损伤咽喉而致其慢性炎症甚至溃疡，表现为咽痛、咽下困难、异物感及声音嘶哑等，临床诊断为反流性咽喉炎。老年人 GERD 伴发的呼吸道症状为呛咳、一过性窒息感、慢性咳嗽、哮喘等，尤以夜间为甚，为反流物误入气道所致，临床上诊断为吸入性支气管炎、吸入性肺炎、支气管哮喘、肺脓肿、肺间质纤维化等。

诊断与鉴别诊断

内镜检查是诊断 RE 的"金标准"。内镜检查不仅可以确诊黏膜破损、食管炎性狭窄，还可以通过活检确诊是否存在 Barrett 食管、异型增生及癌变。24 h 食管 pH 监测或胆汁监测对 GERD 有辅助诊断价值，食管吞饮摄片对 RE 是否伴有食管狭窄及食管裂孔疝具有确诊价值。老年人 GERD 诊断与鉴别诊断要注意以下几点。

（1）由于老年人食管痛觉减退，尤其是 RE 伴柱状上皮化生（Barrett 食管）时，食管对胃酸刺激的敏感性减退，不少老年 RE 患者症状不典型、较轻甚至缺失，但食管病变可能已经较重，因此要积极做胃镜检查。

（2）部分老年人 RE 患者，食管症状不明显或缺失，而突出表现为长期咽痛、咽部溃疡、声音嘶哑、慢性咳嗽、哮喘及反复发生的吸入性肺炎等食管外疾病，应考虑是否存在 GERD，并做相关检查。

（3）当老年人出现吞咽困难、呕血或黑便、体重减轻等"报警"症状，必须做胃镜检查。

（4）GERD 的胸痛要通过内镜、食管吞钡摄片、24 h 食管 pH 监测等检查与其他可能引起非心源性胸痛的疾病鉴别，如贲门失弛缓症、弥漫性食管痉挛、胡桃夹食管、消化性溃疡、胆石症等。

（5）由于老年人也是冠心病的高危高发人群，因此老年人 GERD 之胸痛要特别注意与冠心病所致心源性胸痛鉴别。

治疗与护理

老年人 GERD 治疗的目标是缓解症状（食管症状及食管外症状）、愈合食管破损黏膜、预防和治疗并发症、防止复发。

（一）治疗

1. 抑酸胃酸分泌治疗　近 20 余年的研究发现，80%～90%的老年人胃泌酸能力与中青年人相当，具有良好的酸化胃内容物的能力。常用药物：①质子泵抑制剂（proton pump inhibitor，PPI），是治疗 GERD 的首选药物，目前常用 PPI 包括奥美拉唑、兰索拉唑、泮托拉唑、雷贝拉唑和埃索美拉唑。另外，一般老年患者应用 PPI 不良反应少，严重不良反应更罕见,但当用药疗程长或(和)大剂量用药时,可能产生一系列潜在的不良反应,如骨质疏松、维生素 B_{12} 的缺乏、缺铁性贫血、吸入性肺炎、小肠污染综合征等,应引起重视。对于严重肝肾功能不全的患者也应根据患者情况调整用量。因此,应用 PPI 时应严格掌握药物应用的适应证,尽量避免不必要的长疗程、大剂量应用。②H_2 受体拮抗剂,包括西咪替丁、雷尼替丁、法莫替丁和尼扎替丁,适合轻症病例,对中、重症病例效果较差,其优点是价格低廉。H_2 受体拮抗剂对细胞色素 P450 系统有抑制作用,可降低某些药物(如茶碱、华法林等)的代谢,因此,对肾功能不全的患者要根据肾功能调节用量。③促动力剂,包括甲氧氯普胺(胃复安)、多潘立酮、莫沙比利等。④常用的黏膜保护剂有硫糖铝、铝碳酸镁等,其主要作用是在食管黏膜糜烂处表面形成一层保护膜,对胃酸、胃蛋白酶、胆盐等起屏障作用,可缓解症状、促进破损黏膜愈合。

2.手术治疗　包括开放性的和经腹腔镜胃底折叠术,以及经胃镜抗反流手术。GERD 合并的食管腺癌和经过内镜下食管扩张术治疗无效的瘢痕性食管狭窄,需开放性手术治疗。

(二)护理

1.改进生活方式　主要包括禁烟酒、控制体重、少食油腻辛辣食物、睡前 2~3 h 禁食、禁饮等,目的是减少进食后胃食管反流的次数,促进食管对反流物的廓清,是治疗 GERD 的基础。

2.日常护理　避免摄入促进胃食管反流的高脂肪食物,睡前不宜吃太饱;睡觉时使用较高的枕头将上身抬高,可以减少胃液反流的现象;生活中尽量少穿紧身衣和紧腰带。

第五节　泌尿生殖系统疾病

一、良性前列腺增生

良性前列腺增生(benign prostatic hyperplasia,BPH)是影响中老年男性排尿的最常见原因之一,属于良性疾病。主要表现为前列腺增大(benin prostatic enlargement,BPE)、下尿路症状(lower urinary tract symptoms,LUTS)和膀胱出口梗阻(bladder outlet obstruction,BOO)。

流行病学

BPH 是一种进展缓慢的良性疾病,老龄和有功能的睾丸是前列腺增生发病的两个重要因素。其临床进展主要表现为急性尿潴留、肾功能损伤等下尿路症状的加重和合并症的发生。当 BPH 患者病情加重时,手术治疗最终需要进行。BPH 临床进展的高危指标:患者年龄、血清 PSA 水平、前列腺体积、最大尿流率、残余尿量、IPSS 评分等。BPH 的临床进展或与长期高血压、代谢综合征等有一定的关联。

病因

引起 BPH 的原因目前尚不完全清楚,但年龄大、睾丸功能强是目前本病公认的主要发病因素,两者缺一不可。随着年龄增长,体内雄激素、雌激素平衡失调,可能是引发 BPH 的重要原因。

临床特征

前列腺增生的病程进展缓慢,早期症状可有可无。随着梗阻程度加重、病变进展加速、合并感染及膀胱结石等,临床表现才开始逐渐加重,大部分患者在 50 岁以后可能才有以下症状。

1. 尿频　是最早出现的症状,夜间更为明显。

2. 进行性排尿困难　是最重要的临床表现,典型表现是排尿迟缓、断续、尿流细而无力、射程短、终末滴沥、排尿时间延长,排尿终末常有尿不尽感。

3. 梗阻　加重到一定程度时,膀胱失代偿,排尿不能完全,出现残余尿,逐渐发展为尿潴留,严重者可有肾积水和肾功能不全表现。

4. 其他　如感染、血尿等。长期排尿困难导致腹压增高,可引起腹股沟疝、脱肛和内痔等。

诊断及鉴别诊断

由于老年患者常合并有其他慢性疾病,良性前列腺增生诊断时应重视患者全身情况,进行详细问诊、体检、化验,注意心、肺、肝、肾功能。排尿困难症状结合诸项检查,可明确诊断。

1. 国际前列腺症状评分　患者的国际前列腺症状评分(international prostate symptom score,IPSS)评分分为以下几类:0 ~ 7 分为轻症;8 ~ 19 分表示症状适中;而分值在 20 ~ 35 分则表示症状严重(表 5-2)。IPSS 是目前国际公认的判断 BPH 患者症状严重程度的最佳手段,但主要是 BPH 患者下尿路症状严重程度的主观反映,与最大尿流率、残余尿量及前列腺体积无明显相关性,临床工作中可采取此评分体系协助诊疗。

2. 问病史

(1)下尿路症状的特点、持续时间及其伴随症状。

(2)手术史、外伤史,尤其是盆腔手术或外伤史。

(3)了解既往史,包括性传播疾病、糖尿病、神经系统疾病、可能与夜尿症有关的心脏病病史。

(4)用药史,了解患者目前或近期是否服用影响膀胱出口功能或导致 LUTS 的药物。

(5)患者的一般状况。

表 5-2 国际前列腺症状评分

在最近一个月内,您是否有以下症状?	无	在 5 次中					症状评分
		少于1次	少于半数	大约半数	多于半数	几乎每次	
1.是否经常有尿不尽感?	0	1	2	3	4	5	
2.两次排尿间隔是否经常小于 2 h?	0	1	2	3	4	5	
3.是否曾经有间断性排尿?	0	1	2	3	4	5	
4.是否有排尿不能等待现象?	0	1	2	3	4	5	
5.是否有尿线变细现象?	0	1	2	3	4	5	
6.是否需要用力及使劲才能开始排尿?	0	1	2	3	4	5	
7.从入睡到早期一般需要起来排尿几次?	没有0	1次1	2次2	3次3	4次4	5次5	

注:轻度症状 0～7 分;中度症状 8～19 分;重度症状 20～35 分。

治疗与护理

(一)治疗

1.观察等待 IPSS 评分低于 7 分的患者会出现轻微的下尿路症状,而 8 分及 8 分以上的患者会出现中度及以上的症状。对于这部分患者,如果生活质量不受明显影响,可选择静观其变的办法进行治疗。需要将 BPH 疾病的相关知识提供给接受观察候诊的患者,让患者明白观察候诊的效果和预后。

2.药物治疗 BPH 患者药物治疗的短期目标是缓解患者的下尿路症状,长期目标是延缓疾病的临床进展,预防合并症的发生。

(1)α_1-受体阻滞剂:α-受体阻滞剂适用于有中、重度下尿路症状的 BPH 患者。推荐坦索罗辛、多沙唑嗪、阿夫唑嗪和特拉唑嗪等药物治疗。

(2)5α-还原酶抑制剂:5α-还原酶抑制剂适用于治疗前列腺体积增大伴中、重度下尿路症状的 BPH 患者。

(3)其他包括 M 受体拮抗剂、植物制剂、中成药等:M 受体拮抗剂通过阻断膀胱 M 受体,缓解逼尿肌过度收缩,降低膀胱敏感性,从而改善 BPH 患者的贮尿期症状。植物制剂如普适泰等适用于 BPH 及相关下尿路症状的治疗。

3.康复治疗

(1)激光治疗:利用能量密度高的激光,对软组织进行快速烧灼和气化,通过凝固、炼焦和气化等方法进行治疗。此法操作简便,治疗时出血极少,术后并发症极少,真正起到了有效的治疗效果。现已在临床上广泛使用。

(2)硬化剂注射疗法:通过直接向前列腺内注射药物,可改善患者的排尿症状,从而诱导前列腺组织发生无菌性坏死,进而引起腺体萎缩。

（3）冷冻疗法:是通过使前列腺组织局部产生极低的温度(−180～−160 ℃),使组织脱水,局部小血管收缩,血流凝结,形成血栓,从而导致组织供血不足,氧气不足,最终使组织发生坏死、脱落的一种治疗方法。

（4）短波治疗:前列腺增生患者也可以选择短波治疗,能起到一定的效果,但是对于细菌感染引起的前列腺增生效果不明显。

4.中医传统治疗　目前应用于 BPH 临床治疗的方法很多。

（1）中药治疗:补中益气汤、知柏地黄汤、沉香散、八正散等方剂加减。

（2）针灸治疗:取气海、关元、中极、太溪、复溜等穴位。

5.外科治疗　手术仍为良性前列腺增生的重要治疗方法,适用于具有中、重度 LUTS 并已明显影响生活质量的 BPH 患者。经典的外科手术方法有经尿道前列腺电切术(transurethral resection of the prostate,TURP)、经尿道前列腺切开术(transurethral incision of the prostate,TUIP)以及开放性前列腺摘除术。目前 TURP 仍是 BPH 治疗的“金标准”。

（二）护理

1.**防止受寒**　秋末至初春,天气变化无常,寒冷往往会使病情加重,因此患者一定要注意防寒,预防感冒和上呼吸道感染等。

2.**绝对忌酒,少食辛辣**　饮酒可使前列腺及膀胱颈充血而水肿诱发尿潴留,辛辣刺激性食品即可导致性器官充血,又会使痔疮、便秘症状加重,压迫前列腺,加重排尿困难。

3.**适量饮水**　饮水过少不但会引起脱水,也不利于排尿对尿路的冲洗作用,还容易导致尿液浓缩而形成不溶石。

二、尿路感染

尿路感染(urinary tract infection,UTI)是指细菌、真菌等微生物在泌尿道的不正常繁殖而引起的急性或慢性尿路炎症。往往根据病灶部位的差异,将尿路感染分为上尿路感染、下尿路感染;又可按发病急、缓,分为急性和慢性:根据有无症状分为症状性和无症状性;根据尿路有无结构和功能异常分为复杂性和非复杂性;根据 UTI 是初发还是复发,也可分为初发 UTI 和再发 UTI(UTI 6 个月发作 2 次以上,或 1 年内至少发作 3 次以上)。UTI 是仅次于呼吸道感染的老年性常见病,在老年性传染病中居第二位。

流行病学

随着年龄的增加,UTI 的发生率显著上升。更年期后妇女由于雌激素减少易患尿路感染,65～75 岁女性患病率为 20%,80 岁以上则增加至 20%～50%;健康的成年男性很少发生 UTI,50 岁以后逐渐增多,从 65～70 岁的 2%～4% 增加到 81 岁以上时的 22%。

病因及发病机制

1. **致病菌** 致病菌菌株主要为革兰氏阴性杆菌,其中以大肠埃希菌最多见,约占发病患者总数的 80% ~90%,其次为变形杆菌、克雷伯杆菌、铜绿假单胞菌、肠球菌(如粪肠球菌、屎肠球菌)等。由于各种非尿路致病菌或机会致病菌的影响,长期卧床、体弱的老年患者,也可能发生严重的尿路感染;此外,真菌性尿路感染在老年患者中也颇为普遍。

2. **感染途径**

(1)上行感染:通常整个尿路黏膜是无菌的,仅在尿道口周围存在细菌。病原菌由尿道口上行至膀胱,再经输尿管上行至肾盂,引起膀胱炎或肾盂肾炎。

(2)血行感染:细菌通过侵入血流引起病灶蔓延,造成菌血症或败血症。这些细菌进入肾脏是通过血液循环,造成肾盂肾炎的发生,也有可能造成肾脓肿。

(3)经淋巴管感染:极少部分患者因结肠、盆腔器官感染,细菌通过淋巴管进入肾脏或膀胱。

3. **易感因素**

(1)尿路解剖特点及抗菌能力下降:女性的尿道短而宽,邻近阴道口及菌群较多的肛门。女性进入更年期后,由于体内有机酸分泌减少,会使尿道黏膜萎缩,从而引起局部抗菌能力减弱。

(2)泌尿系统梗阻:当老年患者出现泌尿系统结石、肿瘤、前列腺肥大、泌尿系统畸形时,或由于肾盂积水或膀胱内残余尿增多,对细菌生存繁殖、腹腔及盆腔内肿瘤压迫泌尿系统,造成泌尿系统不畅,造成泌尿系统畸形,从而引起泌尿系统结石、前列腺肥大、尿路畸形。

(3)尿流不畅:老年男性由于前列腺肥大或前列腺液分泌减少导致排尿不畅,膀胱内残余尿增多,尿潴留;老年女性多由膀胱颈梗阻,细菌繁殖所致。

(4)全身或局部的免疫力下降:老年患者常伴有糖尿病、慢性肾脏疾病,晚期肿瘤,体质虚弱、久病卧床,或长期应用免疫抑制剂或抗生素,使本已处于免疫功能低下的状况下,机体防御能力进一步低下。

(5)尿路损伤:尿路器械检查(如膀胱镜检查)或尿道导尿后,将细菌带入膀胱的尿道口周围,或使尿道黏膜受到损伤,均易引起尿路感染。

(6)其他:老年痴呆、生活不能自理等。

临床特征

老年 UTI 临床表现常不典型。老年 UTI 患者由于感觉迟钝,表达能力下降,发生 UTI 时尿路刺激症状往往不明显,临床上多表现为发热、下腹不适、腰酸背痛、食欲减退等肾外的非特异性症状,有的仅表现为疲劳、昏沉或意识不清等。因此,老年 UTI 极易误诊或漏诊。此外,UTI 复发率较高,老年人反复感染的概率也较高。

1. **膀胱炎**

(1)急性膀胱炎:多为上行感染,常伴尿道炎。表现为尿频、尿急、尿痛及血尿,可伴有下腹不适症状,女性患者多不伴发热及全身表现,老年患者表现多不典型,有时仅表现为腹部不适感。男性患者因常伴有急性前列腺炎及尿道炎,可表现为畏寒、高热、会阴部疼,尿道烧灼感,尿道脓性分泌物或白色黏液样物质排出。

(2)慢性膀胱炎:急性感染期治疗不彻底,病情迁延,或反复多次急性感染,或有尿路梗阻,尿路畸形,导致尿中白细胞持续或反复出现,或尿培养中有细菌生长,但尿路刺激症状不明显,老年患者常可表现为无症状的菌尿。

2. 肾盂肾炎

(1)急性肾盂肾炎:表现为发热、寒战、腰痛或小腹痛、肉眼血尿、尿路刺激症状,可伴恶心、食欲缺乏。体格检查可能有肾区叩击痛、耻骨压痛。但老年患者表现多数不典型,仅有乏力、头晕、发热、纳差、腰骶部酸痛,极易漏诊误诊。当 UTI 急性发作时,老年患者出现并发菌血症、脓毒症和感染性休克的可能性更大。

(2)慢性肾盂肾炎:急性肾盂肾炎反复发作,病程半年以上。临床表现多样化,以非典型者居多,或轻或重,轻者无自觉症状,仅尿检异常,老年患者可表现为无症状细菌尿;重者发病急,表现为典型的急性肾盂肾炎;晚期可伴有肾功能不全,表现为倦怠无力、腰酸、高血压、水肿、夜尿增多等症状,患者可伴有肾功能不全症状。如患者同时出现下列情况之一,则可诊断为慢性肾盂肾炎:①在静脉肾盂造影片上显示肾盂肾盏的变形、缩窄;②肾外形不平,且两肾大小不齐者;③肾小管上出现持续性损害。

3. 前列腺炎 老年男性常出现膀胱慢性尿潴留,容易合并感染,前列腺增生肥大,造成尿路不畅,从而发生尿路感染的情况。急性前列腺炎常与伴有寒战、寒感、发热等尿道刺激症状的尿道炎同时发生,如有脓液从尿道流出等。慢性期症状表现为尿道下坠感、尿频、尿急、夜尿频繁、小便困难,可伴有会阴痛。

4. 无症状性细菌尿 无症状性细菌尿指在无尿路感染症状或体征的个体中,适当收集的尿液标本中能分离出特定数量的细菌。以清洁方式收集的排尿标本与导尿管导尿标本所使用的定量阈值有所不同。男性通过单一清洗采集的尿液样本中分离出 1 个 ≥ 10^5 CFU/mL 的微生物菌落定量计数,女性则需要连续 2 次分离出相同的微生物,菌落定量计数 ≥ 10^5 CFU/mL。

老年人、留置尿管患者多见本病。居住在该社区的 80 岁以上的女性患病率在 20% 以上,而 75 岁以上的男性患病率则在 6% ~15%。糖尿病妇女无症状性菌尿的患病率为 8% ~14%,常与存在糖尿病持续时间有关,并伴有长期并发症。

5. 导管相关性尿感染 导管相关性尿路感染是指尿路感染发生在留置导尿后的48 h 内,或者在导尿管被拔除后。留置膀胱导管的患者,每套尿管中细菌尿的发生率为3% ~10%;且在该类患者中,10% ~25% 会出现泌尿系统感染的症状。与导管有关的UTI 症状不一且并不局限于泌尿道。发热是最常见的症状。定位症状可能包括侧腰或耻骨上不适、脊肋角压痛和导管阻塞。非特异性表现包括新发谵妄或其他提示可能存在感染的全身性表现。此外,相当一部分患者,尤其是老年人,表现为无症状细菌尿。

辅助检查

1. 尿常规 每高一倍视野下有超过 5 个白细胞称为脓尿。因该结果可见于大部分尿路感染患者,因此该检查结果对诊断尿路感染很有意义。

2. 尿细菌学检查 治疗前的中段尿标本培养是诊断尿路感染的最可靠的指标。细菌培养菌落数≥10^5 CFU/mL 为有意义菌尿。如有留置导尿管,则理想的尿液培养标本是拔出留置导管后收集的中段尿。如果需持续性置管,则应在收集培养用尿样之前更换导管。

3. 肾脏形态学检查

(1)B 超:早期肾脏形态不变,晚期可表现为双肾大小不一,表面凹凸不平,皮质髓质界限不清等特征,应除外肾结石、肿瘤、肾脏先天畸形、肾盂积水、膀胱尿潴留或膀胱残余尿增多。

(2)腹部平片及静脉肾盂造影:早期无明显异常,晚期出现肾盂、肾盏变形或显影不清,双肾外形不光滑或肾脏缩小。此外,有无尿路结石,有无畸形、梗阻,有无易感因素,如肾盂积水等,都应该除外。

诊断

1. UTI 的诊断 UTI 的诊断不能只靠临床症状和体征,而必须通过化验才能确诊。

(1)中段尿经规范清洗方法进行细菌定量培养,细菌≥10^5 CFU/mL。

(2)中段尿沉渣中的白细胞经清洁离心处理后计数,白细胞 10/HP,同时伴有尿路感染症状。若一人同时符合标准(1)、(2),即可被诊断为尿路感染。若不符合标准(2),则尿菌计数检查应重新进行。如果尿菌计数仍≥10^5 CFU/mL 且两次检查细菌都一样,也可被确诊为尿路感染。

(3)不管细菌数量多少,只要进行膀胱穿刺即可确诊。

(4)如果尿菌培养计数有困难,可以尝试使用经过适当处理(即尿液在膀胱内停留 4~6 h 以上)的中段尿标本,在治疗前的清晨收集,将尿液中的杂质离心去除,再对沉积的样本进行革兰氏染色,从而找到病菌。若细菌发现于 1 个油镜视界,可做初步判断。也可以通过观察尿感症状的临床表现来确诊。

(5)尿液中细菌数量在 10^4 ~ 10^5 CFU/mL 范围内的患者应复查,如细菌数量仍在 10^4 ~ 10^5 CFU/mL,则需结合临床症状确诊或进行膀胱穿刺尿液培养确诊。如果细菌为革兰氏阴性菌,标准为 10^5 CFU/mL。如果细菌为革兰氏阳性菌标准为 10^4 CFU/mL。

2. 与导管相关性尿路感染的诊断有关的依据 放置导管的患者出现 UTI 症状和体征或全身感染,其他原因无法解释,细菌尿已被发现。在过去 48 h 中拔除导管的患者诊断出 UTI 时,也考虑为导管相关性 UTI。

3. 尿路感染的定位诊断 确定泌尿系统感染的部位对于指导临床治疗和评估患者的预后有十分重要的价值。直接定位诊断法包括 3 种:①输尿管导尿法;②膀胱冲洗法;

③肾活体组织的检查。这3种是直接定位诊断法,这几种方法虽然都很精确,但都是创伤性检查,操作起来比较麻烦。临床常用的定位诊断方法有以下几种。

(1)通过临床症状确定病灶部位:患者出现寒战、高热(体温>38.5 ℃)、腰痛、触痛及肾区(或)叩痛等症状,这些都是急性肾盂肾炎的特征,患者的临床症状有助于确定诊断部位。另外,经临床根治后再度感染的,往往是膀胱炎患者;反复发作者,多为肾盂肾炎。通常情况下,由于上尿路感染与下尿路感染的症状有很多重合,单凭临床表现常不能准确定位。

(2)按化验及影像学定位:可通过细菌尿抗体包裹(尿 ACB 检验)在尿中定位。尿 ACB 检查敏感性高,特异性强,单纯性膀胱炎有可能被排除,前提是尿 ACB 检查结果呈阳性。不只是膀胱炎,肾盂肾炎、前列腺炎、结石、并发症及肿瘤引起的出血性膀胱炎等,都是膀胱炎的重要组成部分;如尿中 ACB 为阴性,则常提示为膀胱炎的单纯性。但通过尿液中 β_2 微球蛋白的测定可以发现,尿中 β_2 微球蛋白水平在肾盂肾炎时升高,膀胱炎时则正常。判断肾盂肾炎、膀胱炎可选用尿酶检查。尿溶菌酶阳性的结果说明可能有肾盂肾炎,但尿白细胞增多可能导致膀胱炎时的假阳性。X 射线检查:静脉肾盂造影对定位虽有帮助,但阳性率也不高。

(3)通过疗效和追踪结果帮助确定:尿路感染患者使用单一剂量抗生素治疗,追踪6 周后发现,凡是膀胱炎患者均可痊愈,但多数治疗效果不佳的患者都是肾盂肾炎患者。

治疗与护理

(一)治疗

治疗尿路感染以预防或治疗全身性败血症、减轻症状、消除尿路病原体、防止长期并发症为目的,应以较低的费用、最小的不良反应、最少的耐药性菌群为宜。

1. 一般措施

(1)休息:急性期当体温下降,肉眼看血尿消失,尿路刺激症状减轻时,应卧床休息,然后再到下床活动。慢性期切忌重体力,忌劳累。

(2)饮水、排尿:多饮水、排尿促使病菌尽快排出体外,减少其生长繁殖,以冲刷尿道黏膜。女性患者在性生活后要排尿,以减少尿道感染的机会。

2. 寻找并去除发病诱因或易感因素　尿路梗阻引起的泌尿系统感染,需要积极排除。这些梗阻可能来自泌尿系统结石,也可能来自肿瘤,也可能来自畸形,也可能来自前列腺肥大。让身体免疫力提升,也需要加强营养。

3. 抗菌药物治疗　常用的药物有喹诺酮类、头孢菌素类、磺胺类或氨基糖苷类、合成青霉素类抗生素等,具体选择药物要根据尿的细菌培养的结果,以及个体对药物过敏的程度,有针对性地选择药物。

(1)凡属膀胱炎、尿道炎、前列腺炎、慢性肾盂肾炎者,均可口服;初发的下尿路感染,口服抗生素1～3 d 即可,对于反复发作的尿路感染,在急性期内规律用药1～2 周,待尿常规恢复正常,尿液培养阴性,改为维持剂量,即每晚临睡前将膀胱排空,之后用抗生素

1剂量,每服2周,再换另一种药,共需3~6个月,每次用药1~2周,每次亦可配合长效抑菌的低剂量使用,预防复发。

(2)静脉滴注:用于急性肾盂肾炎、慢性泌尿系统感染的急性发作期,疗程为10~14 d。原则:根据肾小球滤过率调整老年患者和肾功能不全患者的用药剂量。老年人肾功能已出现生理性减退,且老年人渴感中枢敏感性下降,易出现脱水,故应用抗生素的剂量宜小不宜大,疗程宜短不宜过长,切忌用药物对肾脏的损害较大。

(3)老年女性:当高龄妇女出现尿路感染反复或绝经期后出现无症状性菌尿时,应考虑使用阴道激素膏或口服药物等小剂量替代雌激素治疗,以修复泌尿系生殖道萎缩造成的黏膜问题。对绝经后女性尿路感染的复发有促进阴道乳酸杆菌生长、降低阴道内酸碱度、抑制阴道内肠道菌群繁殖的作用。

(4)老年男性:尿路感染多伴有前列腺炎或肾脏感染,但许多抗生素较难通过前列腺组织进入感染灶内,因此应给予4~6周强化抗感染治疗。此外要除外前列腺结石致前列腺液引流不畅、前列腺肥大致膀胱尿潴留等不利因素。

(5)无症状细菌尿:关于抗感染治疗无症状性菌尿后能显著改善预后的研究资料还非常有限。由于抗菌药物耐药性的增加,目前比较倾向于不治疗无症状性菌尿,除非获得患者能从中获益的证据。

(6)导管相关性UTI:治疗方法有抗菌药物治疗、导管护理等。导管相关性UTI的抗菌治疗类似于急性并发症性膀胱炎的治疗,若条件允许应根据培养结果来选择抗菌剂。若病情不严重且没有疑似多药耐药,则可经验性应用第三代头孢菌素。如果患者病情更严重或疑似存在多药耐药,如重症监护病房,那么应使用更广谱的经验性抗菌方案。若怀疑致病菌是产超广谱β-内酰胺酶的微生物,一般情况下,碳青霉烯类药物只可用于其中。尿样革兰氏染色呈革兰氏样阳性者,可为肠杆菌,也可为葡萄球菌,其结果为尿样革兰氏染色呈革兰氏样阳性;万古霉素可选用进一步药敏结果的经验性疗法。获得培养结果和药敏结果之后就应根据具体的分离株制定抗菌方案。最佳的治疗持续时间尚不确定。根据临床疗效、感染的微生物和治疗药物,适当的疗程通常为7~14 d(起效较慢的患者使用较长疗程)。如果微生物敏感且患者能接受口服药物并充分吸收,则可在部分或全部疗程中采用口服给药。

4. 传统中医治疗 中医称尿路感染为淋病,其证型主要有以下几种。

(1)热淋:一般情况下,大便频繁、急促、短涩,尿道有灼热刺痛,小便黄,伴小腹胀痛,热邪寒凉,口苦,恶心呕吐,或拒按腰部等,方用八正散。

(2)石淋:主要症状为尿中夹砂石,排尿困难,排尿时突然中断,尿道窘迫疼痛,以及少腹、腰腹绞痛,疼痛引至小腹或外阴连接,甚至尿血中有血丝,尿中常伴有血丝,病久,如果结石无法排出,一般会出现如面色萎靡,气少体弱,以石韦散为方。

(3)气淋:可以实证、虚证表现,以小便涩痛、心潮澎湃、小腹胀满、疼痛难忍为主要表现;虚证见小便涩滞、小腹坠胀、小便不净、面白无光、小便不畅者。以沉香散为实证之方,补中益气汤为虚证之方。

（4）血淋：实证为小便热涩刺痛，小便色深红或伴有血块，一般疼痛急或兼有烦闷者，均可见血淋；虚者见小便色淡红，小便疼痛，涩而不甚明显，伴腰膝酸软，倦怠无力。实证方剂为小蓟饮子，虚证方用知柏地黄丸。

（5）膏淋：分实证与虚证表现，实证一般小便混浊如米泔水，米泔水呈淘米水色，久置可有絮状沉淀，其上漂有油脂、块状物或混有血水，尿道内有热涩、疼痛者；虚证一般表现为久病反反复复、排尿如脂、排尿涩痛、不见减轻、身体日渐消瘦、腰膝酸软等。一般实证药物选程氏萆薢分清饮，虚证方用膏淋汤。

（6）劳淋：症状表现为排尿不畅，不舒服，间断性排尿，常以腰痛、膝软、乏力等伴有疲劳时发作的劳淋症状。无比山药丸作为方剂。

5.其他

（1）碱化尿液：缓解膀胱刺激症状，可给予碳酸氢钠片，每次 1～2 片，每日 3 次。

（2）减轻尿痛、尿频症状：可予盐酸黄酮哌酯片，每次 1 片（0.2 g），每天 3 次。

（3）中成药：如三金片、尿感宁冲剂等也可选用慢性期治疗。

（4）换肾治疗：如果肾功能不全发展严重，出现尿毒症，要进行换肾治疗，如腹透、血透等。

（二）护理

尿路感染的疾病在生活中是很高发的疾病，及时去治疗做好护理工作是很有必要的。

（1）尿路感染的护理首先就是生活要有规律，每天参加一些体育锻炼。

（2）尿路感染患者平时需要多喝水，以增加尿量，每天至少喝水 1 000 mL（约两大杯），保持每天尿量在 1 500～2 000 mL，以加强尿流的冲洗作用，这也是对于尿路感染的护理措施。

（3）洗澡应采取淋浴或每晚坚持清洗会阴部，必要时尿路感染患者可用一些高锰酸钾清洗或坐浴。每天更换内裤，毛巾及内裤最好用沸水蒸煮消毒，同房后应排尿一次，以排出尿道内的细菌。

第六节 内分泌系统疾病

一、糖尿病

流行病学

2019 年的数据显示，中国≥65 岁的老年糖尿病患者人数居全球首位，占全球老年糖尿病患者的1/4，患者数约 3 550 万，且呈现上升趋势。我国 60～70 岁人群随年龄增长患病率逐步升高,70 岁以后渐趋平缓。且研究发现,老年人群糖尿病患病率女性高于男性。

年龄和病程均为糖尿病慢性并发症发生的高危因素,除此之外,糖尿病与缺血性心脏病、脑卒中、慢性肝病、肿瘤等疾病的死亡风险密切相关且死亡率明显高于未患糖尿病的老年人。

发病机制

糖尿病的发病机制尚未完全阐明,多数学者认为主要因素是遗传因素、环境因素相互作用的结果。糖尿病是一种缓慢进展的疾病,发病的中心环节是胰岛素 β 细胞分泌功能缺陷和胰岛细胞功能障碍。

临床特征

老年糖尿病是指年龄≥65 岁,包括 65 岁以前和 65 岁及以后诊断的糖尿病。老年糖尿病患者以 2 型糖尿病(type 2 diabetes mellitus,T2DM)为主,包含少数的 1 型糖尿病(type1 diabetes mellitus,T1DM)和其他类型糖尿病。

诊断标准

老年糖尿病诊断标准为:典型糖尿病症状(烦渴多饮、多尿、多食、不明原因体重下降)加上随机静脉血浆葡萄糖 ≥ 11.1 mmol/L;或加上空腹静脉血浆葡萄糖≥7.0 mmol/L;或加上葡萄糖负荷后 2 h 静脉血浆葡萄糖≥11.1 mmol/L。无糖尿病典型症状者,需改日复查确认。WHO 建议在条件具备的国家和地区采用糖化血红蛋白(glycosylated hemoglobin A1c,HbA1c)≥6.5% 作为糖尿病的诊断切点。国内符合要求的实验室检测的 HbA1c 也可以作为糖尿病的诊断指标。

治疗

1.营养治疗 营养治疗是糖尿病治疗的基础,应贯穿于糖尿病治疗的全程。首先应对老年糖尿病患者的营养状态进行评估。老年患者出现营养不良可能引发住院日延长、医疗支出增加以及再住院率增加等一系列问题。早期识别并管理营养不良有助于阻止及延缓并发症的发生发展。老年人改变饮食习惯较为困难,可基于固有的饮食习惯做适当调整。健康的老年人需摄入适量的优质蛋白质,除动物蛋白外,也可选择优质的植物蛋白。碳水化合物是中国老年糖尿病患者主要的能量来源,进食碳水化合物同时摄入富含膳食纤维的食物可以延缓血糖升高,减少血糖波动,改善血脂水平。膳食纤维增加饱腹感、延缓胃排空,胃轻瘫和胃肠功能紊乱的老年患者避免过量摄入。应关注患者进食碳水化合物、蛋白质与蔬菜的顺序,后进食碳水化合物可降低患者的餐后血糖增幅。对于长期食物摄入不均衡的老年糖尿病患者还需注意补充维生素和矿物质。老年糖尿病患者与非糖尿病患者群相比,营养不良发生风险更高,应避免过度限制能量摄入,强调合理膳食、均衡营养,警惕老年糖尿病营养不良,定期采用营养风险筛查评分等确认患者营养风险,尽早发现并干预,有利于改善患者预后。

2.药物治疗 药物治疗的原则包括:①优先选择低血糖风险较低的药物;②选择简便、依从性高的药物,降低多重用药风险;③权衡获益风险比,避免过度治疗;④关注肝肾功能、心脏功能、并发症及伴发病等因素。

药物治疗主要分为口服药物治疗和注射药物治疗。

(1)口服药物治疗

1)磺脲类药物:是胰岛素促泌剂代表药物,主要有格列本脲、格列齐特、格列吡嗪、格列喹酮和格列美脲。

2)双胍类药物:代表药物是二甲双胍。

3)α-糖苷酶抑制剂:代表药物是阿卡波糖、伏格列波糖、米格列醇。

4)胰岛素增敏剂:代表药物是罗格列酮、吡格列酮。

5)SGLT2抑制剂剂:代表药物是达格列净、恩格列净和卡格列净。

(2)注射药物治疗:①胰岛素治疗;②GLP-1受体激动剂。

3.运动治疗 规律运动为主的生活方式干预可以改善糖尿病患者的胰岛素抵抗,是预防和治疗老年糖尿病的有效方法之一。但老年患者常伴有多种慢性疾病,如骨关节病变使步行能力下降,合并脑血管病变、周围神经病变或严重肌少症的患者易发生跌倒。因此,老年糖尿病患者开始运动治疗前需要根据病史、家族史、体力活动水平以及相关的医学检查结果等进行运动风险评价,并通过心肺耐力、身体成分、肌肉力量和肌肉耐力、柔韧性及平衡能力等多项测试对老年患者的运动能力进行评估,为运动治疗方案的制定提供依据。除此之外,还应指导患者合理安排服药时间和运动时间的间隔,并评估运动对药物代谢的影响,避免运动相关低血糖、低血压等事件发生。需加强运动前、后和运动中的血糖监测,注意观察患者有无头晕、心悸、乏力、手抖、出冷汗等低血糖症状,一旦发生,立即停止运动并及时处理。

老年糖尿病患者首选的运动是中等强度的有氧运动,运动能力较差者,可选择低强度有氧运动。低、中等强度有氧运动对于绝大多数老年糖尿病患者是安全的,具体形式包括快走、健身操、韵律操、骑自行车、水中运动、慢跑等。抗阻训练同样适用于老年人群,可通过哑铃、弹力带等器械进行抗阻训练,加强下肢肌力训练,柔韧性与平衡能力训练可以增强平衡能力,瑜伽、太极拳、五禽戏和八段锦练习等可提高协调性及平衡能力。

二、骨质疏松

流行病学

随着我国人口老龄化加剧,骨质疏松症患病率快速攀升,已成为重要的公共健康问题。第七次全国人口普查显示:我国60岁以上人口为2.64亿(约占总人口的18.7%),65岁以上人口超过1.9亿(约占总人口的13.5%),是全球老年人口最多的国家。

发病机制

骨骼需有足够的刚度和韧性以维持其强度,承载外力,避免骨折。为此,要求骨骼具备完整的层级结构,包括Ⅰ型胶原的三股螺旋结构、非胶原蛋白及沉积于其中的羟基磷灰石。骨骼的完整性由不断重复、时空偶联的骨吸收和骨形成过程维持,此过程称为骨重建。力学刺激和负重有利于维持骨重建,修复骨骼微损伤,避免微损伤累积和骨折。

临床特征

多数骨质疏松症患者没有明显的临床症状,随着骨量丢失、骨微结构破坏、骨骼力学性能下降及微骨折的出现等,患者可出现腰背疼痛,严重者出现脊柱变形,甚至出现骨质疏松性骨折等严重后果,影响患者心理状态及生活质量。

诊断标准

骨质疏松症的诊断基于详细的病史采集、体格检查、骨折风险评价、骨密度测量,以及影像学和实验室检查。骨质疏松症的诊断标准是基于DXA骨密度检查和(或)脆性骨折检查。

1. 基于骨密度的诊断 DXA骨密度检查是目前通用的骨质疏松症诊断依据。DXA测量的骨密度通常需要转换为T-值(T-score)用于诊断,T-值=(骨密度测定值-同种族同性别正常青年人峰值骨密度)/同种族同性别正常青年人峰值骨密度的标准差。推荐使用骨密度DXA测量的中轴骨(腰椎1~4、股骨颈或全髋部)骨密度或桡骨远端1/3骨密度的T-值≤-2.5为骨质疏松症的诊断标准。对于儿童、绝经前女性和50岁以下男性,其骨密度水平的判断建议用同种族的Z-值表示。Z-值=(骨密度测定值-同种族同性别同龄人骨密度均值)/同种族同性别同龄人骨密度标准差。将Z-值≤-2.0视为"低于同年龄段预期范围"或低骨量。

2. 基于脆性骨折的诊断 髋部或椎体脆性骨折,不依赖于骨密度测定,临床上可诊断骨质疏松症;肱骨近端、骨盆或前臂远端的脆性骨折,且骨密度测定显示骨量减少(-2.5<-1.0),即可诊断骨质疏松症。

治疗与护理

(一)治疗

骨质疏松症的防治措施主要包括基础措施、药物干预和康复治疗。

有效的抗骨质疏松药物治疗可以增加骨密度,改善骨质量,显著降低骨折的发生风险。本指南推荐抗骨质疏松症药物治疗的适应证,主要包括以下任意一项:经DXA检查确诊为骨质疏松症患者;已经发生过椎体或髋部等部位脆性骨折者;骨量减少但具有高骨折风险的患者。抗骨质疏松症药物按作用机制分为骨吸收抑制剂、骨形成促进剂、双重作用药物、其他机制类药物及中成药。对于骨折高风险者建议首选口服双膦酸盐(如阿仑膦酸钠、利塞膦酸钠等);对于口服不耐受者可选择唑来膦酸或地舒单抗;对于极高骨折风险者,初始用药可选择特立帕肽、唑来膦酸、地舒单抗、罗莫佐单抗或续贯治疗;而对于髋部骨折极高风险者,建议优先选择唑来膦酸或地舒单抗。

(二)护理

护理措施包括调整生活方式和使用骨健康基本补充剂。

1. 调整生活方式

(1)加强营养,均衡膳食:建议摄入富钙、低盐(5 g/d)和适量蛋白质(每日蛋白质摄入量为 1.0~1.2 g/kg,日常进行抗阻训练的老年人每日蛋白质摄入量为 1.2~1.5 g/kg)的均衡膳食。动物性食物摄入总量应争取达到平均 120~150 g/d,推荐摄入牛奶 300~400 mL/d 或蛋白质含量相当的奶制品。

(2)充足日照:直接暴露皮肤于阳光下接受足够紫外线照射。注意避免涂抹防晒霜,但需防止强烈阳光照射灼伤皮肤。

(3)规律运动:增强骨骼强度的负重运动,包括散步、慢跑、打太极、练瑜伽、跳舞和打乒乓球等活动;增强肌肉功能的运动,包括重量训练和其他抵抗性运动。

(4)戒烟、限酒:避免过量饮用咖啡及碳酸饮料。

(5)尽量避免或少用影响骨代谢的药物。

(6)采取避免跌倒的生活措施。

2. 使用骨健康基本补充剂 常见内分泌系统疾病包括甲状旁腺功能亢进症、库欣综合征、甲状腺功能亢进症、高钙尿症等。无论是维生素 D_2 还是维生素 D_3 补充剂均能等效地提升体内 25-(OH)D 的水平产生预防作用。

三、肥胖症

流行病学

近 30 年肥胖症的患病率明显增长,已成为全球共同面临的重大公共卫生危机。目前我国面对的肥胖形势也非常严峻,我国的肥胖患病率呈现北方高于南方、大城市高于中小城市及女性高于男性的流行特点。

发病机制

能量代谢平衡失调,热量摄入多于消耗使脂肪合成增加是肥胖的基础。它是遗传、环境等多种因素相互作用的结果。

肥胖具有明显的家族聚集性,提示遗传因素在肥胖的发生、发展中起重要作用,但遗传机制目前尚未明确。

环境因素主要是饮食和体力活动。

临床特征

1. 一般表现　肥胖症多无症状,仅表现为体重增加、腰围增加、体脂百分比增加超过诊断标准。

2. 严重表现　较为严重的肥胖患者可见胸闷、气急、食欲亢进、便秘、腹胀、关节痛、肌肉酸痛、易疲劳、倦怠、焦虑及抑郁等。

3. 合并症　肥胖症患者常合并血脂异常、脂肪肝、高血压、糖耐量异常或糖尿病等疾病。

4. 伴随症状　肥胖症还可伴随或并发阻塞性睡眠呼吸暂停、胆囊疾病、胃食管反流病、高尿酸血症和痛风、骨关节病、静脉血栓、生育功能受损(女性出现多囊卵巢综合征,男性多有阳痿不育、类无睾症)及社会、心理问题。

5. 其他　肥胖症患者某些癌症(女性乳腺癌、子宫内膜癌,男性前列腺癌、结肠和直肠癌等)发病率增高,且麻醉或手术并发症增多。

诊断标准

1. 以体重指数(BMI)诊断肥胖　临床上采用 BMI 作为判断肥胖的常用简易指标。$BMI(kg/m^2) = 体重(kg)/[身高(m)^2]$。

2. 以腰围诊断中心型肥胖　测量腰围可以诊断中心型肥胖和周围型肥胖。腰围测量方法为被测量者取立位,测量腋中线肋弓下缘和髂嵴连线中点的水平位置处体围的周径。

中心型肥胖较为精确的诊断方法为采用 CT 或 MRI,选取第 4 腰椎与第 5 腰椎间层面图像,测量内脏脂肪面积含量,中国人群面积≥80 cm² 定义为中心型肥胖。

3. 以体脂率诊断肥胖　生物电阻抗法测量人体脂肪的含量(体脂率)可用于肥胖的判断。一般来说正常成年男性体内脂肪含量占体重的 10% ~ 20%,女性为 15% ~ 25%。男性体脂率>25%,女性>30%,可考虑为肥胖。但生物电阻抗法测量的精度不高,测定值仅作为参考。

肥胖症诊断确定后需排除继发性肥胖症,同时需进一步评估肥胖症的相关并发症。

治疗

通过减重预防和治疗肥胖相关性并发症改善患者的健康状况。肥胖症患者体重减轻 5% ~ 15% 或更多可以显著改善高血压、血脂异常、非酒精性脂肪肝、2 型糖尿病患者的血糖控制,降低 2 型糖尿病和心血管并发症的发生率。

2016 年美国临床内分泌医师协会(AACE)指南对肥胖及伴有相关合并症的患者的减重目标做了相关建议。

1. 护理及生活行为方式治疗　限制热量的摄入及增加热量的消耗是预防及治疗超重/肥胖的首选方案。

(1)饮食方式改善:原则为低能量、低脂、适量蛋白饮食,限制热量摄入、长期平衡膳食、个体化。

超重和肥胖者需要调整其膳食以达到减少热量摄入的目的。合理的饮食方案包括合理的膳食结构和摄入量。减重膳食构成的基本原则为低能量、低脂肪、适量蛋白质、含复杂糖类(如谷类),同时增加新鲜蔬菜和水果在膳食中的比重,避免进食油炸食物,尽量采用蒸、煮、炖的烹调方法,避免加餐、饮用含糖饮料。同时,建议患者控制食盐摄入,戒烟限酒。合理的减重膳食应在膳食营养素平衡的基础上减少每日摄入的总热量,肥胖男性能量摄入建议为 1 500 ~ 1 800 kcal/d(1 kcal = 4.2 kJ),肥胖女性建议为 1 200 ~ 1 500 kcal/d,或在目前能量摄入水平基础上减少 500 ~ 700 kcal/d。蛋白质、碳水化合物和脂肪提供的能量比应分别占总能量的 15% ~ 20%、50% ~ 55% 和 30% 以下。

在有限的脂肪摄入中,尽量保证必需脂肪酸的摄入,同时要使多不饱和脂肪酸、单不饱和脂肪酸和饱和脂肪酸的比例维持在 1:1:1。保证丰富的维生素、矿物质和膳食纤维摄入,推荐每日膳食纤维摄入量达到 14 g/1 000 kcal。

避免用极低能量膳食(即能量总摄入<600 kcal/d 的膳食),如有需要,应在医护人员的严密观察下进行,仅适用于节食疗法不能奏效或顽固性肥胖患者,不适用于处于生长发育期的儿童、孕妇及重要器官功能障碍的患者。

同时,建议患者纠正不良饮食习惯,控制食盐摄入,食盐摄入量限制在每日 6 g 以内,钠摄入量每日不超过 2 000 mg,合并高血压患者更应严格限制摄入量。

建议患者戒烟并限酒,女性每日饮酒的酒精量<15 g(15 g 酒精相当 350 mL 啤酒、150 mL 葡萄酒或 45 mL 蒸馏酒),男性<25 g,每周不超过 2 次。

(2)运动锻炼:运动是减重治疗中不可或缺的一部分。长期规律运动有利于减轻腹型肥胖,控制血压,进而降低心血管疾病风险。运动治疗应在医师指导下进行。运动前需进行必要的评估,尤其是心肺功能和运动功能的医学评估(如运动负荷试验等)。

运动项目的选择应结合患者的兴趣爱好,并与患者的年龄、存在的合并症和身体承受能力相适应。

运动量和强度应当逐渐递增,最终目标应为每周运动 150 min 以上,每周运动 3 ~ 5 d。如无法做到一次 30 min 的运动,短时的体育运动(如 10 min),累计 30 min/d,也是有益的。建议中等强度的运动(50% ~ 70% 最大心率,运动时有点用力,心跳和呼吸加快但不急促),包括快走、打太极拳、骑车、乒乓球、羽毛球和高尔夫球等。如无禁忌证,建议每周进行 2 ~ 3 次抗阻运动(两次锻炼间隔 ≥48 h),锻炼肌肉力量和耐力。锻炼部位应包括上肢、下肢、躯干等主要肌肉群,训练强度为中等。抗阻运动和有氧运动联合进行可获得更大程度的代谢改善。

(3)行为方式干预:旨在通过各种方式增加患者治疗的依从性,包括自我管理、目标设定、教育和解决问题的策略,心理评估、咨询和治疗,认知调整等。行为干预项目可以通过包含营养师、护士、教育者、体育运动训练员或教练、心理咨询师等在内的多学科团队有效地落实。心理咨询师和精神科医生应该参与进食障碍、抑郁症、焦虑症等精神疾病和其他会削弱生活方式干预项目有效性的心理问题的治疗。

2.药物治疗

(1)药物治疗指征:以下情况可考虑药物治疗。①食欲亢进,餐前饥饿难忍,每餐进食量较多。②合并高血糖、高血压、血脂异常和脂肪肝。③合并负重关节疼痛。④肥胖引起呼吸困难或有阻塞性睡眠呼吸暂停综合征。⑤BMI≥24 kg/m² 且有上述并发症情况。⑥BMI≥28 kg/m²,不论是否有并发症,经过3个月的单纯饮食方式改善和增加活动量处理仍不能减重5%,甚至体重仍有上升趋势者。

(2)常用药物:目前,美国FDA批准的治疗肥胖症药物主要有环丙甲羟二羟吗啡酮(纳曲酮)-安非他酮、氯卡色林、芬特明-托吡酯、奥利司他、利拉鲁肽。但目前在我国,有肥胖症治疗适应证且获得国家药监局批准的药物只有奥利司他。

奥利司他属于胃肠道脂肪酶抑制剂,可以抑制食物中脂肪分解和吸收,从而减轻体重。推荐剂量为120 mg/d,餐前服。奥利司他可用于年龄≥12岁的青少年患者。孕妇和哺乳期妇女禁用。常见不良反应为排便次数增多、带便性胃肠排气、脂(油)便、脂肪泻、大便失禁等。奥利司他会减少脂溶性维生素与β胡萝卜素吸收,因此患者在服药期间应补充包含脂溶性维生素在内的复合维生素。罕见的不良反应包括转氨酶升高和重度肝炎、过敏反应等。

建议药物治疗3个月后对疗效进行评价。如果体重下降在非糖尿病患者>5%,在糖尿病患者>3%,可以被视为有效,继续药物治疗。而无效患者则停药,并对整体治疗方案重新评估。

3.代谢手术治疗 经上述生活和行为方式治疗及药物治疗未能控制的程度严重的肥胖患者,可考虑代谢手术治疗。

对于2型糖尿病患者,《中国2型糖尿病防治指南(2017年版)》提出,年龄在18~60岁,一般状况较好,手术风险较低,经生活方式干预和各种药物治疗难以控制的2型糖尿病(糖化血红蛋白>7.0%)或伴发疾病并符合以下条件的2型糖尿病患者,可考虑代谢手术治疗。

男性腰围≥90 cm、女性腰围≥85 cm,参考影像学检查提示中心型肥胖,经多学科综合会诊评估、广泛征询意见后可酌情提高手术推荐等级。

第七节 运动系统疾病

一、颈椎病

流行病学

颈椎病是临床上的常见病和多发病,2016年中国慢性疼痛的大样本横断面研究表明颈椎病疼痛位于全身疼痛第二位。男性发病多于女性。随着年龄的增长,颈肩痛的发病率呈递增趋势,以 50 岁左右的中年女性最为常见。老年颈椎病患者由于退变情况通常较为严重且患者常合并其他内科疾病,一般的保守治疗对于此类患者也效果欠佳,反复发作的症状给患者的生活质量造成了严重的影响。

发病机制

颈椎病的诱发因素有不良的睡姿、错误的工作姿势、不当的锻炼、头颈部外伤、寒冷潮湿的气候等。颈椎间盘退行性变及由此继发的椎间关节退变是本病的发病基础。人的颈椎间盘变性从 20 岁就可能开始,30 岁以后退变明显,随着其累积性损伤,椎间盘的纤维环变性、肿胀、断裂,使裂隙形成,导致椎间盘膨出或突出,椎间隙变窄。椎间盘退变较明显时,椎体上、下缘韧带附着处产生牵拉性骨赘,这些骨赘和突出的椎间盘、增生的关节突关节、钩椎关节可刺激或压迫神经根、脊髓、椎动脉,严重者则会造成脊髓或神经根损害,出现相应临床症状和体征。

临床特征

1. 软组织型颈椎病　软组织型颈椎病患者多较年轻,为颈椎病早期型。该型是在颈部肌肉、韧带、关节囊急慢性损伤,椎间盘退化变性,椎体移位,小关节错位等的基础上,机体受风寒侵袭、感冒、疲劳、睡眠姿势不当或枕高不合适,使颈椎过伸或过屈,颈项部某些肌肉、韧带、神经受到牵张或压迫所致。多在夜间或晨起发病,有自然缓解和反复发作的倾向。

(1)症状:表现为颈项疼痛、强直,或肩背疼痛、发僵,大部分患者颈部活动受限或强迫体位。少数患者可出现反射性肩臂手疼痛、胀麻,咳嗽、打喷嚏时症状不加重。颈部活动时可闻及关节响声。可见颈椎活动受限,颈椎旁肌或斜方肌压痛。

(2)临床检查:X 射线片正常体位(正、侧位)一般无异常或可有颈椎曲度变直。

2. 神经根型颈椎病　神经根型颈椎病是因为椎间盘突出、骨质增生等原因压迫颈神经根所致。一般起病缓慢,多为单侧、单根发病,但是也有双侧发病者,多数患者无明显外伤史。

(1)症状:颈痛和颈部僵直是最早出现的症状。有的患者可见肩部及肩胛骨内侧缘疼痛。有的患者出现上肢放射性疼痛或麻木。有的患者晚期会出现肌肉萎缩。

(2)临床检查:颈部屈伸、旋转活动受限。患侧颈部肌肉紧张,棘突、棘突旁、肩胛骨内侧缘及受累神经根所支配的肌肉压痛。臂丛神经牵拉试验和椎间孔挤压试验可提示阳性。X 射线片可提示颈椎生理曲度改变等。

3. 脊髓型颈椎病　该型较少见,主要由于脊髓受到压迫或刺激而出现感觉、运动和反射障碍,特别是出现双下肢的肌力减弱是诊断脊髓型颈椎病的重要依据。由于可造成单瘫、截瘫或四肢瘫痪,因而致残率高。本型通常起病缓慢,以 40～60 岁的中年人多见,多数患者无颈部外伤史。

（1）症状：①下肢无力。双腿步行沉重,逐渐出现跛行、足尖离地困难。②肢体麻木。主要表现一侧或双上肢麻木、双手无力,写字、拿筷子等动作难以完成,躯干部、腹部或双下肢有"束带感"。同时,下肢感觉异常。③膀胱和直肠功能障碍。排尿障碍、排便困难,性功能减退。④四肢肌张力增高。⑤反射障碍。肱二头肌反射、肱三头肌反射、桡反射、膝反射和跟腱反射早期活跃,后期减弱和消失;髌阵挛和踝阵挛阳性;霍夫曼征、踝阵挛及巴宾斯基征可阳性;浅反射减弱或消失;屈颈试验阳性。

（2）临床检查:MRI 可更直观地显示椎间盘的早期退变和脊髓组织本身的病理改变,为颈椎病的早期诊断和治疗提供了可靠的理论依据。

4.椎动脉型颈椎病　由于各种动力性因素使椎动脉受压迫,导致血管狭窄而造成以椎-基底动脉供血不足的一类疾病。

（1）症状:表现有眩晕、复视或伴有眼震等。可伴随恶心、呕吐甚至耳鸣或听力下降。与颈部位置发生变化有关。下肢无力倒地,但是意识尚清。偏头痛多呈跳痛或刺痛,多为单侧,偶有肢体麻木或感觉异常等。可出现一过性瘫痪,发作性昏迷。

（2）临床检查:患者头部转向健侧时出现头晕或耳鸣等,严重者可出现倒地。X 射线片可见椎间孔狭小(斜位片)等。

5.交感型颈椎病　此型因为椎间盘退变等因素导致颈椎节段性不稳定,刺激颈部的交感神经节,产生交感神经功能紊乱。

（1）症状:头痛、头晕、耳鸣、心慌、胸闷、血压变化、睡眠欠佳,恶心、呕吐、消化不良;一侧肢体多汗或无汗,休息后好转。

（2）临床检查:颈部活动一般多正常,颈椎棘突间或椎旁软组织压痛,膝反射活跃等。有时可伴有心率、血压等的变化。

6.混合型颈椎病　此型也比较常见。常以某一类型为主,其他类型不同程度地合并出现,病变范围不同,其临床表现也各异。

治疗与护理

（一）治疗

1.非手术治疗

（1）卧床休息,通过卧床减少颈椎负荷,使椎间关节的创伤性炎症消退,减轻症状。

（2）药物治疗,可以服用一些散风除湿、活血化瘀、舒筋止痛类中药;疼痛明显者可外用一些非甾体抗炎镇痛药物,如吲哚美辛(消炎痛)、阿司匹林等或肌肉松弛药物;对于有肢体麻木等神经损伤的患者,可以使用一些营养神经药物帮助康复。但这些药物不能从根本上治疗颈椎病。

（3）推拿按摩,应该由专业的医护人员进行,动作轻柔,避免加重损伤,基本手法有摩法、揉法、点法、按法与扳法。需要强调的是,脊髓型颈椎病不适合推拿按摩。

（4）牵引治疗,有助于解除颈部肌肉痉挛,缓解疼痛,解除神经根的刺激和压迫。牵引后有明显不适或症状加重者,椎管狭窄明显不宜行牵引治疗。

（5）物理因子治疗，利用声、光、电、热、磁等作用于人体，改善局部血液循环，缓解肌肉痉挛，消除神经根及其周围软组织的炎症、水肿。

2. 手术治疗　手术治疗的目的是解除对脊髓或血管的压迫。脊髓型颈椎病病情日益加重者应当积极手术治疗；其他各类型颈椎病通过保守治疗无效的，亦可考虑手术治疗。

（二）护理

1. 自我锻炼　日常积极做颈椎操、打羽毛球、放风筝和游泳锻炼，加强颈部肌肉力量，从而更好地保护颈椎，以有效预防颈椎病的发生。

2. 预防寒凉　平时需要注意颈肩部防寒保暖。

3. 保持正确姿势　避免长时间低头工作、学习，尽可能避免颈部长时间保持一个动作，使颈部肌肉处于放松的状态。

二、肩周炎

流行病学

肩周炎又称肩关节周围炎，俗称"凝肩""五十肩"，多发于50岁左右人群，女性发病率略高于男性，常见于长期从事手工劳动者。以患者肩关节活动功能障碍、肩部日益疼痛、病情加重，发展到一定程度以后可得到改善。

发病机制

肩关节周围炎的病理变化比较复杂、广泛，主要表现为关节囊、滑囊、肱二头肌肌腱、肩袖、喙肩韧带等退行性变。肩关节是人体全身各关节中活动范围最大的关节，其关节囊松弛、关节的稳定性大部分靠关节周围的肌肉来维持，由于肌腱本身的血液供应较差，且随着年龄的增长而发生退行性改变，周围软组织经常受到来自各方面的摩擦挤压，故而易发生慢性劳损并逐渐形成原发性肩周炎。继发性肩周炎最长见于继发于肩部或上肢急性创伤后的肩周炎，如肩部骨折等肩关节长期的固定，会造成肩关节囊粘连，继而发生肩周炎。

临床特征

1. 急性期　主要为肩关节局部的疼痛。夜间加重，甚至影响睡眠。压痛范围较为广泛，常伴有肌肉痉挛和肩关节活动受限。

2. 冻结期　疼痛减轻，关节挛缩性活动受限，肩关节周围软组织广泛粘连、挛缩，呈"冻结"状态。肩关节以外展、外旋、后伸受限最明显，少影响日常生活。

3. 恢复期　疼痛逐步消减，肩关节的活动范围逐步增加，大多数患者的肩关节活动正常或接近正常。

诊断标准

1. X 射线检查　临床发现约 1/3 患者,不同时期有不同的 X 射线特征表现。早期:肩峰下脂肪线模糊变形甚至消失。中后期:肩部软组织钙化,关节囊、冈上肌腱、肱二头肌长头腱等处有密度不均匀的钙化斑影。

2. CT 检查　直观评估肩关节的解剖学形态,发现小的骨折、骨质增生等,CT 常常作为肩关节周围炎和肩部骨折、脱位、肿瘤等疾病鉴别诊断的方法。

3. MRI 检查　可以清楚显示肩关节周围肌肉、肌腱。

4. 超声检查　超声能够显示并动态观察不同排列的肌肉,发现关节积液、滑囊积液、腱鞘及肌腱撕裂、软组织钙化和变性等异常,精确提示病变部位及性质。

治疗与护理

(一)治疗

1. 一般治疗　肩关节制动,局部保暖,改善局部血液循环和缓解肌肉紧张。

2. 药物治疗　可适当口服非甾体抗炎药;肌肉痉挛明显者可用肌肉松弛剂;疼痛严重明显影响睡眠的可适量用地西泮等镇静药物。

3. 超声引导注射技术　肩关节周围炎超声引导注射技术可同时明确诊断及治疗,准确穿刺减少损伤,降低风险。患者疼痛严重,痛点明显、局限者,做多痛点及关节腔注射,如冈上肌腱附着点、肱二头肌腱鞘、肩峰下滑囊前外侧部、小圆肌部位的后关节囊以及盂肱关节腔等,注射后即可进行轻微的关节活动。操作过程中要注意准确穿刺减少损伤、降低风险。若无超声设备,可采用传统的局部注射方法。

4. 物理治疗　物理治疗的作用:改善局部血液循环,促进炎症的吸收,缓解肌肉痉挛,从而减轻和消除疼痛。

(1)超短波:目的是增加局部的新陈代谢,消炎止痛,解除粘连。选用治疗剂量为:微热量至温热量,每次 15 min,每日 1 次,10 次为一疗程。

(2)中频:目的是镇痛和促进血液循环,每次 20 min,10 次为一疗程。

(3)超声波:目的是消炎、止痛,松解粘连。此外可选用蜡饼局部热敷或红外线局部照射等。

5. 中医推拿　目的是改善患肢血液循环,缓解疼痛,维持肩关节活动范围。待疼痛减轻可增加主动运动。

6. 运动疗法

(1)"摆动"运动:身体前屈,躯干与地面平行,手臂自然下垂,首先做前后方向摆动,完成肩关节的前屈、后伸运动,待适应无疼痛后增加左右摆动,完成肩关节的外展、内收运动,最后增加环转运动,一般每个方向 20～30 次为 1 组。疼痛明显时在健手的保护下完成摆的动作。

（2）"耸肩"运动：双臂自然下垂，双肩向上耸起，于最高位置保持 5 s，放松为 1 次，反复进行，每日 2～3 次。

（二）护理

1. 疾病发作期　应注意休息和局部防寒保暖，防止不正确的运动方式造成进一步损伤。

2. 日常生活护理　让患者尽可能使用患侧上肢进行日常生活活动，如穿脱衣服、梳头、洗脸等动作，以增强患侧肩关节的运动功能。尽量减少使用患侧上肢提举重物。

3. 功能锻炼　指导患者自我进行功能锻炼，如医疗体操、肌肉按摩、肌肉放松运动等。注意避免肩关节剧烈活动，避免再次受损伤。

4. 心理护理　本病为自限性疾病，多数患者常可以不治自愈，更不会发展为严重的残疾。

三、髋关节置换康复

流行病学

在我国，跌倒是 65 岁以上老年人伤害死亡的首位原因，跌倒最大的并发症是骨折，在所有的骨折类型及并发症里，髋关节骨折带来的后果往往最为严重，随着人口老龄化的发展，全球范围内髋部骨折患者的数量也在不断增加。

发病机制

髋关节骨折，被称为"人生最后一次骨折"，一般指股骨颈及股骨转子间骨折，高龄老人自主活动能力下降，走路不稳，不同程度的骨质疏松，从而导致其摔倒后更易发生骨折。

临床检查

1. 一般检查　视诊：髋关节置换术前患者可因各类疾病导致髋部肿胀，双下肢不等长，患肢内收、外展畸形，各病理性步态（如髋关节强直、臀中肌无力步态、止痛步态、痉挛型步态、臀大肌瘫痪步态）等，术后同样要进行视诊，了解基本情况。触诊：皮温是否正常，髋关节周围、大腿内侧、前侧、外侧有无压痛。叩诊：足跟纵向叩击痛引出，见于髋部炎症。量诊：在髋关节置换术前及术后进行关节活动范围、双下肢长度、双下肢肌肉围度测量。

2. 特殊检查　髋关节旋转试验：取仰卧位，屈髋屈膝位内外旋转髋关节，有疼痛者为阳性，提示髋关节有炎症，或存在无菌性假体松动。

3. 辅助检查

（1）X 射线诊断：双侧髋关节的正侧位片和患髋蛙式位片，要与健侧对比。

（2）CT 和 MRI 检查：CT 能够清楚地显示关节内的骨赘和剥脱骨碎片，也显示骨质改变的情况。单侧或双侧对比关节造影联合 CT 检查可显示透 X 射线的游离体。

（3）核素骨扫描：骨扫描可以反映周围骨组织的情况，骨扫描检查的价格低廉，检查方法简单，可以得到可信度较高的结果。

治疗与护理

（一）治疗

1. 康复治疗　术后患者回到病房后，医护人员根据患者的具体手术情况让患者保持最佳卧位。

一般情况下，行全髋关节置换的患者，在术后应该保持患肢保持外展中立位，这样能够有效减轻患者的疼痛感，且能够防止髋关节脱位。在护理过程中家属应注意不要让患者随意弯曲患肢，应让患者膝关节自然呈现一定弯曲角度，一般以 10°～15°为宜。患者在术后当日切忌乱动，因为这时伤口处比较脆弱，如果患者随意乱动很可能导致伤口开裂或髋关节脱出。

术后第 2 日，患者可采取半卧位，可以利用床头抬升功能适当将患者头部抬高，注意角度不宜过大。根据患者自身恢复情况，术后第 2 日可在医护人员的指导下，让患者适当进行床下活动，这时患者必须借助外力或助行器，在充分帮助患肢分担承载力的同时慢慢让患者尝试走动，在走动过程中要及时听取患者的自身感受，如果出现疼痛或其他异常感觉应该立刻停止活动并告知医护人员进行检查。通常在患者初次下床活动的过程中需充分借助助步器来进行活动，这样既能保障患者受到充分的保护，同时也能在一定程度上纠正患者的步幅姿态等问题，同时在患者下床进行康复锻炼的过程中，医护人员也必须做好纠正和保护工作，要求患者在运动的过程中挺胸抬头，不要含胸驼背，两眼应该平直目视前方，不要低头看地面，在运动过程中，患者两足足尖应该保持 20～30 cm 的间距，足尖正对前方避免外八字或者内八字，在有效纠正患者的锻炼姿态后依照患者自身恢复情况严格控制活动时间。

在术后 1 周左右可以让患者慢慢恢复健康肢体一侧的卧位，并且在髋关节活动角度上也可以适当增加，逐渐让患者将髋关节活动角度提升到 90°，在这一时期我们应该让患者逐渐适应硬质座椅的坐立姿态，可以让患者下床后选择带有靠背的椅子自行坐下，视患者具体恢复情况来让患者依靠自身力量站起，或者在医护人员家属的帮助下站起，逐渐恢复髋关节功能。患者在这一恢复的过程中难免有担心和焦虑情绪，应该进行良好的心理疏导排解患者紧张情绪。

在术后 1 个月之内患者下床运动应该采用双拐辅助行走的方式，在术后 1 个月后可以根据患者具体情况采用患侧单拐的形式来继续进行恢复锻炼，随着患者髋关节运动能力的逐渐恢复，后续可采用手杖辅助行走的方式来代替拐杖。在整个恢复锻炼过程中一定要做好行走时间和行走距离的控制，虽然运动距离可以随着患者的身体恢复逐渐增加，但是切忌让患者长时间持续走动，即使患者没有感到异常也应该将走动范围控制在几百米之内。在术后患者行动能力完全恢复后，也应注意不可参加剧烈运动，尤其是对于髋关节负担比较重的相关运动项目,如爬山、激烈的蹲起等。如果患者在日常生活中需要上下楼梯也一定要注意不要连续上很多层,在上楼梯的过程中应该上 1～2 层休息一下,如果有电梯的则应该尽量避免爬楼梯。

2.物理治疗

(1)冷疗法:冷疗不仅能降低软组织温度,同时能减轻术后关节周围软组织肿胀,进一步减轻疼痛。术后第 1 日即可使用冰袋,置于手术关节周围,帮助关节消肿、缓解疼痛。

(2)光疗法:红外线具有改善局部血液循环,消肿、消炎、镇痛,促进细胞组织的修复再生,促进伤口愈合、表面干燥的作用。

(3)蜡疗:无明显水肿者可以进行蜡疗。蜡疗有较好的控制瘢痕增生作用,增加纤维组织的延展性,帮助增加关节活动范围。

(二)护理

卧床时尽量采取平卧位,膝下勿垫枕,术后 6 周内尽量不要侧卧,如果需要,可于双膝间夹枕至健侧卧位。

正确的翻身方法:翻身时两腿之间夹软枕,防止髋关节内收引起假体脱位,同时伸直同侧上肢以便用手掌托于髋关节后方,防止髋关节后伸外旋引起假体脱位。

正确的下床方法:患者先保持坐立位移至患侧床边,健腿先离床并使足部着地,患肢外展屈髋离床并使足部着地,再扶助行器站起。上床时,按相反的顺序进行。

正确的上下楼梯法:上楼时先上健侧,下楼时先下术侧。

四、腰腿痛

流行病学

据统计,我国老年人慢性疼痛患病率达 60.2%,而其中最常见的疼痛部位为下肢(64.1%),其次为腰部(39.6%)。慢性腰腿痛患者数量多,并且疼痛对患者身体功能和生活质量均有影响。

发病机制

椎间盘随年龄增加逐渐发生退行性变,表现为椎间盘细胞数量减少、基质合成减少而降解增加,导致椎间盘厚度变薄、椎间盘失水变性而丧失弹性,不能缓冲震荡;腰椎在长期负荷下,易导致椎间盘纤维环破裂、髓核突出;加之腰椎的一系列退行性变,严重者可导致椎管和神经孔进行性狭窄,产生神经根压迫症状,引起腰腿疼痛。

临床特征

根据疼痛持续时间将腰腿痛分为 3 类。急性腰腿痛,持续时间小于 4 周;亚急性腰腿痛,持续时间 4~12 周;慢性腰腿痛,持续时间超过 12 周。

1. 急性腰腿痛的治疗特点　大多数急性、非特异性的腰腿痛可自行恢复。临床医生应告知患者腰腿痛是很常见的,4 周内 50%~75% 的患者能够自行恢复,6 周内超过 90% 的患者能够自行恢复,即使是腰椎间盘突出的患者,大多也不需要手术治疗。

2. 慢性腰腿痛的治疗特点　患者需要了解治疗的目标是维持功能,即使不可能达到完全控制疼痛;对许多患者,功能的改善更取决于其心理而不是药物。

🔷 诊断标准

1. 体格检查　检查腰背部疼痛区域有无压痛、叩痛、感觉异常,可行腰椎活动度及脊柱稳定性评定,检查双下肢有无感觉受损、肌力下降,踝反射或膝反射是否受损,同侧或交叉直腿抬高试验是否阳性。

2. 辅助检查　影像学检查(X 射线平片、CT 及 MRI)在腰腿痛的诊断中有重要的作用。X 射线平片可显示椎体的形态、有无退行性变、椎间隙有无狭窄、有无骨折、肿瘤等征象;CT 平扫可清楚显示椎管横断面的骨性结构和软组织影,可以显示腰椎间盘纤维环破裂、髓核突出钙化的轮廓,以及突出方向和与邻近组织的关系。

🔷 治疗与护理

(一)治疗

1. 药物治疗

(1)一线药物:对乙酰氨基酚和非甾体抗炎药。

(2)一线药物无效时,可考虑短期使用肌松剂及阿片类药物。

(3)但研究发现肌松剂并不比非甾体抗炎药有效且不良反应大。研究同样发现阿片类药物并不比乙酰氨基酚和非甾体抗炎药有效且易上瘾。

(4)抗抑郁药度洛西汀被批准用于治疗慢性腰腿痛,但所有抗抑郁药均不适用于急性腰腿痛。

(5)抗痉挛药物如卡马西平对于治疗神经根性腰腿痛,有少许有益的证据。

(6)已有很好的证据表明全身应用糖皮质激素不能减轻慢性腰腿痛。

(7)硬膜外激素注射治疗常用于治疗椎间盘突出患者的神经根病变,但研究显示其只有少许短期益处,长期随访益处消失。

2. 中医传统治疗　脊柱推拿、按摩及针灸。

3. 其他疗法　如局部热疗、牵引、经皮电神经刺激、超声波、低频激光治疗、短波等,虽然也是安全的,但有益的证据很少,且花费高,不推荐。

4. 手术　大多数腰腿痛不需要外科治疗,对于不伴有神经功能异常的慢性疼痛,手术的疗效尚不清楚。

(二)护理

1. 避免受凉　寒冷季节或温差较大的季节,以及年龄较大的人群,应注意做好保暖,预防受凉。

2. 避免不良姿势　如尽量做到坐有坐姿、站有站姿,避免弓腰驼背、避免躺太软的床或沙发,避免长期久坐或久站;进行日常活动前,应注意进行充足的热身活动,避免突然剧烈的活动。

3. 避免暴力冲击　避免腰椎受到暴力冲击等。

4. 自我保健锻炼　生活中适量进行功能锻炼,保持腰肌力量及稳固性,减少椎间盘病变发生。

五、骨关节炎

流行病学

骨关节炎(OA)是最常见的关节疾病,80岁左右几乎普遍存在,老年患者男女患病率基本相似。有OA病理改变的人中只有半数会出现症状。国外流行病学资料显示骨关节炎患病率与年龄相关。

发病机制

正常关节具有较低的摩擦系数,如无异常过劳和损伤,关节就不会磨损。软骨细胞是体内细胞周期最长的细胞,而软骨的健康状态和功能取决于负重和活动时的泵作用,即加压时排出使用过的液体和物质,并使其进入关节腔,然后再进入小静脉;减压时则再膨胀,呈高水合状态,同时吸收必需的营养物质。

OA开始于机械损伤导致的组织破坏(如半月板撕裂),从滑液至软骨传递炎症介质,或软骨代谢缺陷。组织破坏刺激软骨细胞修复,从而使蛋白多糖与胶原合成增加,降解软骨的酶与炎症因子产生增多,炎症介质触发炎性周期,进一步刺激软骨细胞和滑膜衬里细胞,最终破坏软骨,软骨细胞发生程序性细胞死亡(凋亡)。一旦软骨破坏,暴露的骨组织即开始出现致密化和硬化改变。

OA可累及所有关节。软骨下骨变硬,后发生坏死,继而骨质疏松,发展为软骨下囊肿。骨修复的过程可造成软骨下硬化及在骨边缘形成骨赘,骨赘形成似乎可以稳定关节。滑膜产生炎症和增厚,使得产生的滑液黏度降低,体积增加。关节周围肌腱和韧带绷紧,引起肌腱炎和挛缩。随着关节活动范围降低,周围肌肉变薄而无法支持。半月板出现裂隙,形成碎片。脊柱的OA会产生椎间盘水平前纵韧带显著增厚及增生形成横崎,侵占脊髓前部;黄韧带肥厚及增生常压迫脊髓后部。

临床特征

1. 关节疼痛及压痛　最常见的是关节局部的疼痛和压痛,负重关节及双手最易受累。早期为轻度隐痛,休息后好转,活动后加重。随病情发展逐渐转变为持续性疼痛,导致关节活动受限。尤其在阴雨、潮湿天气疼痛会加重。

2. 关节肿大　早期表现是关节周围的局限性肿胀,随病情进展可出现关弥漫性肿胀、滑囊增厚或伴关节积液,后期可在关节部位触及骨赘。

3. 晨僵　可出现晨起或关节静止一段时间后僵硬感,活动后可缓解。晨僵时间一般数分钟,较少超过半小时。

4. 关节摩擦音(感)　多见于膝关节,由于软骨遭到破坏造成关节表面粗糙,故活动时出现骨摩擦音(感)。

5. 关节活动受限　因为关节活动减少,导致肌肉萎缩,软组织挛缩等引起关节活动受限。早期表现关节活动不灵活。逐步发展为关节活动范围减小,还可出现关节内活动时的"绞锁"现象。

诊断标准

采用美国风湿病学会1995年修订的诊断标准及中国2007年骨关节炎诊治指南,该标准包含临床和放射学标准,其中手OA分类标准中无放射学改变,其敏感性为92%,特异性为98%;膝OA分类标准的敏感性和特异性分别为91%和86%。

1. 手OA诊断标准(临床标准)　①近1个月大多数时间有手关节疼痛、酸痛、晨僵;②10个指间关节中,有骨性膨大的关节>3个;③掌指关节肿胀≤2个;④远端指关节骨性膨大>2个;⑤10个指间关节中,畸形关节≥1个。

满足①+②+③+④条或①+②+③+⑤条可诊断手OA。

注:10个指间关节为双侧第2、3指远端及近端指间关节,双侧第1腕掌关节。

2. 膝OA诊断标准

(1)临床标准:①近1个月大多数时间有膝关节疼痛;②有骨摩擦音;③晨僵时间≤30 min;④年龄≥38岁;⑤有骨性膨大。

满足①+②+③+④条,或①+②+⑤条或①+④+⑤条者可诊断膝OA。

(2)临床+放射学+实验室标准:①近1个月大多数时间有膝关节疼痛;②X射线示骨赘形成;③关节液(至少2次)清亮、黏稠,WBC<2 000个/mL;④年龄≥40岁;⑤晨僵≤30 min;⑥有骨摩擦音。

满足①+②条或①+③+⑤+⑥条或①+④+⑤+⑥条者可诊断膝OA。

3. 髋OA诊断标准

(1)临床标准:①近1个月大多数时间有偶痛;②内旋<15°;③红细胞沉降率(ESR)<45 mm/h;④屈曲<115°;⑤内旋>15°;⑥晨僵时间<60 min;⑦年龄>50岁;⑧内旋时疼痛。

满足①+②+③条或①+②+④条或①+⑤+⑥+⑦+⑧条者可诊断髋OA。

(2)临床+放射学+实验室标准:①近1个月大多数时间有髋痛;②红细胞沉降率(ESR)≤20 mm/h;③X射线示骨赘形成;④X射线做关节间隙狭窄;⑤晨僵≤30 min。

满足①+②+③条或①+②+④条或①+③+④条者可诊断髋OA。

注:髋 OA 诊断标准的敏感性和特异性分别为 91% 和 89%。该标准对于区分 OA 和炎性关节病的意义较大,对早期 OA 的诊断意义有限。

治疗与护理

(一)治疗

治疗目的在于缓解疼痛、延缓疾病的进展、保护关节功能、提高生活质量。治疗原则应以非药物治疗(物理治疗)联合药物治疗为主,必要时手术治疗。

1.物理治疗 康复治疗要尽可能在残疾发生之前就开始。锻炼有助于保持关节正常活动范围,并能增加肌腱和肌肉的力量,减少关节活动时对软骨产生的压力。强调在平衡膳食的基础上,规律地进行有氧运动、游泳等,从而减轻体重,控制代谢综合征(肥胖、2 型糖尿病等),对阻止髋或膝部 OA 的发生、发展尤其重要。

改善日常生活方式也有助于疾病的改善。腰椎或膝 OA 的患者应避免使用软椅或卧椅,睡有床板的平板床,使用前倾且设计舒适的汽车座位,进行身体姿势训练,穿合适的鞋子或运动鞋等,坚持工作和锻炼。

在脊柱、膝、第一掌指骨关节炎患者,不同的器械支持可减轻疼痛,改善功能,但为了保持柔韧性,必须同时进行特殊训练。在侵蚀性 OA 中,温水中进行运动训练可预防挛缩。

2.药物治疗 药物治疗是次要的。对乙酰氨基酚最大剂量为 1 g 口服,每日 4 次,能有效镇痛,且比较安全,有些患者可能需要更有效的镇痛剂。

在疼痛或炎症体征(如局部发红、皮温升高)反复出现时,可使用非甾体抗炎药(NSAID),包括环氧化酶-2(COX-2)抑制剂或昔布类药物。NSAID 联合应用其他镇痛剂(如曲马多、阿片类药物)可更有效地缓解症状。

当患病关节的肌肉受牵拉而引起疼痛时,偶尔可应用肌肉松弛药(通常小剂量给予),但在老年人群中弊大于利。

口服糖皮质激素无效。而有关节积液或炎症体征出现时,可给予关节内注射激素,有助于减轻疼痛和增加关节柔韧性。合成的透明质烷(与透明质酸相似,关节中的正常成分)可被注射于膝关节腔内,可较长时间(长达一年)缓解疼痛,但疗效有限。硫酸氨基葡萄糖 1 500 mg/d 可减轻关节疼痛,减缓关节退化。硫酸软骨素 1 200 mg/d 也可用于减轻疼痛。

3.其他辅助治疗 其他辅助治疗也可以缓解疼痛,包括按摩、热敷、减肥、针灸、经皮神经电刺激和局部摩擦(如用辣椒素)。

4.外科治疗 对于内科保守治疗无效的严重骨关节炎患者,日常活动受限时,可按需要行手术治疗。治疗目的为进一步协助诊断,减轻或消除疼痛,防止或矫正畸形,防止关节破坏加重,改善关节功能。

(二)护理

(1)应注意做好保暖,预防受凉。

（2）严格控制体重，体重过大会造成关节负重加重，使骨关节炎病情持续进展。因此，平时应控制进食量，并适量进行有氧运动，减少体重，减轻关节压力。

（3）平时应避免反复蹲起以及上下楼、快速奔跑等，此类活动均会加重关节软骨的磨损，使骨关节炎病情进一步发展。

（4）加强关节周围的肌肉力量及强度训练，能够增强关节稳定性，控制骨关节炎的发展。

第六章

老年安全风险防范

第一节　跌倒

跌倒是我国人群伤害死亡的第四位原因,而在 65 岁以上的老年人中居首位。跌倒是指突发的、不自主的、非故意的体位改变,倒在地上或比其初始位置更低的平面上。跌倒不仅会直接造成老年人身体损伤,如并发骨折、软组织损伤等,也会对其精神心理造成一定程度的创伤,如焦虑、抑郁及对跌倒的恐惧感等。

风险因素

（一）内因

1.生物学因素　年龄是公认的跌倒发生的独立危险因素之一,且年龄越大,跌倒风险越大。研究显示,老年人血压和脉压与平衡功能、步态和步速异常有关,当血压控制不良、脉压增高时,步速显著降低,跌倒风险增加。年龄、体重指数及糖尿病也与跌倒相关,糖尿病是首要因素。随着病程延长,糖尿病周围神经、血管、视网膜病变等一系列并发症出现,也会增加老年糖尿病患者的跌倒风险。当发生低血糖反应时,老年人可能出现头晕、精力不集中甚至昏迷,从而发生跌倒。此外,一些心脑血管疾病如脑卒中、帕金森病、阿尔茨海默病、椎动脉供血不足、体位性低血压,以及关节炎、风湿病等引发的慢性疼痛疾病、尿失禁等也与跌倒有关。

2.功能及行为因素　饮酒史、睡眠质量恶化、独居、吸烟、戒烟、缺乏体育锻炼、服药依从性差等是跌倒的行为危险因素,步态稳定性下降和平衡功能障碍是老年人发生跌倒的主要原因。平衡能力是维持人们完成坐、立、行的基础,当平衡能力受损时,对象会因失去重心不能立刻恢复平衡而发生跌倒。随着年龄增长,老年人的位置觉、听觉、视觉功能也会出现减退。

3.药物因素　增龄使老年人器官结构和功能退化,老年人对药物的敏感性和耐受性也随之发生改变,药物在体内的半衰期延长,不良反应也同时会被放大,就有可能出现跌倒的风险。镇静催眠药、抗抑郁药、抗精神病药、抗癫痫药、降压药、降糖药、镇痛剂、利尿剂等药物可以通过影响人的意识、精神、视觉、步态、平衡等引发老年人跌倒。

（二）外因

1. 环境因素 居家老年人的环境安全极易被忽视,室内光线昏暗、地面过于光滑或不平坦、通道杂乱、家具摆放位置不当、卫生间无扶手等都会成为造成老年人跌倒的诱因。在调查社区老年人跌倒发生情况及主要家庭危险因素时发现,家庭环境中存在致跌危险因素比例最高的区域为卫生间和客厅,过道、地毯不平整和卧室床边有杂物是发生跌倒的主要危险因素。

2. 其他 助行器选择、使用不当,着装过于宽松,不合适的鞋袜等也可能诱发跌倒。

🔲 防范和治疗措施

（一）平衡功能训练

平衡训练可改善老年人的平衡功能,并有效减少老年人跌倒的发生,健步走、太极拳、八段锦和瑜伽等对改善老年人的平衡功能有良好作用,可以改善老年人的反应能力、反应速度及身体的稳定性,提高老年人上下肢协调运动能力,进而可增强老年人移动步行能力,合理的体育锻炼能够增强老年人腿部力量,改善平衡,减少跌倒发生。因此,在身体条件允许的情况下,应鼓励老年人多运动、多锻炼。

（二）合理用药

合理用药,减少服药种类及数量,避免因病、药物作用而跌倒。据研究显示,减少老年人地西泮、镇痛剂等药物的使用,可以减少跌倒和髋部骨折的发生。使用镇静安眠药后,可加好床档,并查看其睡眠情况;注射胰岛素后要关注进食情况,对于注射后不合理进餐的老年人,要检测血糖的变化,积极采取应对措施;对需服药进行治疗的老年人,用药前应详细了解药物的药理作用、不良反应,按医嘱正确给药,避免同时服多种药,加强观察。保持精神愉快,减少抑郁、焦虑,必要时与亲友、同事交流或进行药物治疗。

（三）注重心理护理

对高龄体弱的老年人加强预防跌倒的健康宣教和社会支持是十分重要的。部分老年人因有跌倒史或险些跌倒而对做某种活动失去信心,产生焦虑、沮丧、自卑等负性心理,这样又增加跌倒的危险性,形成恶性循环。因此,照顾者要耐心做好安慰、解释工作,给予心理疏导,使其建立自信心。在学会自我保护的前提下,适当活动,减少生活依赖性,鼓励并使其树立积极乐观的心态,增强乐观面对未来的信念。

🔲 健康教育

（一）合理用药

定时评估老年人的用药情况,对老年人的不合理用药方案进行调整,并加强宣教和用药指导。

（二）重视相关疾病

及时就医,配合医生治疗原发疾病,了解患者的发病规律,制订个性化的安全护理计划。通过动态血压,了解血压波动情况,防止因低血压引起的跌倒。老年妇女要定期体检,预防慢性病。对患有高血压、冠心病、糖尿病及直立性低血压的老年人,应了解其晕厥史,定期监测血压,帮助其分析可能的危险因素,及时做好预防措施。尤其是高血压患者起床应做到醒后 30 s 再起床,起床后 30 s 再站立,站立后 30 s 再行走。患有脑血栓后遗症、帕金森病、内耳眩晕症、小脑功能不全等平衡功能障碍的老年人,应在职业医师协助下评定其步态及平衡能力,进行必要的功能训练。

(三)改善居住环境

多数居家老年人跌倒发生在室内,因此,保障居家环境安全势在必行。应结合预防老年人跌倒家居环境危险因素。首先,要求在清扫走廊卫生时要认真且时刻注意地上是否有水,特别应该注意卫生间的地板防滑以及安全扶手等设施以防老年人走过摔倒;其次,地板的选材应选择防滑程度较高的地板,降低发生摔倒、滑倒类意外的风险。

(四)其他方面

有规律的锻炼有利于防止跌倒。运动应量力而行,循序渐进,强度掌握在使老年人心率波动在最大心率的 50% ~ 70% 为宜。夜间与护理有关的突发事件中坠床占较高比例,跌倒后不要急忙将其扶起,首先应先检查一下跌伤的情况,检查跌倒着地部位、疼痛的部位,要正确地搬运,避免不当的操作造成严重的再次伤害。

第二节 误吸

误吸是指唾液、鼻咽分泌物、细菌、食物等经喉头进入呼吸道的异常过程,是老年人常见问题。它所导致的窒息、吸入性肺炎等并发症是老年人常见死因。随着我国人口老龄化程度加重,老年人发生误吸的事件不断增加。

风险因素

(一)老年患者脏器功能减退

老年人脏器功能减退,食管平滑肌松弛后,食管的 3 个狭窄部位消失,胃肠蠕动减弱,导致机体排除异物和自我保护能力下降,在吞咽时易出现误吸。老年人随年龄增长,出现会厌功能不全,咳嗽反射减退,吸入少量分泌物或食物,易引起肺部感染,而肺部感染又可增加误吸的发生率,从而形成恶性循环。

(二)相关疾病

引起老年人误吸的常见疾病有颅脑疾病、口腔疾病、咽喉及附近器官组织病变、神经肌肉疾病、呼吸道慢性感染疾病、其他相关病因如糖尿病、营养不良、食管蠕动障碍、胃、食管反流等。头颈部肿瘤常影响吞咽动作的协调性,导致误吸发生。老年人口腔黏膜和牙齿卫生状况较差,口咽部细菌可使气道上皮组织的咳嗽反射受体敏感性降低,导致误吸。而帕金森病患者发生吞咽障碍主要是在口、咽和食管阶段。

（三）药物因素

老年人的常用药物中有许多会促使误吸发生，如茶碱类、钙拮抗剂、多巴胺、酚妥拉明（立其丁）等药物可使平滑肌松弛导致误吸。麻醉药、镇静药会改变人的意识状态，使其保护性咳嗽反射减弱，尤其是全身麻醉过程中，胃内容物反流极易导致误吸，抗精神病药物也有类似不良反应。

（四）护理因素

鼻饲卧位不当，则腹腔内容物致使膈肌上抬，胸腔压力升高发生食物反流造成误吸。为避免上述情况，可在餐后 30 ~ 60 min 保持半卧位，食物由于重力作用存留于幽门部、胃体，从而减少胃内容物发生反流。

防范和治疗措施

（一）预防和保守治疗

老年人由于组织器官发生老化，结构改变，功能减退，更易引起生理性误吸，虽然发生率较高，但能很快恢复正常，并且无后遗症。这类误吸无须特殊治疗，应该着重于预防。主要措施包括：①应加强老年人自身及其陪护对误吸的认识。②积极治疗原发病。③保持良好口腔状况，及时清除口腔内分泌物。④制作的食物应密度均匀、黏性适当且很少在黏膜上残留。⑤进食时采取坐位，注意力集中，细嚼慢咽。⑥进行咳嗽训练和吞咽训练等。对于轻度误吸人群，因其能自行清除分泌物，无复发性肺炎，故首先采取保守治疗，必要时避免经口进食，置入鼻饲管。

（二）手术治疗

可根据误吸的病因及程度，结合患者身体状况选择合适的手术方式，包括辅助性手术治疗和彻底性外科治疗。

1. 辅助性手术治疗　辅助性手术治疗主要有气管切开术、声带内移术、舌骨悬吊术、环状软骨部分切除术等。气管切开术可解除咽喉部呼吸道梗阻，减少气道阻力及呼吸道无效腔，有利于保持呼吸道通畅及排痰护理，从而防止误吸。声带内移术，适用于声门闭合不全的患者，如单侧声带麻痹、固定，尤其是高位迷走神经损伤致声门上感觉丧失而引起的误吸。喉悬吊术适用于舌根、咽、喉肿瘤切除的患者。环状软骨部分切除术主要用于广泛咽、舌根切除术后误吸的预防，术后需长期配戴气管套管。

2. 彻底性外科治疗　彻底性外科治疗是一类使气管和食管彻底分开的外科手术，仅适用于顽固性严重误吸、威胁生命且经保守治疗无效者。喉腔喉模填塞术为在气管切开后，内镜下置放硅胶喉模，操作简单易行，可安全经口进食，喉模取出后可恢复喉功能，但易感染和肉芽增生。喉转向或分离术适用于不能耐受喉扩张模但有希望获得缓解的患者，喉转向术未伤及喉结构，如吞咽恢复正常，可再手术恢复喉气管通道，使发音、呼吸和吞咽功能恢复正常。

健康教育

1. 体位姿势的选择　选择 30°半卧位、颈部前倾、肩背垫高、健侧喂食。可以利用重力作用下的食物摄入和吞咽,减少患侧食物的残留(针对偏瘫患者)和防止误入气管。

2. 食物的选择　容易吞咽的食物有以下特点,密度均匀、黏性适当、不易松散、不容易残留,首选糊状食物。对于有可能存在误吸或者吞咽困难不是很严重的老年人,可以通过添加增稠剂(例如藕粉)进行摄食训练。避免进食饼干、米饭、花生、汤泡饭等。

3. 进食的注意事项

(1)小口进食、低头吞咽。

(2)提供适宜的食物和液体。

(3)保证有足够的时间吞咽。

(4)进食更多食物时确认上一口食物已经吞咽完全。

(5)进食后应做空吞咽、自主咳嗽并保持 30 ~ 60 min 坐立位。

(6)出现呛咳或进食后声音改变,应立即停止。

第三节　压力性损伤

压力性损伤(pressure injury,PI)是由于强烈和(或)长期存在的压力或压力联合剪切力导致,发生在皮肤和(或)皮下组织的局限性损伤,通常发生在骨隆突处、与医疗器械或其他器械、物品有接触的皮肤下,表现为局部组织受损、表皮完整或开放性溃疡,可能伴疼痛感,包括皮肤压力性损伤和黏膜压力性损伤。器械相关压力性损伤(device-related pressure injury,DRPI)是医疗器械或其他器械、物品与皮肤组织接触导致相应部位出现的压力性损伤,该损伤通常与器械的形状一致。

黏膜压力性损伤是由于体位原因或使用医疗或其他器械、物品导致相应部位黏膜出现的压力性损伤。

分期

发生在皮肤的压力性损伤可分为 Ⅰ期、Ⅱ期、Ⅲ期、Ⅳ期、不可分期、深部组织损伤。黏膜压力性损伤无法使用该分期系统进行分期。

1. Ⅰ期压力性损伤　皮肤完整,指压不变白或指压不褪色的红斑前皮肤可有感觉、温度、硬度的改变。此期不包括皮肤变为紫色或褐色,因为紫色或褐色可能提示有深部组织损伤。

2. Ⅱ期压力性损伤　部分皮层缺失,真皮层暴露,表现为完整的或破损的浆液性水疱或开放性浅表溃疡,创面呈粉色或红色,无腐肉、焦痂。此期不包括失禁相关性皮炎、皱褶处皮炎、黏胶性损伤、皮肤撕脱伤、烧伤、擦伤等。

3. Ⅲ期压力性损伤 全层皮肤缺失,可见皮下脂肪,但骨骼、肌腱、肌肉并未外露,可有腐肉存在,但并未掩盖组织缺损的深度,可有窦道和潜行。此期压力性损伤的深度依解剖位置而各异。鼻、耳、枕部和足踝部没有皮下组织,这些部位Ⅲ期压力性损伤可能较表浅。相反,脂肪过多的区域可发展成非常深的Ⅲ期压力性损伤。

4. Ⅳ期压力性损伤 全层皮肤和组织缺失,可见骨骼、肌腱外露或直接触及,可延伸至肌肉和(或)支撑结构(如筋膜、肌腱或关节囊)而可能导致骨髓炎的发生。此期压力性损伤的深度依解剖位置而各异。鼻、耳、枕部和足踝部没有皮下组织,溃疡可能较表浅。

5. 不可分期压力性损伤 全层皮肤和组织缺失,由于被腐肉和(或)焦痂覆盖,不能确认组织缺失的程度。直至腐肉和(或)焦痂能够充分去除,伤口基底外露,才能准确分期。缺血肢端或足跟的稳定型焦痂(干燥、黏附稳固,完整而无发红或波动),可作为"人体的自然(生物)覆盖物",不应去除。

6. 深部组织损伤 指深度不明的紫色、褐色、深红色,或者有血疱形成,与周围组织相比可有痛感、硬块、渗出、发热或发凉。在深肤色的患者身上,很难辨识出深层组织损伤。伤口可能演变为被薄痂覆盖,可迅速发展至多层组织暴露,清创后才能准确分期。

风险因素

(一)高危因素

1.内在因素

(1)年龄因素:随着年龄的增大,发生压力性损伤的危险因素增高。

(2)营养状况:低蛋白血症、消瘦、恶病质等老年人发生压力性损伤的危险因素增高。

(3)药物:止痛药和镇静剂会减弱老年人的感觉和运动功能。

(4)伴随的疾病:昏迷、脑血管疾病、糖尿病、灌注和循环缺陷(低血压、吸烟、心力衰竭、休克)、氧合缺陷、精神状况、体温升高、血管性病变等存在压力性损伤的危险风险。

(5)现有任何期的压力性损伤有新增压力性损伤的潜在风险。

2.外在因素

(1)因病情致需制动、手术等,发生压力性损伤的危险因素增高。

(2)术前制动、手术时间、重症监护住院时间、机械通气、血管抑制剂的使用,新生儿和儿童皮肤成熟度、使用器械存在压力性损伤的潜在风险。

(3)对移动、活动受限,并有极高潜在摩擦力和剪切力的人群存在压力性损伤风险。

(4)因大小便失禁造成局部皮肤长期潮湿,皮肤抵抗力降低,发生压力性损伤的危险因素增高。

(二)高危人群

高危人群包括:①老年人及长期卧床者;②合并心脑血管疾病、糖尿病者;③骨科创伤者;④脊髓损伤者;⑤疾病的终末期、姑息治疗者;⑥失禁者;⑦营养不良者;⑧肥胖者、幼儿。

防范和治疗措施

尽早实施活动计划,在可耐受范围内增加活动和移动能力。压力性损伤风险人群,首先使用压力性损伤康养支持及健康宣教,并制定预防压力性损伤的措施,应用医疗设备时应考虑减少器械相关压力性损伤风险评估工具,判断目标人群的压力性损伤发生风险,其次选择合适的减压装置、体位变换、皮肤防护等。

(一)体位变换

解除压迫是预防压力性损伤的主要原则,通过体位变换来解除压力或使压力再分布。

1.变换频率 根据正在使用的压力再分布支撑面及老年人情况(如组织耐受度、活动及移动能力、总体医疗状况、总治疗目标、皮肤状况、患者舒适度),决定体位变换频率,制定减压时间(建议每2 h更换1次)。

2.体位摆放 通过体位变换来解除压力或使压力再分布,一般交替给予仰卧位、侧卧位(建议变换顺序:左—右;左—平—右顺序进行体位摆放)。

3.体位摆放注意事项

(1)摆放体位时避免压红或指压不变白红斑处受压。

(2)避免将老年人直接放置在医疗器械上,如管路、引流设备或其他异物上。

(3)鼓励可自行摆放体位的老年人取30°～40°侧卧(右侧、左侧交替进行),或平卧若无禁忌。避免压力加大的躺卧姿势(如90°侧卧位或半坐卧位)。

(4)对于卧床者,将床头抬高角度限制于30°内,除非有医疗禁忌证,或出于进食或消化因素考虑。若有必要在床上坐起,避免抬高床头或低头垂肩倚靠,这种姿势会对骶部和尾骨形成压力和剪切力。

(5)体位变换时,抬举而不要拖动。

(6)不要让老年人在便盆上蹲坐过久。

(7)对有压力性损伤患者体位:①不要使压力性损伤局部直接受压,若无法通过体位变化来解除作用在该区域的压力,选用一个合适的支撑面。②每次翻身或体位变换时检查皮肤有无其他损伤,勿将有损伤的体表位置或因前次受压仍然发红的体表位置作为着力点,特别是发红尚未指压变白的区域。

(8)预防足跟压力性损伤:确保足跟不和床面接触,使用足跟托起装置来抬高足跟,完全解除足跟部压力,操作中要沿小腿分散整个腿部的重量,不可将压力作用在跟腱和腘静脉上;采用预防敷料作为足跟减压和其他预防足跟压力性损伤策略的补充。

(9)膝关节应呈轻度屈曲(30°～40°),用来抬高足跟的枕头或泡沫垫应沿小腿全长垫起,避免出现高压区,特别是在跟腱下面的部位。使膝关节略屈曲,以避免腘静脉受压,进而增加深静脉血栓的风险。

(10)减少持续坐在椅子上的时间;座位有足够的倾斜度,防止从椅子上或轮椅上朝前滑落;对保持较长时间坐姿患者教育并鼓励其进行减压动作。

（11）对能翻身但是不稳定的危重者变更时需缓慢、逐步翻、为血流动力学和氧合的稳定争取时间；对不稳定无法常规翻身的危重症者，尝试身体局部小范围多次转动，也作为常规翻身的补充。

（二）支撑面应用

支撑面是指用手压力再分布的特殊装置，设计目的是对组织负荷，微环境和（或）其他治疗功能做出调整（床垫、坐垫、枕头、翻身垫、啫喱垫、U形枕等各类减压支具）。

1. 使用支撑面的目的　增加与支撑面接触的体表面积（以减少接触面压力），或者是序贯改变承受压力的身体部位，从而降低任何既定解剖部位的受压时间，使压力再分布、降低剪切力、控制微环境。

2. 勿使用环形或圈形器械做支撑　正确方法：床垫—气垫床—棉褥子—床单，推荐使用棉质的床单，不建议使用防水的中单或护理垫（潮湿影响微环境）。

（三）皮肤防护

（1）对所有压力性损伤危险人群进行全面皮肤和组织评估：入院或转科后尽快开始风险评估；根据压力性损伤危险程度进行持续阶段评估。

（2）对所有压力性损伤危险人群及时检查皮肤情况，尽早发现皮肤红斑、温度或湿度改变、组织水肿等情况。

（3）保持皮肤清洁干燥；使用pH值平衡的皮肤清洗剂（如温水）；不可按摩或用力擦洗有压力性损伤风险的皮肤。

（4）制订并执行个体化失禁管理计划，失禁患者排便后及时清洗皮肤。

（5）使用皮肤屏障保护产品（如赛肤润、氧化锌软膏、紫草油等），避免皮肤暴露于过度潮湿环境中，从而降低压力性损伤风险。

（6）潮湿所致皮损并非压力性损伤，但潮湿所致皮损的存在可增加压力性损伤风险。

（7）对所有压力性损伤危险人群使用低摩擦的纺织物，使用柔软的多层硅酮泡沫敷料保护皮肤。

（四）营养支持

（1）对有高风险或有压力性损伤的老年人进行营养状态的筛查来判断营养风险。

（2）经筛查有营养不良风险者及存在压力性损伤者，必要时请营养师进行全面营养指导。

（3）经评估有营养不良风险且存在压力性损伤的老年人，制订营养计划并组织实施。

（4）对有营养不良或者有风险的压力性损伤患者或高危人群，优化能量摄入；调整蛋白质摄入；提供$(126 \sim 210)J/(kg \cdot d)$；提供$(1.2 \sim 1.5)g/(kg \cdot d)$蛋白质。

（5）对伴有Ⅱ期区以上压力性损伤的人群，当有营养不良或营养不良风险时，提供高热量、高蛋白质、富锌和抗氧化口服营养补充物或者肠内配方。

健康宣教

针对不同层次的患者、家属或主要照顾者制订针对性的压力性损伤预防教育计划。

(一)教育内容

(1)知识宣教:了解压力性损伤的风险因素及愈合过程、如何识别伤口恶化;掌握压力性损伤预防的知识。

(2)正确检查皮肤,观察压力性损伤变化。

(3)掌握体位变换技巧,协助更换体位和使用减压工具。

(4)提供合适的营养治疗方案。

(5)保持皮肤清洁,规范失禁管理,为其排便、排尿制定护理方案。

(6)针对压力性损伤风险者及压力性损伤恶化者对其生活方式、生理和情感健康进行干预。

(二)器械相关压力性损伤预防

(1)使用设备时应考虑设备大小/形状;能根据厂商指示正确应用设备;能安全固定设备;进行个人舒适度的自我评估。

(2)评估医疗设备下方或周围的皮肤以发现压力相关损伤的迹象。

(3)降低皮肤-设备交界面压力或使压力再分布,病情许可后尽快移除医疗设备。

(4)医疗设备下使用预防敷料来降低医疗设备相关压力性损伤风险。

(5)氧疗时,如果合适安全,给氧途径交替鼻导管、鼻塞和氧面罩来降低鼻部和面部压力性损伤的严重程度。

(6)强调氧疗和颈托最容易发生机械相关压力性损伤。

(三)压力性损伤预防的新兴疗法

1.微环境控制

(1)选择支撑面时,考虑是否有附加特征的需求,如控制温湿度的能力。

(2)不要将热装置(如热水瓶、热垫、电褥子)直接放在皮肤表面上。

(3)预防性敷料应用:①考虑在经常受到摩擦力与剪切力影响的骨隆突处(如足跟、骶尾部)使用聚氨酯泡沫敷料预防。②选择预防性敷料时要考虑敷料控制微环境的能力。③敷料贴敷及去除的容易程度。④敷料可定期反复打开,以评估检查皮肤的特性。⑤敷料形态需符合贴敷的解剖部位。⑥合适的敷料尺寸。

2.常用新型敷料的种类

(1)薄膜敷料:透明薄膜敷料可作为外层敷料使用,但不能覆盖在凝胶或软膏上。

(2)水胶体敷料:①对于消洁的Ⅱ期压力性损伤,可使用水胶体敷料。②未感染的浅表性Ⅲ期压力性损伤,可考虑使用水胶体敷料。③在皮肤脆弱部位去除水胶体敷料应轻柔操作,以减少对皮肤的损伤。

(3)水凝胶敷料:①对于浅表性轻度渗出的压力性损伤,可使用水凝胶敷料。②治疗干燥的创面床时,可使用水凝胶敷料。

(4)藻酸盐敷料:①对于有中度和重度渗出的压力性损伤,可使用藻酸盐敷料吸收渗液。②对于感染的压力性损伤,已有针对感染的联合治疗时,可使用藻酸盐敷料。

（5）硅胶敷料：①对于高危人群及高发部位，应考虑使用多层硅胶敷料来强化预防压力性损伤的发生。②对于医疗器械相关压力性损伤风险者，可使用硅胶敷料作为身体与医疗器械接触部位的保护。③考虑使用硅胶敷料作为与创伤接触的接触面，防止更换敷料时产生损伤。④当溃疡或创伤周围组织较脆弱时，考虑使用硅胶敷料预防组织损伤。

（6）泡沫敷料：①对于预防及Ⅰ期压力性损伤，可使用泡沫敷料保护皮肤。②对于渗出性Ⅱ期和浅表性Ⅲ期压力性损伤，可使用泡沫敷料管理渗液。③对于渗出性腔洞伤口，避免单独使用泡沫敷料。

（7）含银敷料：①对于感染或严重污染的压力性损伤，可使用含银敷料。②避免持久使用含银敷料。③当感染得到控制后，应停止使用含银敷料。

（8）含碘敷料：①对于中度到重度渗出的压力性损伤，可使用含碘敷料。②碘过敏者或甲状腺疾病者应避免使用含银敷料。

第四节　噎食

噎食是指食物堵塞咽喉部或卡在食管的第一狭窄处，甚至误入气管导致窒息或者死亡。噎食占猝死病因第 6 位，有 80% 的人噎食发生在家中，病情急重。美国每年约有 4 000 多人因噎食猝死，其中至少有 1/3 的噎食患者被误诊为"餐馆冠心病"而延误了抢救时机。阻塞气管常见的有肉类、地瓜、汤圆、包子、豆子、花生、瓜子等。

风险因素

（一）易发原因

1. 吞咽困难　服用抗精神病药物或电痉挛治疗导致锥体外系不良反应，影响吞咽活动，甚至进食困难。

2. 抢夺食物　部分患者因抢食急骤吞咽而发生噎食。

3. 暴饮暴食　电痉挛后意识模糊的情况下仓促进食。

（二）高发人群

高龄老年人和儿童吃饭注意力不集中，导致进食反射功能出现差错，脑干和颈髓神经中枢受损导致进食反射功能下降或缺失，精神科患者尤其老年精神病患者。

防范和治疗措施

（一）防范措施

1. 正确进食体位

（1）为卧床老年人进餐时，床头应抬高 30°～45°以上，喂食后保持进餐体位 30 min，避免食物反流。坐位进食时，应避免老年人头后仰体位进食。

（2）合适饮食种类及合适进食速度：老年人进食食物宜避免提供过硬及带刺、骨头食物。避免进食过黏食物（如糍粑、汤圆、年糕）、过滑食物（圆形水果如桂圆、荔枝等，果冻等）、非自理老年人进食整鸡蛋时要分碎进食。依据老年人吞咽情况选择正确食物种类（软食、流质、糊状饮食等）。

喂食速度宜慢，一次入口量为勺子的2/3，不得催促老年人，确定老年人口中食物吞咽后方可继续喂食。

（3）失智老年人需监控其进食速度，需在旁提醒及观察。发现老年人有呛咳时需停止进食。进食时避免同老年人说笑或引起其情绪激动导致呛咳。

2.高风险人群筛查　高风险人群进食应确保在其视线范围内或协助进食；需确保老年人吞咽下最后一口食物后方可离开；鼻饲患者需确定胃管在胃内。

3.吞咽功能锻炼　对有吞咽功能障碍的患者进行专业康复训练，促进康复。

（二）应急预案

1.疏通呼吸道　立即清除口咽部食物，就地抢救，分秒必争。迅速用筷子、牙刷裹上纱布、压舌板等分开口腔，清除口内积食，清醒的老年人用上述物品刺激咽部催吐，同时轻拍患者背部，协助老年人吐出食物；不清醒的老年人或催吐无效的，要立即用示、中二指伸向口腔深部，将食物一点一点掏出，速度越快越好。

如老年人意识清醒，但不能说话或咳嗽，也没有呼吸运动，使用海姆立克救助法站在老年人的后面，用手臂环抱老年人的腰部，找到脐和剑突的部位。左手抱拳，再用右手抱住左拳，置于老年人的脐和剑突之间，用左手拇指压紧在腹部。迅速向内向上推压，拳头推进肋缘下，朝肩胛骨方向向上推压。持续此动作直到老年人的气道畅通。

如果老年人的意识丧失，让老年人平躺在地面上，使老年人的头部向后仰并抬起下颌，以便开通气道。一手放在前额上，另一手的两指放在下颌处，使下颌向前，使舌向外移出气道，手压在前额上，使头向后倾斜。若能找到，将其取出，若看不到异物，用两指在口腔内寻找，以便将看不到的异物取出。横跨在老年人的髋部，面对其面部。一手扣紧，另一手放在手背上，将掌面放在老年人的腹部，双手置于老年人的脐和剑突之间，向内向上推压。移动头部，用双手清除口腔异物，看是否有可移动的异物。试着捏住老年人的鼻子同时向口腔内吹气，帮助通气。重复上述动作直至气道通畅，一旦实现气道通畅，立刻检查脉搏，若无脉搏继续进行心肺复苏。

2.对症处理　如果心脏停搏立即进行胸外心脏按压，同时送老年人至医院进行抢救处理。自主呼吸恢复后高流量给氧，直到缺氧状态缓解后改为低流量持续给氧，直至完全恢复。

⬦ 健康教育

精神病患者进餐实行集中管理、集体进餐；对抢食者要专人看护，耐心劝解不要抢他人食物，要细嚼慢咽，防止食物堵塞；对食欲亢进、暴饮暴食者适当限制入量；对不知咀嚼直接吞服食物者，可以改为流质或半流质饮食，或者把饭菜打成糊状。

第五节　走失

中国是全球老年人口最多的国家,截至 2022 年底,全国 60 周岁及以上老年人已超过 2.8 亿,占全国总人口 19.8%。由于老年人生理功能逐渐减退,常合并多种慢性疾病,导致其组织器官功能缺损、认知障碍、营养不良等,易发生走失行为。据《中国走失人口白皮书(2020)》的统计数据显示,每年全国走失老年人约为 50 万,其平均年龄为 75.89 岁,平均每日约有 1 370 名老年人发生走失行为。老年人的走失行为成为一个不容避开的社会话题。

走失行为是指在日常生活中不能确认自己所处的位置,以及因无法找到目的地或起始位置,而不能回到出发地或不知去向。

风险因素

(一)自身因素

老年人文化程度低,随着年龄的增长,由于记忆力减退,听力及视力下降,特别是"空巢"老人,日常生活单一,无人照顾,走失后一时很难知道。再加之年事已高,在情绪紧张的状况下,常记不起家人的联系方式,也表述不清楚家庭地址,一旦迷路很难找到回家的路。

(二)疾病因素

疾病因素是引起老年人走失的主要因素之一。老年痴呆症总的失踪事件每年发生率高达 65%,每年走失过程中伴有意外事件的发生率达 46%。老年痴呆典型的表现就是大脑功能损害导致一系列认知功能的衰退而发生走失。

(三)心理社会因素

人口流动带来的疏于照顾及老年人贫困,同样加剧了走失风险。据调查,我国老年人走失主要发生在大量人口流出的地区,与留守老人问题相伴相生。中小城市与西部农村是我国老年人走失的重灾区。

(四)生活环境因素

老年人尤其早期痴呆者对长期居住的周围环境很熟悉,不会走失。一旦改变居住地,对周围环境不熟悉,外出离家较远、时间较长,容易迷路走失。

防范和治疗措施

1. 日常观察　观察老年人对周围环境了解程度及辨别程度,要认识老年人的认知程度,合理安排老年人的日常生活。在生活方面要满足老年人的合理要求,培养良好的睡眠习惯,以防老年人夜间走失,家人经常多花点时间陪伴老年人,减少老年人的孤独感。

减少外界不良刺激,提供舒适的生活环境。

2. 日常评估　观察和评估老年人有无走失可能,对有出走企图者要心中有数,要注意观察老年人的行动举止、精神状态,了解和掌握老年人的心理状态;观察老年人有无出走前的异常表现,如焦虑、坐卧不安、东张西望、频繁如厕、一反常态等。能够及时识别可能走失的老年人,禁止老年人单独活动或外出,若外出,必须有家属或陪护人员24 h陪伴;禁止在危险场所逗留;禁止过多迁居。并对其采取一些预防措施:可以在老年人衣服口袋里放一张随身卡片,写明姓名、家庭住址、联系电话,准备近照以便于走失时寻找;也可帮助老年人定制衣服标签,在标签上使用家庭住址、联系电话;也可以使用电子定位设备,可避免或减少走失的发生。

3. 康复训练　生活方面要积极参与文娱活动,有规律的睡眠,加强老年人的功能锻炼,如智力康复训练、自理能力康复训练,做到循序渐进,持之以恒。

4. 家庭照顾　老年人及家属、照顾者应熟知所用药物及药物的不良反应,老年人自觉按时服用药物,并能妥善保管好药物,认识到走失的危险性,家属积极陪伴。

5. 社会救助　走失急救主动拨打110,能正确寻找救助站。在社会方面,期待构建老年人救助保障体系,医疗机构和社区应建立防护网,建立一个专门防止老年人走失和查询相关资料的信息网络,并将热线电话向社会公布,为老年人创造一个更安全的社会环境。

健康教育

(一)提高自我保护意识

老年人应该时刻保持警惕,不要随意外出或接触陌生人。他们需要掌握一些基本的安全常识,比如如何使用手机打电话、如何记住家庭地址和亲属电话号码等。此外,老年人应该养成良好的生活习惯,定期锻炼身体,保持健康的体魄,提高抵抗力和应对突发事件的能力。

(二)加强家庭的安全管理

家属应该密切关注老年人的行踪和身体状况,尽量避免让老年人独自外出。为老年人建立一个清晰的日常生活规律,制定必要的行为准则,确保老年人在家中的安全。家庭成员之间要保持良好的沟通,及时交流老年人的需求和意愿,避免引发老年人的抵触情绪,同时也要给予老年人足够的关爱和陪伴。

(三)加强自身记忆力

老年人要了解周围环境,熟悉家庭住址和常去的地方。在外出时,可以使用导航设备或记下重要的地标,以便遇到人时能够在陌生环境中找到回家的路。尽量避免在夜晚独自外出,最好有家人或朋友陪同。

(四)社会方面

社会的力量也不可忽视。社区和社会组织可以开展老年人防走失安全教育活动,提供相关的宣传材料和培训课程,帮助老年人提高自我保护能力。社区可以设立老年人安全守护站,为老年人提供安全咨询和帮助。公安部门也可以加大对老年人走失事件的防控力度,加强对老年人的安全保护和救助工作。媒体可以利用电视、广播、报纸等渠道进行宣传,提高社会公众对老年人防走失的重视程度。同时,社会组织和志愿者也可以参与其中,为老年人提供安全教育和帮助,共同营造关爱老年人、关注老年人安全的社会氛围。

第六节　烫伤

据不完全统计,烧伤在我国的年发生率大约为 2%,即每年约有 2 600 万人遭受不同程度烧伤,死亡人数仅次于交通事故。烧伤是一种常见的外科急症,其是指患者受到高温液体、高温蒸汽或高温固体等作用而导致皮肤出现不同程度损伤的现象,热液所引起的又称为烫伤。烧伤可导致皮肤出现不同程度的水疱、红肿、疼痛、发热等现象,对老年人的身心造成严重的影响。

烫伤分级

(一)Ⅰ度

通常会出现局部红肿、疼痛、皮温升高等情况,但无明显的皮肤破损情况,一般在 3 ~ 5 d能够愈合,多数不会留下瘢痕。

(二)浅Ⅱ度

一般会出现大小不等的水疱,在去除水疱后会出现创面发红、疼痛的情况,而且创面皮肤温度较高,约 2 周愈合。

(三)深Ⅱ度

会出现小水疱,去除水疱后,创面红白相间,并且会感觉麻木,皮肤温度略低,如果没有出现感染的情况,一般在 3 ~ 4 周愈合。

(四)Ⅲ度

可伤及肌肉、骨骼,痂皮焦黄,质地较硬,创面出现苍白、干燥、发凉等情况,并且无痛觉,无血运。

(五)Ⅳ度

肌肉及骨组织焦黄,创面出现碳化、干燥、发凉等情况,没有痛觉及血运。

风险因素

(一)生理老化因素

老年人因神经系统功能的退化,而导致痛温觉减退易出现烫伤。老年人视力下降,皮肤组织衰老,末梢循环差,对热的耐受力降低,受热以后,易出现皮肤红肿、水疱、破溃等不同程度的烫伤。

(二)热应用因素

随着保暖产品的不断开发,老年人使用热水袋、电热毯、电护手宝等用物增加,在使用中,因温度过高、外表无包裹、直接接触皮肤等操作不当而造成烫伤。还有热物理治疗仪器、药物热疗等,未遵医嘱或按说明书应用而导致烫伤。

(三)疾病因素

患有糖尿病、脑血管疾病、老年痴呆症等疾病的老年人痛温觉减退,沐浴或泡脚时,水温过高可致烫伤。

(四)主观因素

老年群体一般身患多种疾病,吃药的种类较多,各种原因暂停使用药物治疗后,当出现头痛头晕、腹胀、消化不良等身体不适时,比较倾向用中医治疗。其中中医的拔罐、艾灸、神灯等理疗方法由于成本低,方法简单易学,成为老年人常用的治疗手段。同时老年人盼望疾病康复的心情比较急切,在家中做治疗时,主观认为治疗的时间越长效果越好,每次拔罐、艾灸都会超时,最后常常导致皮肤烫伤。

防范和治疗措施

(一)防范措施

1. 避免接触热源　在日常生活中,老年人要避免接触热源,如果需要接触热源,可以佩戴防护手套。建议家人将热水瓶放在固定位置或房间不易碰到的地方,同时不要让行动不便或臂力不足的老年人打开热水瓶,因为老年人行动不便或臂力不足时,容易不小心打翻热水瓶从而导致烫伤。

2. 穿着舒适的衣物　在日常生活中,老年人要穿着舒适的衣物,可以减少对皮肤的摩擦,从而降低烫伤的概率。

3. 做好老年人遮阳措施　外出时,家人应告知老年人戴遮阳伞或遮阳帽,另外尽量不要在太阳直射的地方逗留。老年人因为年龄的关系,体内的黑色素细胞在不断地减少,对紫外线的抵抗力低,在烈日下暴晒,易被灼伤皮肤。

4. 定期体检　老年人还可以定期到医院进行体检,可以及时发现身体的问题,并及时进行治疗,从而减少烫伤的概率。

(二)治疗措施

1. 冷疗降温　老年人在出现烫伤后,需要及时将烫伤部位在流动冷水下进行冲淋,或者直接浸泡在冷水中进行冷疗处理,能快速降低烫伤部位的温度,避免烫伤程度加重。同时还能收缩局部毛细血管,在一定程度上可以缓解疼痛。

2. 创面消毒　老年人随着年龄增长,自身抵抗力和免疫力都会明显下降,烫伤部位皮肤更加容易出现感染的现象。因此,建议可在烫伤部位使用生理盐水或过氧化氢溶液反复冲洗伤口,同时还需要使用碘伏消毒液进一步对伤口部位进行消毒处理。

3.药物治疗　老年人身体新陈代谢变慢,因此,伤口愈合能力可能会变差。对于烫伤部位,需要使用烫伤类药膏,如湿润烧伤膏、京万红软膏等药物进行治疗,促进烫伤部位伤口愈合。同时为了预防感染,还需要配合使用红霉素软膏、磺胺嘧啶银乳膏等药物进行消炎治疗。

此外,恢复期间还需要注意多休息,保持烫伤部位卫生干净,避免局部出现感染,影响后期烫伤部位的恢复。同时可以适量多吃富含蛋白质、维生素的食物,有利于伤口的恢复。

🔹 健康教育

(1)加强安全保护意识,学习安全消防知识。

(2)烫伤发生时,应立即脱离致伤原因,保护受伤部位,防止病情加重。烫伤时立即用清洁凉水冲洗烫伤部位30 min,不要揉搓。所穿衣物用剪刀剪开,不能剥脱,防止损伤局部皮肤。

(3)烫伤时会出现大量失水,除进行补液治疗外,还需要大量饮水补充水分。机体呈高代谢状态,营养支持十分重要。应多食肉、蛋、奶,促进机体恢复,多食蔬菜、水果保证足够维生素,保持大便通畅。

(4)注意观察烫伤部位血运,如手指(脚趾)端发白、发绀、麻痹感,及时到医院就诊。保持敷料清洁干燥,避免剧烈运动、弄湿或自行解开敷料。保持室内空气清新,温度、湿度适宜。室温一般维持在26 ~ 30 ℃,湿度50% ~ 60%为宜。

(5)加强心理健康指导,指导生活自理能力训练,鼓励参与一定的家庭和社会活动,重新适应生活和环境,树立重返工作岗位的信心。

第七节　误服及药物中毒

药物中毒是误服大剂量药物,或治疗中错用误服及服用变质药物,或药物配伍失误等所致中毒现象。当短时期内大量给予某种药物或长期应用某种药物造成药物蓄积,超出人体的耐受力时,便会出现药物的毒副作用,造成一系列的躯体或精神症状,严重的可导致死亡。药物中毒多与药物种类、药物剂量及个体素质的特异性有关。

当前,我国已经步入老龄化社会,随着年龄的增长、慢性病的增加,致使老年患者更容易发生用药不良反应。老年患者属于特殊用药人群,由于基础疾病、肝肾功能、合并用药等影响,更容易发生不良反应。相关调查显示,约55%的老年人每日服用5 ~ 9 种药物,其中14%的老年人每日服用药物达10 种以上。而有研究表明,同时服用5 种药物,药物不良反应风险升至50%;同时服用8 种或更多药物时,药物不良反应风险则飙升到95%,并且严重的不良反应会增加患者住院率和死亡率。

风险因素

(一)老年人自身原因

由于自然衰老,老年人患病率升高,视听、认知能力下降,可能会因为用药种类繁多导致药物滥用。有研究表明,听力障碍的老年人用药不依从性是听力良好者的 2 倍。许多老年人存在自行用药的现象,如自行选择止痛药,可能加重消化道症状,甚至导致胃肠道出血;老年人长期使用导泻剂,形成药物依赖性排便,这些均可导致老年人用药失误及不良反应增加。其次,老年人各系统的功能下降也会使药物不良反应增加。如肝功能减退,对药物的代谢能力下降,胃液 pH 值升高;心血管系统周围血管硬化,外周阻力增加,心肌收缩力减弱,导致心输出量降低易出现体位性低血压;免疫系统功能退化,致使老年人易患感染、肿瘤等。此外,老年人药物代谢速度减慢,半衰期延长,再加上肾脏功能下降,影响药物排泄,使药物在体内蓄积。

(二)药物的相互作用

由于老年人常患有几种慢性病且病情复杂,往往同时使用多种药物治疗。药物相互作用是引起老年人药物中毒的重要原因之一。目前一致认为,药物中毒的发生率可随用药种类、数量的增多而增加。

(三)医疗系统原因

老年人通常会反复就医,但是不同的医生用药方法不同,医生处方的正确性对于用药安全至关重要。抽查老年处方 1 860 张发现,平均每张处方的药物约为 2.4 种,处方中存在不合理用药的有 453 张,主要表现为用法不当、合并用药、剂量过大、有不良药物相加作用等。此外,多数老年人未经医生的诊断随意到药店买药,对于药物的用量、用法以及注意事项,药店多数时并未告知,从而导致药物的滥用。处方正确是用药安全的第一保障,应加大对医生处方的监督,保证处方正确率,降低用药失误率。

(四)社会因素

虽然目前为止国家推出了一系列的惠老政策,但是仍有部分老年人因为经济原因而导致中途停药。此外,随着经济的发展,有越来越多的老年人成为"空巢"老人、独居老人,他们缺少家人的监督照护,用药失误率会更大。年龄越高用药失误率越大,且用药失误率与文化程度呈负相关。文化程度越高的老年人用药依从性及对合理用药行为的认知度也越高,知识背景越丰富的老年人在选择服药的药品品种时越不容易受到外在因素的影响。

防范和治疗措施

(一)医院加大对处方用药的管理

为解决老年人联合用药率高、药物失误率高及不良反应发生率高等问题,医院应加大对医生的规范化培训,定期对门诊处方进行抽查,降低处方错误率。医院构建老年人用药团队,根据老年人生理功能特点,并在用药前对老年人进行能力评估,如视力、听力、文化程度、记忆力、判断力及经济家庭情况身体状况等,结合老年人的实际情况,给出最恰当的用药类型及用药途径。按照老年人的用药个体获益原则、用药简单原则、小剂量原则、适可而止原则、饮食调节原则、人文关怀原则等严格掌握老年人的用药指征,用药要少而精,注意药物的配伍禁忌,为老年人制定最为简单而又有效的治疗方案。对于需要长期用药的老年人,应尽可能地选择缓释制剂,提高用药依从性。医院还可以使用一些药物管理工具,如 Beers 标准,减少不合理或无效用药。

(二)提高家属的安全意识

家属应该关注药物管理,如注意药品分类、及时处理过期药品,给药瓶标注放大的药名及用量,放置在儿童接触不到的位置等,防止老年人及儿童误服。药物放置在专用的塑料盒内,每个小格标明服药的时间。用字体较大的标签注明用药的剂量和时间。家属定期清点剩余药片的数目。精神异常或不配合治疗的老年人,协助和督促患者服药,并确定其是否将药物服下,对神志清楚但有吞咽障碍的老年人,可将药物加工制作成糊状物后再送服。

(三)社区医护人员加大对老年人用药的宣教力度

由于老年人多数患有慢性病,社区居家用药是最常见的治疗方式。社区护理人员在降低用药失误率及用药不良反应方面起着重要的作用。社区人员应建立老年人电子档案,将社区老年人的服药状况记录在案,针对老年人的需要,采取针对性的用药教育。老年人患病及服药种类大多集中,社区医护人员可以围绕常见疾病用药定期举办讲座,讲解用药注意事项,通过宣传用药知识,提高老年人的认知,纠正用药错误理念,并定期对老年人进行家访、监督用药效果、指导鉴别药物的不良反应、定期监测肝肾功能等。老年人对用药指导的需求呈多样化,并且年龄越大需求越高,所以,在集中对老年人进行宣教的同时也应注意到老年人的特殊需求,争取满足每一位老年人的需求。用药宣教应有一定的侧重点,在宣教中要注意循序渐进,采用有效的沟通方式,以便加深印象,并且也应把家属作为用药健康教育的重要对象。

(四)加强老年人心理指导

心理因素对老年人生活质量的影响远大于躯体疾病,许多老年人无病求医滥用药物,因此做好老年人的心理护理,加强心理指导,使其保持乐观、愉悦的心情,既可以减少疾病发生也可以减少药物误用。

健康宣教

1. 严格掌握用药适应证　严禁未经诊断自行购药服用或患者凭经验自行用药。一定要经医生诊断后方可用药。选择药物要合理,少用药,尽量避免不必要的联合用药。诊断明确需要用药时,应慎重估价疾病的严重性和用药的危险性。据统计,同时用 5 种以下的药物不良反应发生率约 4%，超过 5 种以上达 10%，超过 11 种高达 25%。可见用药种类越少，不良反应发生概率越小。因此，用药应针对主病，从简选用。

2. 根据病情及时增减剂量和用药次数　用药后病情明显好转或达到疗程后，除非医生建议继续服用维持剂量，应及时减量或停药。忌长期用一种药。一种药物长期应用，不仅容易产生抗药性，使药效降低，而且还会产生对药物的依赖性甚至成瘾。尽量选择有双重疗效的药物，可以减少用药种类。对有配伍禁忌的药物，要严禁同时服用。注意饮食或非医嘱给药引起对药物相互作用。谨防中西药配伍不当，中西药不可任意服用，要择时给药。掌握好用药的最佳时间，可以提高疗效，减少不良反应。有的药要求空腹，有的要求餐后，还有每日 2 次、3 次、睡前服等，一定按要求不要随便改动。

3. 不要乱服补药　健康长寿是人们追求的理想，然而衰老是自然不可抗拒的规律，目前暂无研究表明有药物能逆转衰老的过程。乱服补药反而会导致机体功能紊乱，影响健康。另外，维生素也不能服用过多，缺什么补什么，过量也可以引起疾病。忌乱用秘方、偏方、验方。那些未经验证的秘方、偏方，常会延误病情甚至酿成中毒。

4. 密切观察药物不良反应　如发现新的症状或体征，与主病关系不大，应考虑是否为药物不良反应，及时向医生反映，听从医生的安排。牢记既往用药的不良反应史。要记住不良反应药物的名称、剂量、用药时间及表现，就医时告诉医生，不要再次服用这些药物。要了解药物的慎用、忌用、禁用，尽量不使用有肝肾毒性的药物。必须使用时，要按医嘱定期做相应检查，如化验血常规、肝肾功能等。

5. 重视非药物疗法　如早期糖尿病可采用饮食疗法；轻型高血压可通过限钠、运动、减肥等治疗；老年人便秘可多吃粗纤维食物、加强腹肌锻炼等。

第七章

老年生活方式与管理

生活方式是指不同的个人、群体或全体社会成员在一定的社会条件制约和价值观念指导下所形成的满足自身生活需要的全部活动形式与行为特征的体系。它包括人们的衣、食、住、行、劳动工作、休息娱乐、社会交往、待人接物等物质生活和精神生活的价值观、道德观、审美观及与这些方式相关的方面。而且,随着社会的发展、科技的进步、人们认识的提高,生活方式亦悄无声息地发生着相应的变化。对个人健康影响最大的是个人生活方式。

第一节 生活方式与健康

根据生活方式特征,生活方式可以从多方面、多角度进行划分,可以按主体层面划分为社会生活方式、群体生活方式、个体生活方式。社会生活方式是社会成员生活模式的总体特征;群体生活方式包括各阶层、各民族、各职业圈子以至家庭生活圈等不同体系的生活方式,个人生活方式从心理特征、价值取向、交往关系及个人与社会的关系等角度可分为内向型生活方式和外向型生活方式、奋发型生活方式和颓废型生活方式等。

按主要经济形势可以划分为自然经济生活方式、商品经济生活方式;按不同领域划分为劳动生活方式、消费生活方式、闲暇生活方式、政治生活方式等。

按照生活方式对机体身心健康的影响,可分为健康的生活方式和不健康的生活方式。健康生活方式的构成:世界卫生组织在著名的《维多利亚宣言》提出了健康的四大基石,即合理膳食、适量运动、戒烟限酒、心理平衡。此外,还应该包括起居有常等方面。常见不健康的生活方式包括吸烟、酗酒、过量饮食、作息无规律,经常熬夜,懒惰、缺乏体力活动、运动不足、经常晒不到太阳等。

生老病死是一个生命自然进化过程,但人类从来没有停止过对生命的探索,关注人类生活方式对健康的影响,对于有针对性地改善不良行为、提高健康水平有重要意义。所谓"生活方式病",简言之是指由于人们衣、食、住、行、娱等日常生活中的不良行为,以及社会、经济、精神、文化各方面不良因素导致躯体或心理的慢性非传染性疾病。之所以罹患生活方式病,是由于对日常生活中对危害健康的因素认识不足,不懂得生活方式与疾病的因果关系,心中缺乏"健康生活方式"的概念,更没有认识到"不健康生活方式"的严重危害。既然大部分的疾病都属于生活方式病,生活方式病又是由长期不健康的生活方式所引起,也属于自限性疾病,即改正错误行为后可以自愈的疾病,生活方式病也属于自我创造性疾病,那么,预防和治疗生活方式病也必须从改善生活方式、主动力行健康生活方式做起。

随着年龄的增长,老年人的身体功能逐渐减退,这是自然规律不可避免的一部分。其中,消化吸收功能、代谢功能和循环功能的下降尤为明显,这使得老年人对健康的生活方式需求发生了变化。为了维持健康,老年人需要更关注自己的生活方式。要让老年人生活质量提高,身体健康有保障,关键是坚持良好的生活习惯。不同人的习惯多多少少有差异,但是遵循正确的养生原则,为健康保驾护航,才能没有疾病困扰,如果经常犯错误,总是陷入养生误区,久而久之身体器官功能降低,抵抗力变得薄弱,疾病就会出现从而缩短人的寿命。那么,老年人坚持哪些健康生活方式可以保养好身体呢?

第二节 "衣"要先行

老年人的穿衣要求应以舒适、保暖、易穿脱、安全为原则,同时注意色彩与图案的选择和衣物的适应性。通过合理的选择和设计,可以让老年人穿着舒适、自信、快乐地度过晚年生活。因此,衣要得体、衣要智能,以更好地适应老年人的生活方式。

衣服的作用有很多,主要有以下几点。①保护身体:衣服可以保护我们的身体免受伤害,如寒冷、炎热、紫外线等。②遮羞:衣服可以遮盖我们的身体,避免身体暴露于公共场合,从而保护我们的隐私。③美观:衣服可以增加我们的美观度,使我们的形象更加美观大方。④社交:衣服可以作为社交工具,让我们在社交场合中更加自信和得体。⑤保暖:衣服可以保暖,让我们在寒冷的天气中保持温暖。⑥防晒:衣服可以防晒,让我们在阳光下保持凉爽。⑦防尘:衣服可以防尘,让我们在灰尘多的环境中保持干净。⑧安全:有些衣服具有安全功能,如防火、防爆等,可以保护我们的生命安全。

老年人的穿衣要求主要包括以下几个方面。①舒适度:老年人的衣物应以舒适为首要原则。衣物应宽松、柔软,避免过紧或过硬,以免束缚身体或摩擦皮肤。②保暖性:随着年龄的增长,老年人的身体对寒冷的抵抗力会逐渐减弱,因此,衣物应具有良好的保暖性能。选择厚实、保暖的材质,如纯棉、羊毛等,同时注意衣物的透气性和排汗性,避免过度闷热。③易穿脱:老年人的手脚灵活度可能有所下降,因此,衣物应设计得易于穿脱。如选择前开襟的上衣、宽松的裤子等,方便老年人自己穿脱衣物。④色彩与图案:老年人通常喜欢鲜艳、温暖的色彩,这些色彩可以给他们带来愉悦和活力。同时,简单的图案和设计可以使衣物看起来更加整洁和易于搭配。⑤安全性:老年人的衣物应注意安全性。避免有过多的装饰物或尖锐的边角,以免在活动时刮伤或绊倒。此外,衣物上的纽扣、拉链等应牢固,避免松动或脱落。⑥适应性:老年人的身材和体型可能因年龄、健康状况等因素发生变化,因此,衣物应具有一定的适应性。选择弹性好、可调节的衣物,如带有松紧腰带的裤子、可调整肩宽的衬衫等,以适应老年人的身体变化。

一、衣要得体

老年人应根据自己身体功能,合理地穿衣。为老年人穿衣的注意事项如下。

(1)内衣、内裤优选全棉纺织品,不宜穿化纤产品。

(2)冬季老年人穿衣服领口不能太紧,可能会影响颈椎的正常活动,还会使颈部血管受到压迫,使输送到大脑和眼部的血液减少,引发脑供血不足。

(3)忌腰紧,腰带束得太紧,勒着腰部的骨骼和肌肉,容易引起血液循环障碍,导致腰椎局部长期缺血、缺氧,还易发生腰椎损伤、腰痛、下肢疼痛、麻木、水肿。

(4)忌袜口紧,袜口紧不利于脚部血液回流心脏,时间长了,会引起脚胀、脚肿、脚凉,腿脚麻木无力,导致行走不便。

(5)忌鞋子紧,脚部尤其是脚趾受挤压,会影响脚部血液循环,引起脚趾肿胀、疼痛、脚凉。

二、衣要智能

针对老年人穿衣,还应根据科技的进步开发更多的智能服装。

1.智能手表　智能手表具备健康监测、定位、紧急求救等功能,可以对身体的基本状况进行监测,还可以定位和求救,非常适合老年人使用。

2.智能手环　智能手环同样具备健康监测、定位、紧急求救等功能,而且轻便易携带,非常适合老年人使用。

3.智能衣服　智能衣服结合了人工智能、大数据、无创生命传感、通信和定位等技术,可自动实时检测、评估和记录用户生命体征、行为习惯及其他医学指标,对其生命安全和身体健康进行分级管理服务。

4.智能鞋　智能鞋结合了大数据、物联网、互联网等技术,可实时监测老年人的行动轨迹和健康状况,还可以自动报警,非常适合老年人使用。

三、因病制衣

不同的患者穿衣要求不尽相同。例如:

(1)糖尿病患者需根据天气选择穿衣,在炎热的天气依据宽松、易穿、易脱的原则选择棉质、透气、吸汗,不过于遮挡的衣服,适当的日照可促进机体内维生素 D 的合成,降低骨质疏松并发症的发生;在寒冷的天气,则以保暖为主,可采用"洋葱式着衣"原则,即多层防护,外套可考虑防风材质的等。

(2)有神经病变、走路姿势不良及足病的患者可选择定做鞋子;袜子需要选择广口袜,袜口勿紧,保持下肢血液循环,预防糖尿病足的发生。

第三节 以"食"为天

老年人消化吸收功能的减退,使患者对营养的需求发生了变化,早在 2000 多年前《黄帝内经·素问》中就已经提出了"五谷为养、五果为助、五畜为益、五菜为充"的膳食营养结构模式。科学饮食、规律饮食、饮食结构合理是老年人营养需求的基本原则。

一、《中国居民膳食指南(2022)》

《中国居民膳食指南(2022)》是中国营养学会修订编写的指南,是健康教育和公共政策的基础性文件。它为中国居民提供了关于膳食的指导和建议,以促进健康生活方式。

《中国居民膳食指南(2022)》平衡膳食八准则如下。

1. 准则一 食物多样,合理搭配。

核心推荐:①坚持谷类为主的平衡膳食模式。②每日的膳食应包括谷薯类、蔬菜水果、畜禽鱼蛋奶和豆类食物。③平均每日摄入 12 种以上食物,每周 25 种以上,合理搭配。④每日摄入谷类食物 200 ~ 300 g,其中包含全谷物和杂豆类 50 ~ 150 g;薯类 50 ~ 100 g。

2. 准则二 吃动平衡,健康体重。

核心推荐:①各年龄段人群都应每日进行身体活动,保持健康体重。②食不过量,保持能量平衡。③坚持日常身体活动,每周至少进行 5 d 中等强度身体活动,累计 150 min以上;主动身体活动最好每日 6 000 步。④鼓励适当进行高强度有氧运动,加强抗阻运动,每周 2 ~ 3 d。⑤减少久坐时间,每小时起来动一动。

3. 准则三 多吃蔬果、奶类、全谷、大豆。

核心推荐:①蔬菜水果、全谷物和奶制品是平衡膳食的重要组成部分。②餐餐有蔬菜,保证每日摄入不少于 300 g 的新鲜蔬菜,深色蔬菜应占 1/2。③每日吃水果,保证每日摄入 200 ~ 350 g 的新鲜水果,果汁不能代替鲜果。④吃各种各样的奶制品,摄入量相当于每日 300 mL 以上液态奶。⑤经常吃全谷物、大豆制品,适量吃坚果。

4. 准则四 适量吃鱼、禽、蛋类、瘦肉。

核心推荐:①鱼、禽、蛋类和瘦肉摄入要适量,平均每日 120 ~ 200 g。②每周最好吃鱼 2 次或 300 ~ 500 g,蛋类 300 ~ 350 g,畜禽肉 300 ~ 500 g。③少吃深加工肉制品。④鸡蛋营养丰富,吃鸡蛋不弃蛋黄。⑤优先选择鱼,少吃肥肉、烟熏和腌制肉制品。

5. 准则五 少盐少油,控糖限酒。

核心推荐:①培养清淡饮食习惯,少吃高盐和油炸食品。成年人每日摄入食盐不超过 5 g,烹调油 25 ~ 30 g。②控制添加糖的摄入量,每日不超过 50 g,最好控制在 25 g 以下。③反式脂肪酸每日摄入量不超过 2 g。④不喝或少喝含糖饮料。⑤儿童、青少年、孕妇、乳母及慢性病患者不应饮酒。成年人如饮酒,1 d 饮用的酒精量不超过 15 g。

6. 准则六 规律进餐,足量饮水。

核心推荐:①合理安排一日三餐,定时定量,不漏餐,每天吃早餐。②规律进餐、饮食适度,不暴饮暴食、不偏食挑食、不过度节食。③足量饮水,少量多次。在温和气候条件下,低身体活动水平成年男性每日饮水 1 700 mL,成年女性每日饮水 1 500 mL。④推荐饮白水或茶水,少饮或不饮含糖饮料,不用饮料代替白水。

7. 准则七 会烹会选,会看标签。

核心推荐:①在生命的各个阶段都应做好健康膳食规划。②认识食物,选择新鲜的、营养素密度高的食物。③学会阅读食品标签,合理选择预包装食品。④学习烹饪、传承传统饮食,享受食物天然美味。⑤在外就餐,不忘适量与平衡。

8. 准则八 公筷分餐,杜绝浪费。

核心推荐:①选择新鲜卫生的食物,不食用野生动物。②食物制备生熟分开,熟食二次加热要热透。③讲究卫生,从分餐公筷做起。④珍惜食物,按需备餐,提倡分餐不浪费。⑤做可持续食物系统发展的践行者。

《中国老年人膳食指南(2022)》是《中国居民膳食指南(2022)》重要组成部分,适用于 65 岁及以上的老年人,分为一般老年人膳食指南(适用于 65 ～ 79 岁人群)和高龄老年人膳食指南(适用于 80 岁及以上人群)两部分。两个指南是在一般人群膳食指南基础上,针对老年人特点的补充建议。

一般老年人膳食指南:①食物品种丰富,动物性食物充足,常吃大豆制品。②鼓励共同进餐,保持良好食欲,享受食物美味。③积极户外活动,延缓肌肉衰减,保持适宜体重。④定期健康体检,测评营养状况,预防营养缺乏。

高龄老年人膳食指南:①食物多样,鼓励多种方式进食。②选择质地细软,能量和营养素密度高的食物。③多吃鱼、禽、肉、蛋、奶和豆,适量蔬菜配水果。④关注体重丢失,定期营养筛查评估,预防营养不良。⑤适时合理补充营养,提高生活质量。⑥坚持健身与益智活动,促进身心健康。

二、饮食方式

(一)饮食习惯

老年人的饮食习惯应该注重以下几点。

1. 定时定量 老年人应该尽量做到定时吃饭,每日三餐规律进食,避免过度饥饿或过饱。每餐的食量也应适当控制,避免暴饮暴食。

2. 细嚼慢咽 老年人的咀嚼能力有所下降,因此应该细嚼慢咽,充分咀嚼食物,以便消化和吸收。同时,也有助于减少胃肠道负担和避免吞咽困难。

3. 多样化饮食 老年人的饮食应该多样化,包括各种谷类、蔬菜、水果、肉类、豆类、乳类等。多样化饮食有助于获得全面的营养,避免偏食或挑食。

4. 清淡少盐 老年人的味觉和嗅觉可能会有所减退,对食物的味道不太敏感,因此容易饮食过咸。但是摄入过量的盐对健康不利,容易导致高血压等疾病。所以,老年人的饮食应该以清淡少盐为主。

5. 适量饮水　老年人应该适量饮水,保持充足的水分摄入。水分有助于维持身体的正常代谢和废物排泄,预防脱水和其他健康问题。

6. 晚餐不宜过量　晚餐应吃一些简便易消化的食物,并应严格控制食量。

7. 保证吃好早餐　不吃好早餐,人体最低限度的血糖维持不足,人就不能充满活力地去学习和工作。

8. 早餐宜进热食　早上是自主神经、副交感神经转往交感神经的时间,所以宜进热食。

9. 饭后宜喝点茶　茶中主要成分丹宁酸有杀菌消毒的作用,其植物皂素能清洗口中食后残屑。

10. 饭后宜适当运动　这样可提高细胞活力,减少脂肪聚集,防止发胖。

11. 晚上不宜吃冷饮　晚上人体水分代谢不活跃,若晚上7时以后吃冷饮,会由于水分代谢慢而积存体内,降低体温,从而不易消除疲劳。

12. 食盐不宜过多　盐摄入过多,易导致高血压。避免过量饮酒,过量饮酒会导致肝脏疾病、心血管疾病等健康问题。老年人应该尽量避免饮酒。

总之,老年人的饮食习惯应该以健康、营养、适量为原则。通过定时定量、细嚼慢咽、多样化饮食、清淡少盐和适量饮水等习惯的养成,可以帮助老年人保持良好的营养状况和健康生活方式。

(二)饮食结构

老年人饮食结构有以下特点。

1. 食物多样,谷类为主　各种各样的食物所含的营养成分不尽相同,没有一种食物能供给人体需要的全部营养素,所以每日膳食必须由多种食物适当搭配,才能满足人体对各种营养素的需要。谷类食物是我国传统膳食的主体,是人体热量的主要来源,它提供人体糖类、蛋白质、膳食纤维及B族维生素等。在各类食物当中应当以谷类为主,并须注意粗细粮搭配。

2. 多吃蔬菜、水果和薯类　蔬菜、水果和薯类都含有较丰富的维生素、无机盐、膳食纤维及其他生物活性物质。红、黄、绿等深色蔬菜中,维生素含量超过浅色蔬菜和水果,而水果中的糖、有机酸及果胶等比蔬菜丰富。食用蔬菜、水果和薯类的膳食,对保护心血管健康、增强抗病能力和预防某些癌症等有重要作用。

3. 常吃奶类、豆类及其制品　奶类含钙量高,是天然钙质最好的来源,也是优质蛋白质的重要来源。我国居民膳食中普遍缺钙,与膳食中奶及奶制品少有关。经常吃适量奶类可提高青少年的骨密度,减缓老年人骨质丢失的速度。豆类含丰富的优质蛋白质、不饱和脂肪酸、钙及B族维生素。经常吃豆类食物,既可以改善膳食的营养供给,又可避免吃肉过多带来的不利影响。

4. 经常吃适量的鱼、禽、蛋、瘦肉,少吃肥肉和荤油类食物　鱼、禽、蛋及瘦肉是优质蛋白质、脂溶性维生素和某些无机盐的重要来源。我国相当一部分城市和绝大多数农村吃动物性食物的量还不够,应该适当增加摄入量。但大部分居民吃肉食太多,对健康不利,应当少吃猪肉、荤油,减少脂肪的摄入量。

5. 食量与体力活动要平衡,以保持适宜体重　控制进食量与加强体力活动是控制体重的两个主要因素。食量过大而活动量不足会导致肥胖,反之会造成消瘦。

6. 保持合适体重　体重过高易得慢性病,体重过低可使劳动能力和对疾病的抵抗力下降,都是不健康的表现。应保持进食量与热量消耗之间的平衡,体力活动较少的人应进行适度运动,使体重维持在适宜的范围内。

7. 清淡少盐的膳食　膳食不应太油腻、太咸,不食用含过多动物性的食物及油炸、烟熏食物,每人每日食盐用量以不超过 6 g 为宜。除食盐外,还应少吃酱油、咸菜、味精等高钠食品,以及含钠量高的加工食品。吃盐过多会增加患高血压的危险。

8. 如饮酒,应限量　白酒除具有热量外,不含其他营养素。

无节制地饮酒,会使食欲下降,食物摄入量减少,以致发生多种营养缺乏症,严重时还会造成酒精性肝硬化。过量饮酒增加中风等危险。若要饮酒,可饮用少量的低度酒。儿童应当忌酒。

9. 吃清洁、卫生、不变质的食物　应当选择外观好,没有泥污、杂质,没有变色、变味且符合卫生要求的食物。进餐时要注意卫生条件,包括进餐环境、餐具和供餐者的健康卫生状况。

(三) 老年人营养需求

根据我国营养学会老年营养分会每年一次的老年人营养状况调查,发现我国老年人缺乏优质蛋白,我国五成老年人存在营养不良问题,仅 75 岁以上的老年人,贫血人数就占到了 15% 以上。老年人营养不良不仅仅是蛋白质、热量不足,也包括微量元素、维生素、矿物质的不足,其主要分为以能量不足为主的消瘦型、以蛋白质缺乏为主的水肿型,以及既缺乏能量又缺乏蛋白质的混合型。

中国营养学会公布的《中国居民膳食指南(2022)》,将老年人分为 65 岁和 80 岁两个年龄段。80 岁以上高龄老年人的营养建议,是第一次提出。对此,老年人及其照护者一定要充分认识食物品种丰富的重要性,保障供应,不断丰富老年人的餐食,尤其是高龄老人的饮食营养。当下老年人营养不良的主要原因:一是老年人及其子女对营养问题不够重视,存在"重医疗、轻营养"的倾向;二是衰老、疾病也会影响老年人营养的摄入。此外,老年人从电视、网络、传单等各种途径或多或少地获得各种片面、零散营养知识,从而对营养存在一定的认知误区。

1. 热量　老年人随着年龄的增长,基础代谢率和活动量(劳动强度)皆逐年减少,因此其热量的消耗量也随之降低。一般认为,60 岁的老年人热量的正常耗量较青年人减少 1/5,70 岁以上者减少近 1/3。因此,老年人应依据其年龄、性别、活动量及个体差异的生理变化合理调节饮食,减少热量摄入,建议老年人热量摄入量以每日 1 800 ~ 2 000 kcal (1 kcal = 4.2 kJ) 为宜。

2. 蛋白质 老年人的分解代谢大于合成代谢,蛋白质合成能力差,摄入的蛋白质利用率低,因此,蛋白质的摄入量应量少而质优;每日摄入量以达到每千克体重 1.0 ~ 1.2 g 为宜,有慢性消耗性疾病、烧伤或外科手术后应适当增加,蛋白质提供的能量占膳食总能量的 13% ~ 14% 较合适。所供给的蛋白质中需要有一部分(35% ~ 45%)蛋、奶、鱼、肉等优质动物蛋白;可较多食用豆腐、豆制品等。

3. 脂肪 肥胖是高血压、高脂血症及糖尿病等老年慢性疾病的危险因素。所以老年人膳食中脂肪摄入不能太高。应按中国营养学会建议的脂肪摄入占总能量的 20% ~ 25% 为宜,但不得小于 10%,以免影响必需脂肪酸和脂溶液性维生素的供应。

4. 糖类 老年人供热量的主要营养成分糖类也应相对减少。因此老年人应少食糖或含糖高的食品。老年人糖类的供给量,一般认为以每人每日限制在 250 ~ 300 g 为宜。果糖容易被老年人吸收利用,并且果糖比葡萄糖较少转变成脂肪,因此,老年人宜多吃水果,也可食用含果糖较多的蜂蜜。

5. 膳食纤维 老年人群膳食中应有一定量膳食纤维,包括纤维素、半纤维素、木质素及果酸。虽然在肠道不能吸收,但能增加肠内容物的渗透性,吸收较多水分,扩大容量,刺激肠道,增加肠蠕动,使肠道的内容物较快排出体外,从而减少某些代谢产生的促癌物质与肠黏膜接触的机会,有防治便秘及防癌作用。此外,纤维素还可降低胆汁和血液中的胆固醇浓度,有益于减少动脉粥样硬化和胆结石的发生。纤维素能延缓糖分的吸收,降低血糖,利于防治糖尿病及减肥等。膳食纤维主要来源于全谷类及其制品、蔬菜、水果、麦麸、豆类、果胶等。世界卫生组织曾建议成人每人每日最低量为 27 g,最高量为 40 g,这是可溶性和不可溶性纤维的总和。随着食品加工越来越精,膳食纤维丢失明显增加,使某些维生素、矿物质也大量丢失,因此,老年人应重视多食用麦片、燕麦及粗粮等食品。

6. 维生素

(1)维生素 A:老年人消化功能弱,易发生维生素 A 缺乏,应多进食富含维生素 A 的食物,如动物肝脏、胡萝卜、牛奶、绿色蔬菜及柑橘等。

(2)B 族维生素:对老年人较重要的有维生素 B_1、维生素 B_2、维生素 B_6、维生素 B_{12}、叶酸等。

维生素 B_1:在糠麸中含量最为丰富。正常老年人不会发生维生素 B_1 的缺乏,但饮酒过多,长期卧床进食不足或长期食用精制米面等易致缺乏。老年人维生素 B_1 的日需要量为 1.2 ~ 1.4 mg。

维生素 B_2:动物内脏、肉类、乳类、蛋黄、鱼类及酵母中的维生素 B_2 含量最为丰富。老年人维生素 B_2 的日需要量为 1.5 ~ 2.0 mg。

维生素 B_6:是参与机体代谢的 20 多种酶的辅酶,老年人维生素 B_6 缺乏可导致行为异常。以酵母和糠麸中最多,每日需要量为 3 mg。

维生素 B_{12}:在肝及内脏与各种动物性食品中含量最为丰富,人体肠道的微生物也能少量合成,老年人每日需要量为 5 ~ 15 μg。

（3）维生素 C:充足的维生素 C 可防止老年人血管硬化,促使胆固醇排出,增强机体抵抗力。老年人由于食欲减退,消化吸收功能低下,喜食烹调时间较长的食物,同时进食水果、蔬菜少,易发生维生素 C 缺乏。维生素 C 人体不能合成,主要来源于新鲜蔬菜、水果。老年人每日膳食维生素 C 的推荐摄入量与年轻人相同,为每日 100 mg。

（4）维生素 D:老年人维生素 D 缺乏时会引起骨软化病或骨质疏松症,易发生骨折。长期卧床不见阳光,饮食不合理及肠道吸收功能障碍者会引起维生素 D 缺乏。它在各种动物性食品中含量最丰富,如肝、奶、蛋等。

（5）维生素 E:近年来,对维生素 E 的延缓衰老、提高免疫功能的研究很多。维生素 E 的主要功能之一指抗氧化损伤,补充维生素 E 可减少细胞中脂褐质(俗称老年斑)的形成,并可改变皮肤弹性。缺乏维生素 E 时机体免疫功能降低。老年人每日膳食维生素 E 的推荐摄入量为 12 mg。当不饱和脂肪酸摄入量增加时,要相应地增加维生素 E 的摄入量。

一般每日摄入 1 g 多不饱合脂肪酸时应摄入 0.5 mg 的维生素 E。目前不少人每日自行口服补充维生素 E 制剂,虽然维生素 E 的毒性较小,但每日摄入量最好不要超过 300 mg。

有证据表明,长期每日摄入维生素 E 超过 600 mg,有可能出现中毒症状,如头痛、视觉模糊和极度疲乏等。

7. 矿物质

（1）锌:有抗氧化功能,可使细胞对氧自由基有较强抵抗力,因此有抗衰老作用。老年人缺锌可表现为味觉异常、暗适应能力下降等。

（2）硒:是一种人体必需的微量元素,在土壤中硒含量低的地区农作物和饮水及人体内硒含量亦低,此地的癌症发病率和死亡率及心脏病、卒中及高脂血症等相关疾病皆高。低硒者同时会并发维生素 E 缺乏症,患癌风险更大。硒能增强维生素 E 的抗氧化作用。减少自由基的形成,能刺激免疫球蛋白及抗体的形成,增强机体抗病菌能力。

人体对硒的生理需要量极微,富含硒的食物有动物内脏、鱼虾、蛋类、大蒜、蘑菇、香蕉和胡萝卜等。

（3）铬:适量的铬可使胰岛素充分发挥作用,并使低密度脂蛋白水平降低,高密度脂蛋白水平升高。

（4）铁:是血红蛋白的主要原料。老年人对铁的吸收利用能力下降和造血功能减退,血红蛋白含重减少,出现缺铁性贫血。造成贫血的原因除铁摄入量不足外,还可能与蛋白质合成减少,对维生素 B_{12} 及叶酸等摄入不足有关。我国对老年人每日铁的膳食推荐摄入量为 15 mg。在给贫血者补铁时,应同时补充维生素 A,使铁的吸收率明显增加。

（5）钙:是构成人体骨骼的主要元素。老年人缺钙可致骨质疏松症。老年人胃肠道功能降低,胃酸分泌减少,使钙的吸收能力下降;此外,老年人户外活动较少,肾功能又降低,致使维生素 D 合成不足,影响钙的吸收。同时,体力活动的减少又降低了骨骼钙的沉积。老年人体内的钙呈负平衡,骨质疏松和股骨颈骨折比较常见。所以应积极提倡老年人多吃奶类和豆类食品,奶类是钙的最好来源。中国营养学会对成年人钙的每日推荐量为 800 mg,50 岁以上的中老年人为 1 000 mg,可满足老年人的需要。钙的补充不宜过多,以免引起高钙血症、肾结石及内脏器官不必要的钙化。

三、营养治疗

(一)老年人的营养需要

与成年人相比,老年人机体组成、各种物质代谢反应及器官功能均发生相关变化,从营养素需求方面讲,营养素种类没有太大变化,数量有所差异。

1. 能量　老年人的能量要求一般来自两方面:基础代谢的需要和活动时消耗,同时,还取决于老年人活动的程度和范围以及机体组织活动的代谢程度。老年人的能量需要随年龄增长而降低。中国营养学会建议:50 ~ 59 岁的范围内,能量供给可比成人减少 10%,60 ~ 69 岁减少 20%,而 70 岁以后减少 30%。但住院的老年患者普遍存在能量摄入不足现象,与食欲下降、疾病影响、营养物质摄入不足或吸收不良有关。临床上应根据患者每日实际能量消耗情况供给能量。

2. 蛋白质　老年人体内的分解代谢大于合成代谢,蛋白质合成能力低,加之老年人对于蛋白质的吸收和利用率低,因此需要供给较为丰富和质量高的蛋白质来补充组织蛋白质的消耗,以维持其正氮平衡,尤其应注意高生物价蛋白质的补充(应占总供给量的 50%),主张基础供给量为 1.0 ~ 1.2 g/(kg·d)。对于我国的饮食习惯,每天所摄入的蛋白质中有 60% 为植物性蛋白质,在植物性蛋白质中除黄豆外,其他植物性蛋白质生物效价较低,所以每天应摄入一定量的蛋、乳、鱼、肉等动物性蛋白质,以提高摄入蛋白质的生物学价值。在临床中老年患者若出现损伤或手术后的高代谢应激状态,则应根据情况提高蛋白质的供给。

3. 糖类　老年人对糖类的代谢能力降低,糖耐量下降,易发生高血糖症。在手术创伤、感染时糖利用障碍,无氧酵解增加,乳酸积聚,易出现代谢性酸中毒。因此,目前建议在正常情况下,老年人糖类供给量在总能量中所占比例以 55% ~ 60% 为宜,且单糖比例不应超过 10%。糖类中 40% ~ 45% 的能量由膳食纤维提供,可提高膳食黏稠度,在胃内排空速度减慢及小肠内转运时间延长,延缓葡萄糖的吸收,控制餐后血糖浓度,改善高胰岛素血症。老年人胰腺功能减退,在提供糖类时,应考虑到老年人对葡萄糖的耐受性。若伴有外伤、胰腺疾病、肾脏疾病、肝脏疾病或重度感染时,应考虑到老年患者对糖的利用受限,适当调整糖类的摄入量。

4. 脂类　由于老年人脂质代谢异常,一些常见的老年性疾病多与脂肪有关,因此,老年人的脂肪供给要求比年轻人严格,脂肪的摄入量不宜过多,通常以摄入的脂肪量占饮食总能量的 20% 为宜,最高不超过 30%。老年人胆汁酸减少,酯酶活性降低,对脂肪的消化功能下降,过多摄入脂肪会增加消化系统的负担;另一方面脂肪摄入过多,会促进动脉硬化等许多老年性疾病的发生。老年人除了应注意脂肪的摄入量,还应注意摄入脂肪的种类。不饱和脂肪酸有软化血管、降低胆固醇、预防动脉硬化的作用,而饱和脂肪酸的作用恰恰相反,所以不饱和脂肪酸的供给要充足(植物油),尽量减少饱和脂肪酸(猪油、乳油等动物性脂肪)的摄入,饱和脂肪酸/单不饱和脂肪酸/多不饱和脂肪酸比例为1:1:1。另外,应适当限制胆固醇的摄入,每天不超过200 mg。

5. 维生素 维生素在调节代谢、延缓衰老及增强免疫力方面具有十分重要的作用。大多数维生素,特别是水溶性维生素在体内不能合成和储存,必须靠食物供给。而老年人由于摄入量减少,胃肠道功能减退,加上老年性疾病影响维生素的正常摄入,易造成维生素的摄入量及利用不足,出现维生素缺乏的临床表现。老年人容易患有维生素A、维生素 B_1、维生素 B_2、维生素C和维生素D缺乏症,除应供给维生素丰富的食物外,还应适当补充维生素制剂。一般认为,老年人每日维生素需要量及供给量应高于青壮年人,尤其是维生素D。

6. 矿物质 老年人由于胃肠功能降低,肾功能衰退,可发生不同程度的缺钙和贫血,因此补铁、补钙显得尤为重要。但在一般情况下,铁的质量是一个首要的问题,动物肌肉和动物血液提供的铁的吸收率高于植物性食物,这是必须注意的。乳及其制品的钙较植物性食物中的钙有更好的吸收率,老年人日常饮食应注意摄入乳类及其制品。若日常饮食摄入不足,必要时可选择钙、铁的口服营养补充剂。有研究表明,特发性高血压患者对食盐负荷引起的升压反应随年龄增长而增强,而且水钠潴留加重心、肾负担,因此,老年人营养支持时应注意限制钠的摄入。

7. 水分 许多老年人有尿频和尿失禁的问题,便会减少水分的摄取,但这样会使肾脏不易排除体内代谢所产生的废物。且老年人直肠、结肠的肌肉萎缩,排便能力差,细胞内液减少、萎缩,以致大便容易秘结。因此,老年人膳食中必须要有足够的水分,一般可控制在2 000 mL/d左右,因此多样化的汤、羹是不可缺少的。

步入老年期后,消化器官的结构和功能逐渐衰退,包括黏膜萎缩、牙龈萎缩、牙齿松动脱落、味蕾减少、咀嚼和吞咽功能受限、食管蠕动能力减退,这些均不利于食物入胃。还会出现胃肠黏膜萎缩、胃肠肌松弛无力,唾液淀粉酶、胰脂酶、胰淀粉酶、胰蛋白酶等消化酶活性下降、胆囊功能障碍、小肠黏膜表面积减少等。这些变化降低了老年人对营养素的吸收和消化能力。

(二)老年人膳食原则

1. 谷类为主,粗细搭配 保证粮谷类和薯类的摄入量,并摄入适量的全谷类食物。根据身体活动水平不同调整每日谷类和薯类摄入量;轻至中度体力活动的老年人,每天摄入谷类200~400 g(其中1/3~1/2为全谷类食物和杂粮),薯类50~100 g。

2. 适量鱼虾和禽肉、畜肉及蛋类摄入,保证优质蛋白质供应 每日由动物性食物或大豆提供的优质蛋白质在总膳食蛋白质中所占的比例应大于1/3。平均每日摄入鱼、虾类及禽肉类食物50~100 g,畜肉类食物40~50 g,蛋类食物25~50 g。

3. 适量摄入奶类、豆类制品 每天应保证摄入250~300 g鲜牛奶或相当量的奶制品。同时,每天应摄入30~50 g的大豆或相当量的豆制品。

4. 保证果蔬摄入,多吃深色蔬菜 应保证每日水果和蔬菜的摄入量,多吃深色及十字花科蔬菜(白菜、甘蓝、芥菜等)。每日蔬菜摄入推荐量为 350～400 g,水果为 100～200 g。

5. 控制油脂食用量,维持脂肪酸的良好比例 减少动物性油脂摄入,平均每日植物油食用量应在 20～25 g,经常更换不同品种的食用植物油,以达到脂肪酸的推荐比例。

6. 保持低盐饮食 老年人饮食宜清淡,保持低盐饮食,每日食盐摄入量应不高于5 g。

7. 足量饮水 老年人应主动、少量多次饮水,以维持机体的正常需求。饮水量应随着年龄的增长而有所降低,推荐每日饮水 1.5～1.7 L,以温热的白开水为主,少喝浓茶和饮料。

8. 限制饮酒 老年人每日饮用酒的酒精量,男性不超过 20 g,相当于啤酒 750 mL,或葡萄酒 250 mL,或 38 度白酒 75 g,或高度白酒(38 度以上)50 g;女性不超过 15 g,相当于啤酒 450 mL,或葡萄酒 150 mL,或 38 度白酒 50 g。患有肝炎、肝硬化、食管炎、胃炎、胃溃疡、胰腺炎等疾病的老年人不能饮酒。

9. 合理使用膳食补充剂、强化食品、特殊医学用途配方食品 当能量摄入不足推荐摄入量的 75% 或非液体食物摄入总量每日不足 1 000 g 时,可选用膳食补充剂进行补充,其中营养素补充量应为营养饮食的 1/3～2/3;维生素 D 可达到最大安全剂量的 1/2。对于存在营养不良或营养风险的老年人,可在临床营养师或医生指导下,选用合适的特殊医学用途配方食品,每天 1～2 次,每次提供能量 200～300 kcal、蛋白质 10～12 g。

10. 合理安排饮食,维持适宜食物摄入量 老年人要根据自身生理和营养需要特点,注意餐次与食物的安排,保障适宜进食量。宜采用三餐两点制,必要时可少食多餐。食物分配量按各餐食物供能占全天总能量计算,早餐占 20%～25%,午加餐占 5%～10%,午餐占 30%～40%,下午加餐占 5%～10%,晚餐占 25%～30%。

(三)老年人进食过程中易发生的情况

1. 吞咽困难 吞咽困难是一种病理现象,其原因是多方面的,包括食管运动障碍、食管梗阻、延髓麻痹、食管周围病变。

2. 便秘 老年人的大便次数和规律因个人体质不同而有所不同,每日 3 次至每周3 次均属正常。老年人便秘的原因是多方面的,如食物中缺少膳食纤维、液体摄入量减少、精神因素、截瘫、经常用镇痛药或者降压药等。

3. 腹泻 除胃肠道疾病外,老年人常见的原因包括吸收不良综合征,长期应用抗生素,小肠和结肠病变如炎性肠道疾病、结肠癌、结肠息肉等。

4. 上消化道出血 老年人上消化道出血可由胃溃疡、胃肿瘤、食管静脉出血等引起。

5. 便血 原因包括痔,结肠、直肠肿瘤,肛裂外伤等。

6. 急性与慢性腹痛 老年人急性腹痛主要有胆囊炎、阑尾炎、胰腺炎、急性肠系膜血管栓塞;慢性腹痛常为胰腺肿瘤、肠道肿瘤早期症状。

（四）老年患者的肠内营养支持

随着年龄的增加，老年人的机体代谢和机体组成也发生相应的变化。老年人由于咀嚼功能的变化，胃肠道分泌功能下降，小肠吸收功能减退，以及进食量的减少等原因，营养不良的发生率升高。调查研究显示住院老年患者的营养不良发生率高达 29% ~61%。

当老年人由于疾病原因不能经口进食或进食总量不能满足一日营养需求时，应考虑各种途径给予肠内营养支持（表 7-1）。如果存在胃肠道功能受损的情况，还可以选择不需再消化即可被吸收的肠内营养制剂。

表 7-1　常见的肠内营养制剂

类型	特点	适用人群	举例
家庭自制匀浆膳食	根据老年患者需求，家庭自制的匀浆膳食	适用于胃肠道较好、康复期患者及家庭肠内营养患者的饮食替代或营养补充	可选用米汤、馒头、面条、蔬菜、牛奶、瘦肉、鸡蛋等食物
整蛋白型	营养全面均衡完整，三大营养物质按照一定的能量比例配制，适用于胃肠道功能接近正常的患者	用于各种营养不良患者作为饮食替代或营养补充	能全素、能全力
氨基酸型/短肽型	营养成分明确且全面，不需要消化即可在小肠吸收	适用于胃肠道功能部分损伤、不能通过正常进食满足机体营养需求的患者	百普力
特殊疾病型	在平衡标准型配方的基础上，通过对蛋白质、糖类和脂肪的成分或比例的调整，使之更符合患者的能量需求	适用于不同的疾病类型如肝病型、糖尿病型、肾病型等	低 GI 型

肠内营养的优点：针对营养不良的老年人群，肠内营养制剂相对便利、安全、临床效果显著，已经成为老年人诊疗过程中不可缺少的重要组成部分。①肠内营养可以改善和维持肠道黏膜细胞结构与功能的完整性，有防止肠道细菌易位的作用。②在同样热量与氮量的条件下，应用肠内营养的患者的体重增长、氮潴留均优于全肠外营养，而且人体组成的改善也较明显。③肠内营养较价廉，对技术和设备的要求较低，使用简单，易于临床管理。

老年治疗膳食周食谱举、老年患者肠内营养食谱举例见表 7-2、表 7-3。

表 7-1　老年治疗膳食周食谱

餐次		周一	周二	周三	周四	周五	周六	周日
早餐		番茄炒西葫芦	烧豆腐	炒土豆片	番茄炒茄丝	蒸蛋羹	清炒花菜(煮烂)	清炒西葫芦
		馒头	馒头	杂粮包子	馒头	煎饼	素包子	杂粮包子
		鸡蛋	鸡蛋	鸡蛋	鸡蛋	小咸菜	鸡蛋	鸡蛋
		小米粥	豆浆	玉米糁	豆浆	小米粥	豆浆	玉米糁
午餐		清江鱼	鸡腿 1 个	红烧狮子头	上汤鸡肉丸	梅菜扣肉	清蒸龙利鱼	鸭血豆腐
		红烧茄子	炒包菜丝	番茄炒鸡蛋	番茄炒土豆丝	炒胡萝卜丝	酱烧冬瓜	肉沫茄丝
		软米饭+红薯	软米饭+炒雪菜	软米饭+南瓜	软米饭+红薯	软米饭+山药	软米饭+红薯	软米饭+南瓜
		紫菜蛋花汤	瓜片汤	紫菜虾米汤	西红柿鸡蛋汤	白菜豆腐汤	西红柿鸡蛋汤	瓜片汤
晚餐		胡萝卜炖粉条	馄饨	鸭血豆腐	番茄炒西葫芦	木耳烧腐竹	番茄鸡蛋面	上汤娃娃菜
		菜团子	奶黄包 2 个	咸花卷	肉包子	三角饼	豆沙包 2 个	鸡蛋煎饼
		大米绿豆粥		八宝粥	黑米粥	小米南瓜粥		八宝粥

表 7-3　老年患者肠内营养食谱举例

餐次	食物
早餐	肠内营养制剂 300 mL
加餐	大米粥 150 mL +鸡蛋 1 个
中餐	肠内营养制剂 300 mL
加餐	汤面条 150 mL(面条 40 g、鸡脯肉 10g 、青菜 50 g)
晚餐	肠内营养制剂 300 mL
加餐	牛奶 200 mL
总量	液体 1 200 mL,蛋白 50 g,脂肪 30 g

第四节　适宜居"住"

一、居住环境

为老年人创造一个舒适、安全、健康的居住环境,需要从以下几个方面考虑。

1. 房间位置及适宜的家具材料　①老年人房间应尽量安排远离客厅和餐厅,选择安静的角落,以便他们能够更好地休息和避免打扰。②门窗所用的材料隔音效果一定要好,以保证室内的安静。③居室的地面应平整,饰面材料应具有防滑的功能,避免使用光滑瓷砖,最好采用地毯,以防止老年人摔跤。④应尽量把带独立卫生间的主卧室给老年人用,方便他们夜晚如厕。

2. **家具的摆放安全** ①家具尽量靠墙而立且不应过高,以便老年人行走和拿取物品更方便。②床应设置在靠近门的地方,方便老年人夜晚如厕。床架不宜太高或太低,上下床要方便,也不宜太低,以免影响通风,使被褥易发潮。床垫的软硬要适宜。③在家具选择上,茶几或小桌面应以圆滑、牢固的造型为主,宜选稳定的单件家具或固定式家具。

3. **明亮、柔和的采光** ①老年人的卧房应尽量安排在朝阳的房间。一方面是因为老年人喜阳,另一方面让老年人有更多的时间和机会坐在家中就可以享受阳光。②老年人的视觉系统不喜欢受到过强的刺激,所以老年人房间的配色以柔和淡雅或采用天然材质为佳。

4. **方便的生活环境** ①灯光要高度适中,如光线不足或照明度差,易引起疲劳,进而精神不振,反之,如光线过强也会刺激眼睛,使眼肌紧张而产生疲劳。除照明灯外,应有壁灯及天花板上的装饰灯,以提高室内亮度,但光线一定要柔和。②从室内来说,主要是防止门窗、用具所产生的噪声。门窗的启闭既灵便又无缝隙,开启时不会随风摆动,并经常检修。加装窗帘有阻挡和吸收噪声的效果。桌、椅、床、凳子的腿上钉一层橡皮,移动时则无噪声产生。

5. **居室陈设要求** 对老年人居室陈设要求,原则上是简单为宜。除必需的床、桌、椅、茶具外,不必放置过多的家具。这样可以方便老年人的日常生活和行动。

二、保证睡眠质量

各人需要睡眠的时间随年龄和工作情况的不同而异。一般来说,随年龄的增长而逐渐减少,老年人每日的睡眠时间为 6~8 h。在时间的分配上一般是夜间 5~6 h,早睡早起;中午 1~1.5 h 为佳。要想获得高质量的睡眠,老年人应注意以下几点。

1. **睡眠姿势有讲究** 不要俯睡,以免心脏受到压迫,同时呼吸也会感觉困难,吸氧相对减少;不宜向左侧睡,向左侧睡会压迫心脏和胃部,使胃内食物不能顺利进入小肠,不利于食物的消化和吸收;应身体呈弓形向右侧较为适宜。这样不但可使全身肌肉放松,而且心、肺、肝、胃肠都处于自然状态,不会受到压迫。

2. **枕头高低要适中** 枕头过高,会使颈部过分向前,使向大脑运输血液的血管受到压迫,引起头晕、头胀等不适;枕头过低,会使颈部后屈过大,同样也会引起不适,因此枕头的高低要适中,老年人可以通过尝试找到自己最适宜的高度。

3. **饭后睡前少饮水及兴奋类饮品** 老年人肾功能随年龄的增长而有所减退,尤其是男性老年人还常伴有前列腺增生症。尿短、尿频现象非常常见,这样不但影响睡眠,而且起夜时因精神恍惚、光线暗淡容易跌倒,造成意外伤害。此外,浓茶、咖啡等含有茶碱、咖啡因等能使人兴奋的成分,睡前喝不易入睡,应尽量不喝。

4.晚饭不宜过饱　晚餐过饱易使人发胖,也易诱发糖尿病和动脉硬化。饱胀的胃及十二指肠会使横膈抬高,影响心肺功能,也会影响睡眠。

5.睡前泡脚　睡前泡脚10~20 min,这样既可以清洁皮肤、预防皮肤感染,又可使双脚足部血管慢慢扩张,促使末梢血液循环,同时也可使全身感到暖和、舒服,起到催眠作用。

第五节　"行"稳致远

没有运动也就没有生命。流水不腐、户枢不蠹,均是由动而致。古希腊学者希波克拉底说:"阳光、空气、水和运动,这是生命健康的源泉。"运动能增进健康和恢复体质。

运动贯穿于机体生长、发育、衰老的全部过程,所以运动对老年人也同样至关重要。如果老年人能坚持适量的运动和锻炼,不仅能延缓衰老的过程,而且能调节、增强和改善机体各系统的功能。老年人的运动可按自己的实际情况来安排。

运动项目以散步、慢跑、打太极拳(剑)、健身操、跳舞、门球及棋类等为宜。主要是选择个人喜欢而又能承受的运动项目,最重要的是能持之以恒,几年下来就会感到参加锻炼的益处。至于锻炼的强度,以不感到疲劳或虽感疲劳,但休息片刻即可恢复为度;若第2日早晨起床后仍感疲劳,则前1 d的运动过量了,应该减少。运动后心跳可有所加快,但不能超过110次/min。同时,亦要有静坐静卧的时间,特别是在疲劳后,更应安静休息。

一、运动项目

老年人的身体活动是非常重要的,它可以帮助增强身体素质,提高免疫力,延缓衰老,预防疾病。以下是一些适合老年人的身体活动。

1.散步　这是一种低强度运动,对关节的冲击较小,适合老年人。每日可以步行30 min,每次10 min,也可以分3次进行。

2.太极拳　太极拳是一种低冲击力的活动,有助于提高老年人的柔韧性和平衡能力。同时,太极拳还可以缓解压力,改善心理健康。

3.游泳　游泳是一种低冲击力的全身运动,可以增强心肺功能和肌肉力量。对于老年人来说,游泳还可以改善身体的柔韧性和协调性。

4.瑜伽　瑜伽是一种身心俱佳的运动,可以帮助老年人放松身心,提高身体的柔韧性和平衡能力。同时,瑜伽还可以改善老年人的睡眠质量。

5.跳舞　跳舞是一种有趣的活动,可以让老年人放松身心,同时还可以提高身体的协调性和平衡能力。

6.打篮球　对于喜欢团队运动的老年人来说,打篮球是一种很好的选择。除了可以提高身体素质外,还可以增强社交能力。

总之,老年人可以选择适合自己的身体活动方式,坚持锻炼,从而保持健康的身体和愉快的心情。

二、运动防护

老年人进行运动锻炼时,需要注意运动方式和强度,以及做好运动防护,以避免运动损伤和意外发生。以下是一些老年人运动防护的建议。

1. 热身活动　在开始运动前,要进行充分的热身活动,如伸展、慢跑等,以增加肌肉和关节的灵活性,预防运动损伤。

2. 适量运动　老年人要根据自己的身体状况和运动能力选择适合的运动方式和强度。一般来说,低强度、持续时间较长的运动比较适合老年人,如散步、打太极拳、练瑜伽等。避免过度运动和突然加大运动强度。

3. 注意姿势　在进行运动时,要注意姿势正确,保持身体平衡。如练习太极拳时,要注意身体的重心和平衡点,避免摔倒。

4. 保护关节　老年人的关节比较脆弱,容易受伤。在进行运动时,要注意保护关节,避免过度弯曲或伸展。如可以选择一些对关节冲击较小的运动,如游泳、瑜伽等。

5. 避免剧烈运动　老年人要避免进行剧烈运动,如快速跑步、跳跃等,以减少对心脏和关节的负担。

6. 做好整理活动　在运动结束后,要进行整理活动,如慢走、拉伸等,以缓解肌肉疲劳,促进身体恢复。

7. 注意环境　在进行户外运动时,要注意周围环境的安全和舒适度。如避免在交通繁忙的路段进行运动,选择空气质量好的天气进行户外运动等。

总之,老年人进行运动锻炼时,需要注意运动方式和强度,以及做好运动防护措施,以保持身体健康和安全。

三、老年人交通出行

老年人交通出行是一个重要的问题,因为老年人容易受到身体和认知方面的影响,容易发生交通事故。以下是一些建议,帮助老年人安全出行。

1. 驾驶员　①在行车过程中要注意行人和老年人,特别是在校园周边和小区附近,要减速慢行,注意礼让。②避免急刹车或急转弯,以免老年人反应不过来而发生事故。③在遇到紧急情况时,要尽可能避免撞击行人或老年人。

2. 老年人自身　①尽量选择公共交通工具出行,如公交车、地铁等,避免自行驾车。②在等待公共交通工具时,要注意周围车辆的行驶情况,不要在车辆之间穿行或闯红灯。③在乘坐公共交通工具时,要注意站稳扶好,避免摔倒或受伤。④如果需要自己驾车出行,要选择适合自己的车型和驾驶方式,确保自己的身体和认知能力能够胜任驾驶任务。⑤在行驶过程中要注意交通规则和道路标志,遵守交通信号灯和道路标线的规定。⑥在遇到紧急情况时,要冷静处理,不要惊慌失措或急刹车,应该缓慢刹车并打开应急灯。

3. 社会各界　①政府和社会应该加强对老年人交通出行的宣传和教育,提高老年人的交通安全意识。②社区和单位应该为老年人提供安全的交通环境和设施,如人行道、过街设施等。③公交公司和出租车公司应该为老年人提供便捷和安全的乘车服务,如下车提醒、安全带等。

总之,老年人交通出行需要驾驶员、老年人自身和社会各界的共同努力,共同营造一个安全、和谐的道路交通环境。

四、老年人智能交通产品

针对老年人的智能交通产品主要有以下几类。

1. 智能手环　这类产品主要通过内置的传感器来监测老年人的健康状况,如心率、血压、睡眠质量等,并能够提醒老年人及时采取行动,避免健康问题的发生。此外,智能手环还可以通过 GPS 定位系统帮助老年人掌握自己的位置信息。

2. 智能轮椅　这类产品主要针对行动不便的老年人,通过内置的电机、导航系统等,帮助老年人实现自主行动,提高生活质量。

3. 智能拐杖　智能拐杖是一种结合了传统拐杖和智能技术的产品,通过内置的传感器和定位系统,帮助老年人掌握自己的位置信息,同时也可以检测老年人的步行速度、步数等数据。

4. 智能家居系统　智能家居系统可以通过智能设备将老年人的家庭环境进行智能化改造,实现家庭安全监控、智能控制等功能,提高老年人的生活便利性和安全性。

5. 车载智能设备　车载智能设备可以帮助老年人在驾驶过程中实现语音控制、导航指引等功能,提高驾驶安全性。

需要注意的是,针对老年人的智能交通产品应该充分考虑老年人的使用习惯和身体状况,确保产品的易用性和可靠性。同时,政府和社会应该加强对老年人使用智能产品的宣传和教育,提高老年人的信息安全意识和自我保护能力。

五、老年人 AI 运动方式

老年人 AI 运动方式主要是通过人工智能和运动传感技术,结合虚拟现实技术来提供运动训练和康复服务。这种方式可以让老年人在家中进行多种形式的运动训练,从而提高身体功能和预防摔倒等。

具体来说,老年人 AI 运动方式包括以下几种。

1. AI 健身车　AI 健身车是一种结合了人工智能和健身设备的运动器械,可以根据老年人的身体状况和运动目标,提供个性化的健身方案和数据监测,帮助老年人更好地进行有氧运动和力量训练。

2.AI 跑步机　AI 跑步机是一种可以与手机或电脑连接的运动设备,通过人工智能技术分析老年人的跑步姿势和步频等数据,提供个性化的跑步建议和训练方案。

3.AI 动感单车　AI 动感单车是一种结合了虚拟现实技术和运动传感技术的自行车,可以让老年人在家中进行模拟骑行训练,提高心肺功能和下肢力量。

4.AI 康复训练　AI 康复训练是一种通过人工智能技术为老年人提供个性化康复训练的方式,包括平衡训练、柔韧性训练、力量训练等,帮助老年人恢复身体功能和提高生活质量。

需要注意的是,老年人 AI 运动方式虽然可以为老年人提供方便、高效的运动训练服务,但也需要考虑老年人的身体状况和适应能力,避免过度运动或不当使用导致意外伤害。因此,在使用老年人 AI 运动方式时,需要选择适合自己的方式,并在专业人士的指导下进行。

第六节　老有所"乐"

老有所乐是指根据老年人的生理、心理特点,积极开展老年文娱体育活动,丰富老年人的物质文化生活,使老年人幸福、愉快安度晚年的一项对策。在中国,解决老有所乐的具体做法包括:①兴办老年人的娱乐场所,如老年人俱乐部、老年人联谊会等;②举办老年人锻炼及养生讲习班;③建立老年人社团,开展各项有益老年人身心的社会活动;④成立老年人服务中心,帮助解决老年人生活中的困难;⑤增加完善社会福利设施,丰富老年人的物质文化生活;⑥为老年人提供必要的活动经费;⑦在全社会树立尊老、敬老、爱老和养老的社会风气,使老年人在社会上得到公正合理的待遇。许多地方在城市规划和居民住房建设时,都考虑到老年人活动中心和老年人活动站(室)的建设,全国大部分城镇都建立了老年人活动中心,有的地区还设立了老年大学。

老年人生活乐趣的追求有很多种,以下是一些可能的方式。

1.旅游　旅游可以带给老年人新的体验和认知,让他们领略不同的文化和风景,同时也可以促进身心健康。老年人可以参加一些有组织的旅游活动,也可以自己规划行程,享受自由行带来的乐趣。

2.社交活动　老年人可以通过参加社交活动来与他人交流、分享经验,并建立新的社交圈子。如加入老年协会、参加志愿活动、加入兴趣小组等,都可以为老年人提供社交机会。

3.运动健身　适当的运动可以帮助老年人增强身体素质,预防疾病,并促进心理健康。老年人可以选择一些适合自己的运动方式,如散步、打太极拳、练瑜伽等,也可以参加一些健身课程或者加入运动团体。

4.阅读学习　阅读和学习可以让老年人拓展视野、增长知识,同时也可以为他们带来愉悦的体验。老年人可以加入学习小组、参加社区教育课程、学习新的技能等。

5.音乐艺术　音乐和艺术可以让老年人抒发情感、表达自我,并带来美的享受。老年人可以参加音乐会、戏剧表演、画画等艺术活动,也可以自己创作一些艺术作品。

6.园艺活动　园艺可以让老年人放松身心、享受大自然的美好,同时也可以促进身体健康。老年人可以在家中种植一些花草、蔬菜等植物,也可以参加一些园艺课程或者加入园艺团体。

山东省临沂地区老年研究中心对沂蒙山区 34 名百岁老年人的调查显示,这些老年人共同的特点是:性格乐观开朗、心胸宽广豁达、为人忠厚善良、家庭和睦相处、人际关系良好。保持情绪平稳是长寿的基本条件。美国疾病检查中心的专家进行的一项研究也表明,与自己亲近的人或一起工作的同事和睦相处,多交往,可以减慢大脑的衰老速度,增强健康和延长寿命。总之,老年人生活乐趣的追求有很多种,关键是要根据自己的兴趣爱好和身体状况来选择适合自己的方式,并保持积极乐观的心态。

第七节　慢性疾病管理

老年人慢性疾病管理是指对老年人慢性疾病进行全面、连续、动态的管理,以达到改善症状、控制病情、提高生活质量的目的。以下是一些建议。①健康咨询:老年人应该及时向医生或专业人士咨询慢性疾病的预防和治疗方案,了解自己的病情和治疗方案,以便更好地管理自己的健康。②健康筛查:老年人应该定期进行健康检查,包括常规体检和针对慢性疾病的特殊检查,以便及时发现和治疗慢性疾病。③免疫接种:老年人应该根据医生建议接种必要的疫苗,以预防某些慢性疾病的发生。④药物干预治疗:对于已经确诊的慢性疾病,老年人应该根据医生建议使用药物进行治疗,并注意按时按量使用药物,避免擅自停药或改变用药剂量。⑤自我管理:老年人应该学会自我管理,包括监测病情、记录病情变化、合理安排饮食、保持适量运动、保持良好的生活习惯等。⑥寻求专业帮助:老年人如果遇到慢性疾病的困扰,可以寻求专业医生的帮助,并积极配合医生的治疗和建议。

总之,老年人慢性疾病管理需要个人和社会的共同努力,通过健康咨询、健康筛查、免疫接种、药物干预治疗、自我管理和寻求专业帮助等多种方式,全面控制慢性疾病的发展,提高老年人的生活质量。

一、个人管理

老年人慢性疾病个人管理是指老年人自己主动管理慢性疾病,以达到控制病情、改善症状、提高生活质量的目的。以下是一些建议。

1.了解自己的病情　老年人应该了解自己的慢性疾病,包括病情诊断、治疗方案、可能的风险等,以便更好地管理自己的健康。

2.坚持规律用药　老年人应该按照医生的建议使用药物,并注意按时按量使用药物,避免擅自停药或改变用药剂量。

3.合理安排饮食　老年人应该保持均衡的饮食,多吃蔬菜、水果、粗粮等富含纤维素的食物,少吃高脂肪、高热量、高盐、高糖等食物,以保持健康的饮食习惯。

4.适量运动　老年人应该保持适量的运动,如散步、打太极拳、练瑜伽等,以增强身体素质,提高免疫力。

5.保持心理健康　老年人应该保持积极乐观的心态,避免焦虑、抑郁等不良情绪的影响,可以参加一些有益的社交活动,与家人和朋友交流互动。

6.定期检查　老年人应该定期进行健康检查,包括常规体检和针对慢性疾病的特殊检查,以便及时发现和治疗慢性疾病。

7.寻求专业帮助　老年人如果遇到慢性疾病的困扰,可以寻求专业医生的帮助,并积极配合医生的治疗和建议。

总之,老年人慢性疾病个人管理需要个人的自觉性和自我管理能力,通过了解自己的病情、坚持规律用药、合理安排饮食、适量运动、保持心理健康、定期检查和寻求专业帮助等多种方式,全面控制慢性疾病的发展,提高老年人的生活质量。

二、社区管理

老年人慢性疾病社区管理是指通过社区卫生服务机构和社区居民共同努力,对老年慢性疾病患者进行全面、连续、动态的管理。以下是一些建议。

1.建立健康档案　通过社区卫生服务机构为每位老年慢性疾病患者建立健康档案,记录患者的病情、治疗方案、健康状况等信息,以便更好地进行管理和随访。

2.定期随访　社区卫生服务机构应对老年慢性病患者进行定期随访,了解患者的病情变化、治疗情况、生活情况等,及时调整治疗方案和管理计划。

3.提供健康宣教　社区卫生服务机构可以通过开展健康讲座、发放宣传资料等方式,向老年人和居民宣传慢性病防治的知识和方法,提高居民的健康意识和自我管理能力。

4.提供心理支持　老年慢性疾病患者常常存在心理问题,社区卫生服务机构可以提供心理支持服务,帮助患者调整心态,增强信心和勇气。

5.组织康复活动　社区可以组织康复活动,如练健身操、打太极拳、练瑜伽等,帮助老年慢性疾病患者进行身体锻炼和康复治疗,增强身体素质和免疫力。

6.建立家庭医生制度　通过建立家庭医生制度,为老年慢性疾病患者提供更加全面和个性化的医疗服务,包括病情监测、健康教育、生活方式指导等。

7.联合社会力量　社区可以联合社会力量,如志愿者组织、慈善机构等,为老年慢性疾病患者提供更多的支持和帮助,如生活照料、心理疏导、康复指导等。

总之,老年人慢性疾病社区管理需要社区卫生服务机构和社区居民的共同努力,通过建立健康档案、定期随访、提供健康宣教、心理支持、康复活动、建立家庭医生制度、联合社会力量等多种方式,全面控制慢性疾病的发展,提高老年人的生活质量。

三、医护管理

老年人慢性疾病医院管理是指医院针对老年慢性疾病患者进行全面、连续、动态的管理。以下是一些建议。

1. 设立慢性疾病管理专科　医院应设立专门的慢性疾病管理专科,配备专业的医生和护士,为老年慢性疾病患者提供全面、连续的医疗服务。

2. 建立慢性疾病统计学资料　医院应建立老年慢性疾病患者的统计学资料,记录患者的病情、治疗方案、健康状况等信息,以便更好地进行管理和随访。

3. 定期检查和随访　医院应为老年慢性疾病患者制订定期检查和随访计划,了解患者的病情变化、治疗情况、生活情况等,及时调整治疗方案和管理计划。

4. 健康宣教　医院可以开展健康讲座、发放宣传资料等方式,向老年人和居民宣传慢性疾病防治的知识和方法,提高居民的健康意识和自我管理能力。

5. 康复治疗　医院可以为老年慢性疾病患者提供康复治疗服务,包括物理治疗、职业疗法、语言疗法等,帮助患者恢复身体功能和心理健康。

6. 心理支持　医院可以提供心理支持服务,帮助老年慢性疾病患者调整心态,增强信心和勇气。

7. 建立医患信任关系　医院应建立与患者和家属之间的信任关系,尊重患者的意愿和需求,提供个性化的医疗服务,提高患者的生活质量和满意度。

8. 定期评估和调整　医院应定期评估老年慢性疾病患者的病情和管理计划,及时调整治疗方案和管理计划,以达到更好的治疗效果和生活质量。

总之,老年人慢性疾病医院管理需要医院和医护人员的共同努力,通过设立慢性疾病管理专科、建立慢性疾病统计学资料、定期检查和随访、健康宣教、康复治疗、心理支持、建立医患信任关系、定期评估和调整等多种方式,全面控制慢性疾病的发展,提高老年人的生活质量。

第八章

居家照护指导技术

第一节　偏瘫患者抗痉挛体位摆放训练

◆ 目标

掌握并学会应用抗痉挛体位摆放技术。

◆ 操作目的

防止或对抗痉挛姿势,保护关节,早期诱发分离活动。

◆ 适应证

偏瘫患者软瘫期。

◆ 禁忌证

偏瘫合并其他部位骨折时选择使用。

◆ 评估

1. 评估患者

(1) 全身情况:目前病情、意识状况、自理能力、配合程度。

(2) 局部情况:有无骨折、偏瘫侧肢体皮肤情况。

(3) 心理状况:对操作的认识和配合程度。

2. 评估环境　病床处于刹车状态,不易滑动。

◆ 操作步骤

(一) 仰卧位

协助患者取平卧位,给予患者头部垫薄枕,患侧肩胛和上肢下垫一长枕,前臂旋后,肘与腕均伸直,掌心向上,手指伸展位,整个上肢平放于枕上;患侧髋下、臀部、大腿外侧放垫枕,防止下肢外展、外旋,膝下稍垫起,保持伸展微屈(图8-1)。

（二）健侧卧位

协助患者取健侧在下，患侧在上的卧位，给予患者头部垫枕，患侧上肢伸展位，使患侧肩胛骨向前向外伸，前臂旋前，手指伸展，掌心向下；患侧下肢取轻度屈曲位，放于长枕上，患侧踝关节不能内翻悬在枕头边缘，防止足内翻下垂（图8-2）。

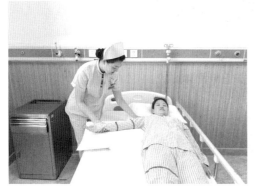

图8-1 仰卧位

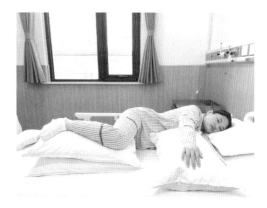

图8-2 健侧卧位

（三）患侧卧位

协助患者取患侧在下，健侧在上的卧位，给予患者头部垫枕，患臂外展前伸旋后，患肩向前拉出，以避免受压和后缩，肘伸展，掌心向上；患侧下肢轻度屈曲位放在床上，健腿屈髋屈膝向前放于长枕上，健侧上肢放松，放在胸前的枕上或躯干上（图8-3）。

（四）轮椅坐姿

选择合适的轮椅，患者坐轮椅时，保持躯干伸直，背靠椅背，患侧上肢放于胸前的软枕上，姿势可前伸亦可屈曲靠近自己。保持身体稍前倾，髋、膝、踝关节屈曲90°，双脚面着地或放于轮椅脚踏板上（图8-4）。

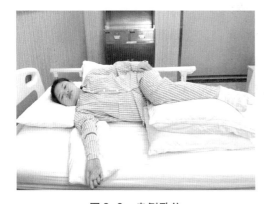

图8-3 患侧卧位

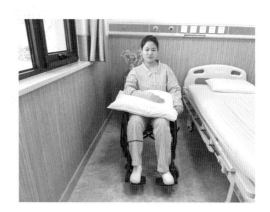

图8-4 轮椅坐姿

（五）床边椅坐姿

患者坐有扶手时,保持躯干伸直,靠着椅背,患侧上肢伸展放于近侧的扶手上,并用软枕支撑,保持身体稍前倾,髋、膝、踝关节屈曲90°,双脚面着地(图8-5)。

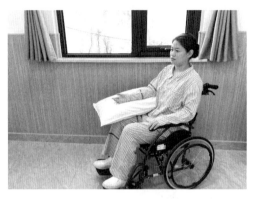

图8-5　床边椅坐姿

注意事项

（1）无论采取哪种卧位,都应以防止或对抗痉挛模式为前提,功能位摆放到位。

（2）注意保护踝关节,可用软枕保持踝关节中立位,不应在足底放置任何东西。

（3）患者卧床时身体应与床边平行,手中不要放任何东西来对抗痉挛。

（4）枕头的大小硬度适宜,规格统一,避免被褥过紧。

抗痉挛体位摆放

第二节　体位转换训练

目标

掌握体位转换的目的及方法。

操作目的

①刺激全身的反应和活动;②促进血液循环,预防压力性损伤、坠积性肺炎、肌肉萎

缩、关节挛缩和深静脉血栓等并发症;③最大限度地保持各关节活动范围,达到康复的目的。

适应证

病情稳定的偏瘫患者。

禁忌证

神志不清或不能配合的患者禁用。

评估

1. 评估患者

(1)全身情况:目前病情、意识状况、自理能力。

(2)心理状态:对操作的认识和配合程度。

2. 评估环境 病床双侧床栏架起状态,处于刹车状态,不易滑动。

操作步骤

(一)自主向健侧翻身

1. 患者平卧位,双手掌心相对,十指交叉相握,利用Bobath握手(患侧大拇指压在健侧上面)并举起,保持肘关节伸直;健侧下肢插到患腿下面,勾住患侧脚踝部,使双下肢屈膝,脚面蹬床(图8-6)。

2. 通过上肢左右摆动数次后,与下肢配合利用健侧伸腿的力量带动患侧翻向健侧(图8-7)。

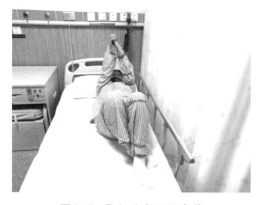

图8-6 Bobath握手翻身前

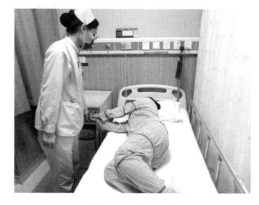

图8-7 翻向健侧

3. 整理衣物,摆放好体位,保持患侧各关节抗痉挛位(图 8-8)。

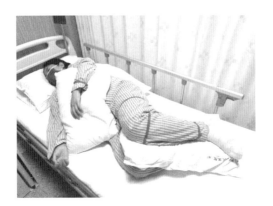

图 8-8　健侧卧位

(二)自主向患侧翻身

1. 患者平卧位,双手掌心相对,十指交叉相握,利用 Bobath 握手(患侧大拇指压在健侧上面)并举起,保持肘关节伸直。

2. 健侧下肢屈曲,健侧膝关节屈曲,髋内旋,健侧足底平放于床面上(图 8-9)。

3. 通过上肢左右摆动数次后,与下肢配合利用髋内旋、后伸,足用力蹬床面的力量带动健侧翻向患侧(图 8-10)。

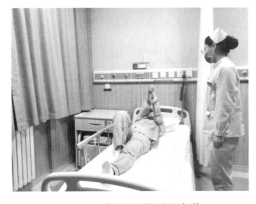

图 8-9　Bobath 握手翻身前

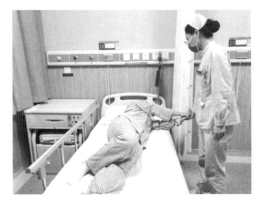

图 8-10　翻向患侧

4.整理衣物,摆放好体位,保持患侧各关节抗痉挛位(图8-11)。

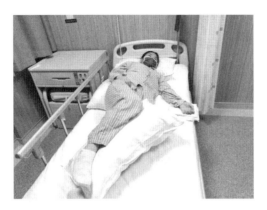

图8-11　患侧卧位

要点:①患者平卧位时,身体纵轴一定位于床纵轴上或偏向要翻身相对侧。②患者身体向两侧摆动时,确认床边留有足够的空间,确保翻身后的安全和舒适。③护理人员应站在患者翻身侧,对侧拉床档保护,防止坠床等意外。④在翻身过程中,都应先转头和颈,然后正确地连续转肩和上肢躯干、腰、骨盆及下肢。

(三)被动向健侧翻身

1.患者取仰卧位,协助患者身体移向患侧床边,指导其Bobath握手,肘伸直上举,双下肢屈曲,足蹬床(图8-12)。

2.患侧腿屈曲,足蹬床,护理人员帮助患侧肩部及髋部运动并翻向健侧。再将患者下肢转向健侧,整理衣裤及床单位,维持健侧卧位良肢位,使患者舒适(图8-13)。

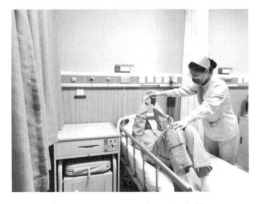

图8-12　Bobath握手翻身前

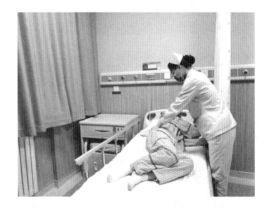

图8-13　协助翻向健侧

(四)被动向患侧翻身

1.患者仰卧位,身体移至健侧床边,护理人员协助患者Bobath握手和双下肢屈曲(图8-14)。

2.护理人员控制患侧肢体,运用 Bobath 握手摆动,协助患者翻向患侧(图 8-15)。

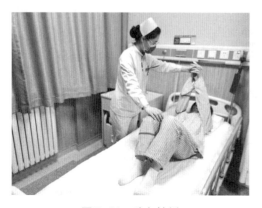

图 8-14　移向健侧

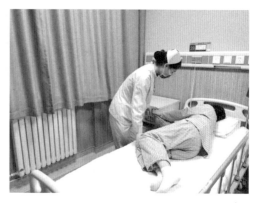

图 8-15　协助翻向患侧

3.整理衣裤及床单位,维持患侧卧良肢位,使患者舒适。

要点:①Bobath 握手时要尽量保持患者双侧肩前屈,肘伸直。②鼓励患者屈曲健侧下肢,并带动患侧行桥式运动,帮助患者侧方翻身。③给予被动翻身时,动作要协调轻稳,不可拖拉患侧肢体,尽可能发挥患者的残存能力。④对有导尿管、鼻饲管等引流管的患者,要先固定好以防脱落。⑤翻身时注意观察患者皮肤情况,有无出血点或斑块及压力性损伤等,以便及时处理。

(五)自主由健侧卧位坐起

1.患者先从平卧位翻身向健侧卧位。

2.用健腿足背勾住患腿带动患腿尽可能远离床外,然后分开双腿(图 8-16)。

3.患者抬起健侧肩膀,健侧上肢屈肘、前臂旋前,肘及手部支撑身体坐起,调整坐位姿势,整理衣物,保持坐位平衡(图 8-17)。

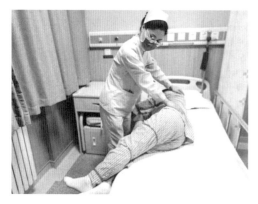

图 8-16　协助向健侧翻身

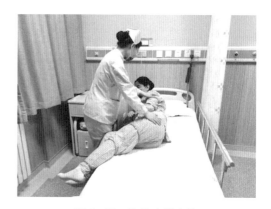

图 8-17　协助支撑身体

（六）自主从患侧卧位坐起

1. 先从仰卧位转向患侧卧位。

2. 用健腿足背勾住患腿的足跟带动患腿尽可能离开床外,然后分开两腿（图8-18）。

3. 用健手撑住患侧肩膀下的床面,通过伸直健侧上肢把肩和身体从患侧撑起（图8-19）。

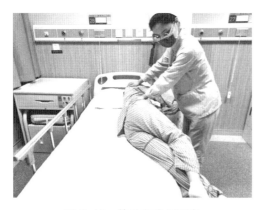

图8-18　协助向患侧翻身

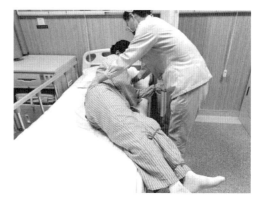

图8-19　协助从患侧坐起

4. 健侧躯干肌肉收缩,同时双下肢像钟摆样下压,协同躯干坐到直立位,整理衣物,调整坐姿,保持坐位平衡。

（七）自主由坐位到站位转换

1. 患者双足平放于地面,双足分开与肩同宽,患足稍后。

2. 患者 Bobath 握手,肘关节伸直,双臂前伸,躯干前倾保持重心前移（图8-20）。

3. 当双臂前倾超过双膝位置时,抬臀,双臂保持伸直位调整重心上移,伸展膝关节,缓慢站起（图8-21）。

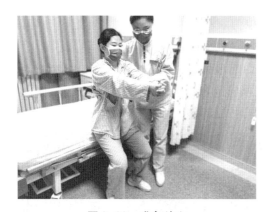

图8-20　准备站立

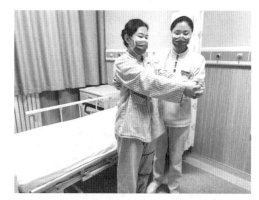

图8-21　独立站立

4. 调整姿势,保持站立平衡。

（八）辅助站立

1. 患者双足放于地面,患足在前,躯干前倾。

2. 护理人员面向患者站立,两足分开与肩同宽,用双膝支撑患者患侧膝部,双手扶托双髋或拉住患者腰带,利用身体重心前移,帮助患者上抬(图8-22)。

3. 患者双手置于护理人员肩胛区,根据护理者的指令抬臀、伸膝完成站立动作,调整姿势,保持平衡(图8-23)。

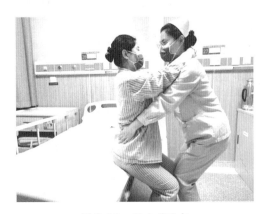
图8-22　站立前准备

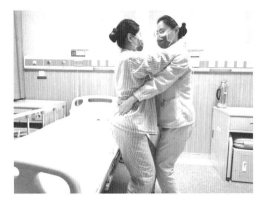
图8-23　辅助站立

要点:①进行坐卧位转换前,患者一定要先达到坐位平衡。②患者自主转换时旁边一定有护理人员陪伴,以防跌倒或坠床。③鼓励患者尽可能自主转换,家属或陪护站于患者患侧,避免空间忽略。

注意事项

(1)根据需要,选择适当体位及转移的方式、方法、范围等。

(2)转移前,向患者家属说明转移的要求和目的,取得家属的理解和配合。

(3)转移中,应做到动作协调轻稳,不可拖拉,并鼓励患者尽可能发挥自己的残存能力,同时给予必要的指导和协助。

(4)转移后,确保患者舒适、稳定和安全,并保持肢体的功能位。

(5)尽量让患者独立完成体位转移,被动转移应作为最后选择的转移方法。

(6)残疾较重和认知障碍患者,不要勉强进行独立转移活动。

自主向健侧
翻身

自主向患侧
翻身

自主从患侧卧
位坐起

被动向健侧
翻身

自主从健侧卧
位坐起

第三节　床—椅转移训练

目标

（1）能够正确使用床—椅转移技术。

（2）能够根据不同患者情况，进行有效评估。

操作目的

应用轮椅帮助偏瘫患者完成移动、社交、生活自理的方法，对于借助各种助行器也难以步行的患者，具有代替步行作用，可进一步开展身体训练，提高患者独立生活能力和参加社交活动能力。

适应证

病情稳定的偏瘫患者。

禁忌证

（1）意识不清。

（2）病情不稳定。

（3）不愿配合者禁用。

评估

1. 评估患者

（1）全身情况：目前病情、意识状况、自理能力、配合程度。

（2）局部情况：有无伤口、管道。

（3）心理状态：对操作的认识和配合程度。

2. 评估环境

（1）病床处于刹车状态，不易滑动。

（2）地面平整、宽敞、无障碍物。

（3）轮椅处于完好状态。

操作步骤

（一）操作前准备

1. 物品准备　病床处于刹车状态，轮椅性能良好，与床尾呈 30°～45° 夹角，拉紧手刹，收起踏板。

2. 人员准备　站于患者身旁保护,防止坠床或跌倒。

3. 患者准备　衣着宽松舒适,排空大小便。

(二)操作方法

1. 协助患者床上翻身　患者仰卧,健侧髋、膝屈曲,双上肢 Bobath 握手伸肘,十指交叉,患侧拇指在上,肩上举约90°,健肢带动患肢,做钟摆式左右摇摆,利用惯性向患侧翻身(图8-24~图8-26)。

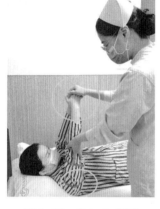
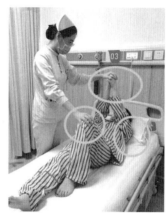
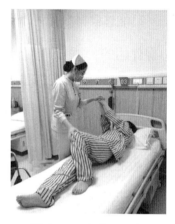

图8-24　Bobath 握手　　　图8-25　健肢带动患肢　　　图8-26　向患侧翻身

2. 协助患者床边坐起

(1)健足伸到患侧膝部下滑至足部,协助患足一起移至床边(图8-27)。

(2)用健手将患臂置于胸前,健手支撑床面,提供支撑点(图8-28)。

(3)操作者一只手置于患侧肩部,一只手置于患者臀部与患者一起用力协助坐起,指导患者挪向床边,协助穿鞋(图8-29、图8-30)。

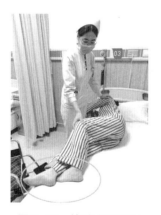
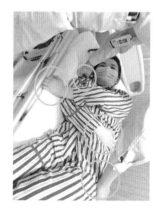

图8-27　协助患侧移向　　　图8-28　健手支撑床面
　　　　　床边

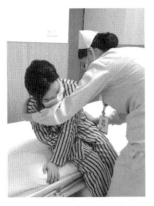
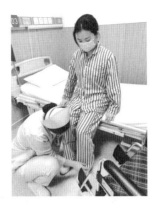

图 8-29　协助坐起　　　　图 8-30　协助穿鞋

3. 协助患者床边站立　面向患者站立,两足分开与肩同宽,用自己的膝部顶住患者患侧的膝部,操作者双手抱着患者腰臀部,协助患者站立(图 8-31 ~ 图 8-33)。

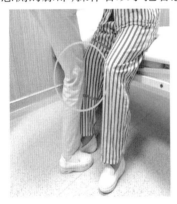
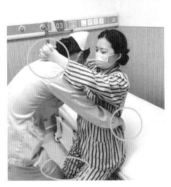
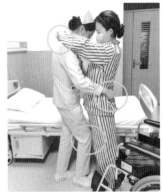

图 8-31　双足分开　　　图 8-32　顶住患侧膝部　　　图 8-33　协助站立

4. 协助患者坐在轮椅上　当患者站稳后,操作者带动患者慢慢以健足为支撑点,带动患者慢慢转身背向轮椅;操作者慢慢屈髋屈膝,将患者轻轻放在轮椅上;整理衣裤,调整好坐姿,患侧胳膊放于枕上,保持良肢位(图 8-34 ~ 图 8-36)。

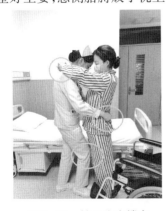
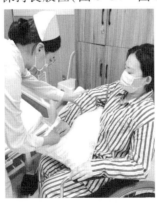
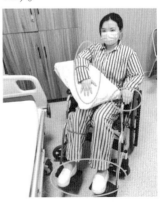

图 8-34　健足为支撑点　　　图 8-35　调整坐势　　　图 8-36　保持良肢位

注意事项

（1）床—椅转移前消除患者的紧张、对抗心理，以配合转移，护理人员应详细讲解转移的方向、方法和步骤，使患者处于最佳的起始位置。

（2）全面评估：转移前护理人员应了解患者的能力，如瘫痪的程度和认知情况，需要的方式和力度的大小等。

（3）进行转移前应先计划移动的方法、程序和方向，并详细地分析患者身体的位置、患者所要完成的动作、辅助器具的位置及操作等。

（4）转移时的空间要足够。床—椅之间转移时，椅子或者轮椅等放置的位置要适当（缩短距离及减小转换方向），去除不必要的物件。

（5）互相转移时两个平面之间的高度尽可能相等，两个平面应尽可能靠近，两个平面的物体应稳定，如轮椅转移时必须先制动，椅子转移时应在最稳定的位置等。

（6）转移时应注意安全避免碰伤肢体、臂部、踝部的皮肤，帮助患者穿着合适的鞋、袜、裤子，以防跌倒。

（7）患者和操作者采用较大的站立支撑面，以保证转移动作的稳定性，操作者在患者的重心附近进行协助，要注意搬移的正确姿势。

床—椅转移训练

第四节 日常生活能力训练

目标

掌握并学会应用日常生活能力训练方法。

操作目的

改善患者动作协调性，提高生活自理能力。

适应证

偏瘫侧肌力达到Ⅲ级或Ⅲ级以上患者适用。

禁忌证

意识不清、病情不稳或不愿配合者禁用。

操作步骤

（一）进食训练指导

1. 操作前准备

（1）环境准备：安静、舒适、无异味，床旁无杂物。

（2）护士准备：穿戴整洁站于患者患侧，鼓励患者。

（3）患者准备：姿势良好，无疼痛不适。①要在稳定的坐位和良好的进食体位下完成进食。②掌握影响患者进食的因素，正确选择患者使用的餐具。③准确评估患者偏瘫侧的上肢运动控制能力及手的精细动作完成情况。④评估患者吞咽障碍的具体情况以做针对性处理。⑤吞咽障碍患者食物的选择要合适，防止呛咳发生。

2. 操作方法

（1）患者取坐位，用防滑垫或患手稳定餐具，选取适宜的餐具，如果利手是患侧，抓握能力差的话可以选择加粗柄改良过的餐具；可以选择两端有把柄的水杯（图8-37）。

（2）伸手拿起餐具取食或水杯时，患者上肢控制运动差者护理人员可以给予协助（图8-38）。

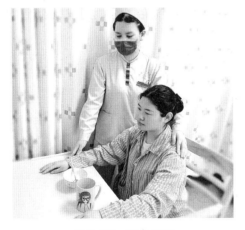 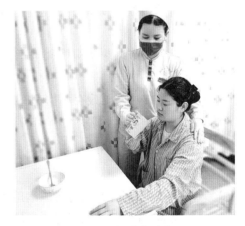

图 8-37　进食坐位　　　　　　　　　图 8-38　拿起水杯

（3）将食物运送到口部，张开嘴巴，将食物送入口中，然后合上嘴，进行咀嚼吞咽（图8-39）。

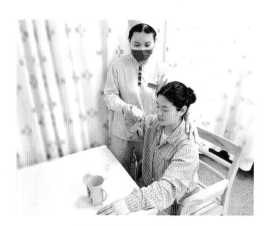

图 8-39　协助运送食物

（4）放下餐具,进行下一轮进食动作完成。

3.注意事项

（1）创造良好的饮食环境,排除干扰用餐的因素,避免在进食期间呛咳。

（2）根据康复对象的吞咽和咀嚼功能选择食物。

（3）如果患者不能坐在桌边,应帮助患者在进食期间从床上坐起或坐在床边。

（4）防滑垫或患手稳定碗或盘子等容器,把患侧上肢放在桌上可较好地稳定肘部,从而有助于患手握住碗,或借助身体使碗更加稳定。

（5）使患者的患侧上肢和手没有恢复功能,在进食时应放在桌上,接近碗或盘子防止异常模式。

（6）手借助刀叉或调羹从碗里拿起食物。如果可能,患者可训练使用患手,以适应饮食器皿。

（7）食后观察口中有无残存食物,必要时吸痰。

（8）训练过程护理人员必须守候患者。

（二）穿脱衣物训练指导

1.操作前准备

（1）环境准备:安静、舒适、有屏风遮挡保护隐私。

（2）护士准备:穿戴整洁站于患者患侧。

（3）患者准备:姿势良好,无疼痛不适,积极配合。①掌握穿脱衣原则:遵循穿衣时先穿患侧,脱衣时先脱健侧。②衣服方便取用,宽松舒适。

2.操作方法

（1）穿、脱开襟上衣:①患者取坐位,用健手找到衣领,将衣领朝前铺在双膝上,患侧袖子垂直于双腿之间（图 8-40）。②用健手协患手套进内,拉过手肘（图 8-41）。③健手拉衣领至健侧肩部斜上方（图 8-42）。④健侧上肢转到身后,穿入健侧上肢（图 8-43）。⑤系好衣扣并整理（图 8-44）。⑥脱衣顺序与穿衣顺序相反,先脱健侧,再脱患侧。

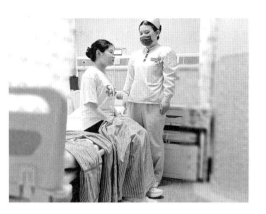

图 8-40　穿衣前准备

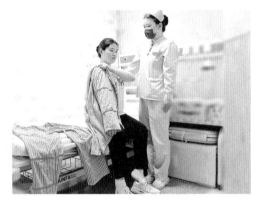

图 8-41　穿患肢

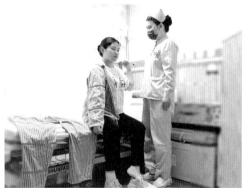

图 8-42　拉衣服至健侧

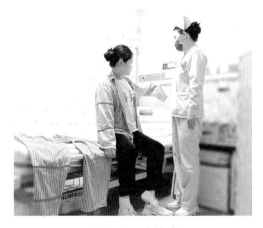

图 8-43　穿健肢

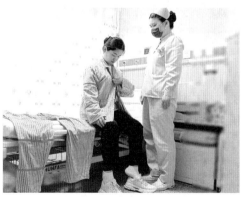

图 8-44　系好衣扣

（2）穿、脱裤子：①患者取坐位，健手从腘窝处将患腿抬起放在健腿上，患腿呈屈髋屈膝状（图8-45）。②用健手穿患侧裤腿，拉裤脚至膝以上，放下患腿，全脚撑地面（图8-46）。③再穿健侧裤腿，拉至膝上（图8-47）。④抬臀或站起向上拉至腰部，整理衣裤（图8-48）。⑤脱裤时患者取站立位，松开腰带，裤子自然下落。然后坐下，先抽出健腿，后抽出患腿。健腿从地上挑起裤子，整理好待用。

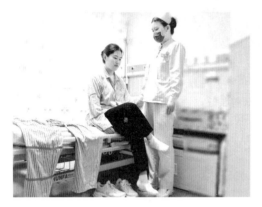

图8-45　准备动作

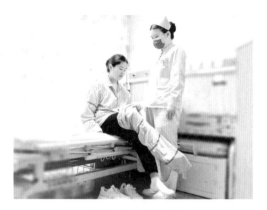

图8-46　穿患腿

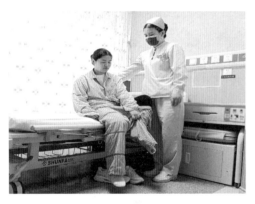

图8-47　穿健腿

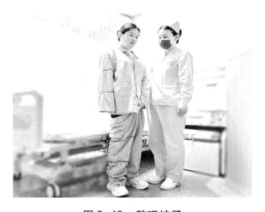

图8-48　整理裤子

（3）穿、脱袜子和鞋：①患者取坐位，双手交叉或同健手从腘窝处将患腿抬起置于健腿上，用健手为患足穿袜子和鞋，放下患腿。②全脚撑地面，重心转移至患侧，再将健侧下肢放在患侧下肢上，穿好健侧鞋袜子和鞋（图8-49）。③脱袜子和鞋时顺序相反，下肢受限者可用穿袜辅助具辅助穿脱。

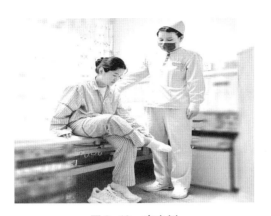

图 8-49 穿患侧

3. 注意事项

（1）衣物穿脱训练必须掌握坐位平衡的条件下进行。

（2）建议选择大小、松紧、薄厚适宜的开衫或套头上衣，便于穿脱，裤子选用带有松紧带等。

（3）如果患者不能用一只手系扣子，可选用魔术贴替代或使用穿衣扣、钩帮助，尽量不穿拉链衣服，系带鞋。

（4）注意穿衣时先患侧后健侧，脱衣时先健侧后患侧。

（5）双上肢功能障碍者，需要给予一定的协助。

进食训练

穿衣训练

第五节 关节活动范围训练

目标

掌握体关节活动范围训练的目的及方法。

操作目的

维持患侧肢体正常关节活动范围，预防肌肉萎缩及肌力恢复和关节挛缩畸形。

适应证

各关节及关节周围肌肉、软组织因粘连、痉挛或疾病引起的各种关节活动障碍者。

禁忌证

关节内或周围有炎症或感染、关节运动或肌肉拉长时有剧烈疼痛者、有新发骨折须制动者或出现血肿或其他组织损伤的征兆等患者禁用。

操作步骤

(一)操作前准备

1. 环境准备　病床处于刹车状态。

2. 物品准备　洗手液。

3. 护士准备　仪表整洁、洗手,站于患者的患侧。

4. 患者准备　向患者讲解维持关节活动范围的重要性及患者的配合要点。

(二)操作方法

1. 肩被动屈、伸训练　患者取仰卧位,操作者一只手固定患侧肘部,另一只手握其腕部,使其举手向上过头,肘关节伸直,然后还原(图8-50)。

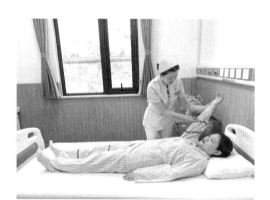

图8-50　肩被动屈、伸训练

2. 肩被动外展、内收训练　患者取仰卧位,操作者一只手持其患侧肘上部,另一只手持其腕部,使肩关节外展、内收(图8-51、图8-52)。

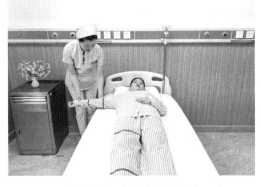

图 8-51　肩被动外展训练

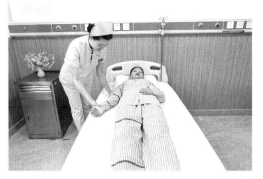

图 8-52　肩被动内收训练

3.肘被动屈、伸训练　患者取仰卧位,操作者一只手固定其患侧上臂,另一只手持腕部,使肘关节屈曲和伸展运动(图 8-53、图 8-54)。

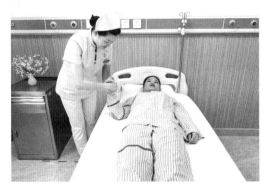

图 8-53　肘被动屈曲训练

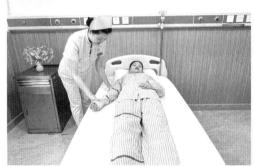

图 8-54　肘被动伸展训练

4.前臂被动旋前、旋后训练　患者取仰卧位,操作者一只手固定其患侧肘部,另一只手持其腕部,使患者手掌心对着自己的脸(旋后),然后转动手,使手背向着自己的脸(旋前)(图 8-55、图 8-56)。

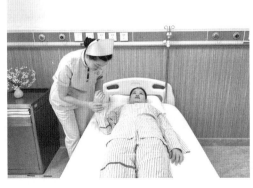

图 8-55　前臂被动旋后训练

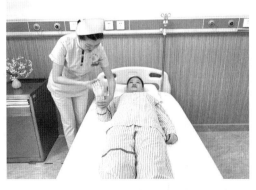

图 8-56　前臂被动旋前训练

5. 腕被动屈、伸训练　患者取仰卧位,患侧屈肘,操作者一只手固定其腕部,另一只手握其手掌,使其做腕关节的屈曲和背伸(图8-57、图8-58)。

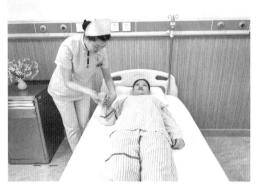 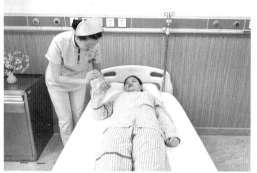

图8-57　腕被动屈曲训练　　　　　　　图8-58　腕被动背伸训练

6. 指被动屈、伸训练　患者取仰卧位,患侧屈肘,前臂靠操作者身上,操作者一只手握其四指,另一只手握其拇指,使其做屈、伸训练(图8-59)。

7. 髋被动屈、伸训练　患者取仰卧位,患侧膝关节伸直,操作者一只手托其踝关节,另一只手按其膝关节上部,做髋关节屈、伸动作,此时如另一只腿不能保持贴在床上可用另一只手压住(图8-60)。

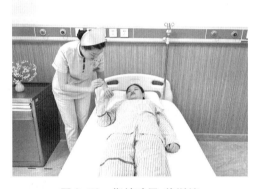 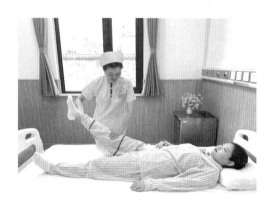

图8-59　指被动屈、伸训练　　　　　　图8-60　髋被动屈、伸训练

8. 髋被动外展、内收训练　患者取仰卧位,患侧膝关节伸直,操作者一只手托其踝关节,另一只手持其腘窝处,使其下肢外展,然后向对侧腿越过身体中线做内收。如此时另一下肢跟着运动,改为一只手托腘窝做外展,用另一只手压住另一下肢再将髋内收(图8-61)。

9. 被动屈髋、屈膝训练　患者取仰卧位,操作者一只手托其腘窝处,另一只手持踝关节,做屈髋、屈膝动作(图8-62)。

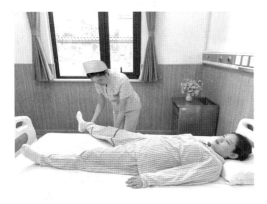

图 8-61 髋外展、内收训练

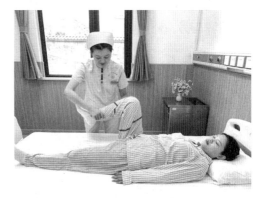

图 8-62 被动屈髋、屈膝训练

10. 踝被动背屈、跖屈训练　患者取仰卧位,一只手压其踝关节,另一只手抬足尖,使其足背屈,然后一只手压踝,另一只手下压足背,使其做跖屈(图 8-63、图 8-64)。

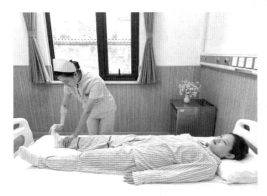

图 8-63 踝被动背屈训练

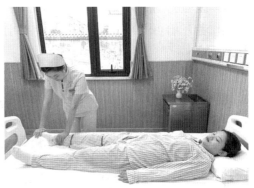

图 8-64 踝被动跖屈训练

11. 上肢抬高训练　指导患者 Bobath 握手,然后在身体前方上抬,肘关节保持伸直位。进行肩关节前屈运动(图 8-65)。

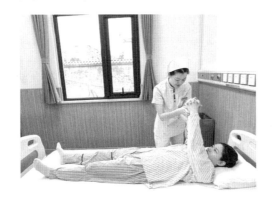

图 8-65 上肢抬高训练

12.髋主动内旋、外旋运动　患者取仰卧位,操作者协助患腿膝关节屈曲,双膝一起由一侧转向另一侧运动(图8-66、图8-67)。

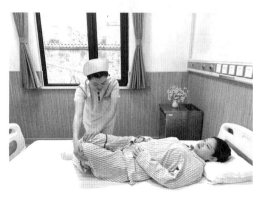

图8-66　髋内旋运动

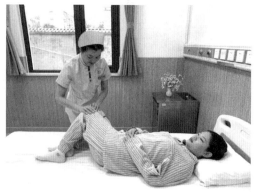

图8-67　髋外旋运动

13.髋伸展(桥式)运动　患者取仰卧位,双腿屈曲,抬高臀部并在这个位置保持平衡,操作者开始可帮助患者将膝关节向前向下压,轻拍患者臀部作为一种感觉刺激(图8-68)。

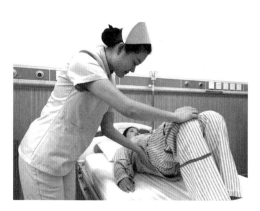

图8-68　桥式运动

注意事项

(1)活动过程中观察患者神志、面色、呼吸及耐受等情况。活动手法宜轻柔,不可使用暴力或蛮力。

(2)缓慢、圆滑、循序渐进地做大范围、无痛性的关节活动。

(3)在患者肌力和关节活动度允许的条件下,鼓励患者进行主动关节活动训练并坚持。

关节活动范围
的指导训练

第六节 面瘫训练

目标

能够正确使用面瘫训练技术。

操作目的

面瘫累及面肌,进行有效的面肌训练,可增强面部肌肉的收缩力,促进局部血液循环和神经功能的恢复,改善面瘫症状。

适应证

口眼歪斜、眼睑闭合不全、鼓腮漏气的面瘫患者。

禁忌证

面部有新发外伤者暂不进行训练。

评估

1.评估患者

(1)全身情况:目前病情、意识状况、自理能力、配合程度。

(2)心理状态:对操作的认识和配合程度。

2.评估环境 治疗室安静舒适。

操作步骤

1.抬眉训练 上提健侧与患侧的眉目,有助于抬眉运动功能的恢复(图8-69)。

2.闭眼训练 训练闭眼时,嘱患者开始时轻轻地闭眼,两眼同时闭合10~20次,如不能完全闭合眼睑,露白时可用示指的指腹沿着眶下缘轻轻地按摩,然后再用力闭眼10次,有助于眼睑闭合功能的恢复(图8-70)。

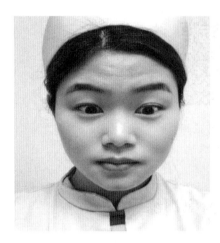

图 8-69　抬眉训练

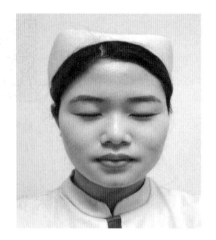

图 8-70　闭眼训练

3.耸鼻训练　有少数患者不会耸鼻运动,在训练时应注意往鼻子方向用力（图 8-71）。

4.示齿训练　嘱患者口角向两侧同时运动,避免只向一侧用力练成一种习惯性的口角偏斜运动（图 8-72）。

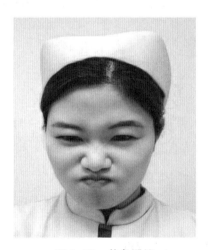

图 8-71　耸鼻训练

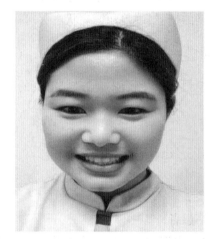

图 8-72　示齿训练

5.努嘴训练　进行努嘴训练时,用力收缩口唇并向前努嘴,努嘴时要用力（图 8-73）。

6.鼓腮训练　鼓腮漏气时,用手上下捏住患侧口轮匝肌进行鼓腮训练（图 8-74）。

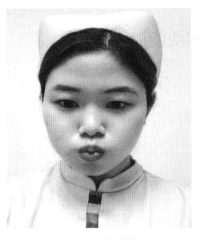
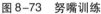
图 8-73　努嘴训练

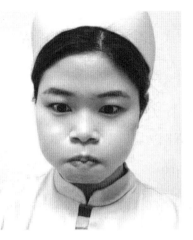
图 8-74　鼓腮训练

注意事项

（1）出现面瘫,首先及时保护面部不能再受寒(包括避免吹风、避免用冷水洗脸、忌食辛辣刺激之品、骑电车戴头盔);及时去医院进行面诊,因为出现无菌性炎症或炎症侵害,神经周围出现水肿,水肿时间越长,对神经损伤越重。需遵医嘱服用药物,同时进行对应的康复治疗。

（2）保持心情舒畅,积极配合治疗。外出时可戴口罩、围巾或使用其他有效改善自身形象的恰当修饰。

（3）每晚温水热敷面部,可促进血运疏通经络。每晚睡前用热水泡脚并加足底按摩。

（4）眼睑闭合不全者,平时外出或睡眠时应戴眼罩,睡前涂眼膏(注意过敏),防止角膜炎或暴露性结膜炎。

（5）戒除烟酒。

（6）学会自我保健:痊愈后仍应注意不能用冷水洗脸,避免直接吹风,注意天气变化,及时添加衣物,防止感冒。

（7）多吃水果、蔬菜,进食清淡软食,保持口腔清洁,预防感染,继续康复训练。

面瘫训练

第七节　吞咽功能训练

目标

掌握吞咽功能训练的目的和方法。

操作目的

通过对面部、口腔、咽喉部等吞咽相关肌肉强化练习,进而恢复或重建吞咽功能。

适应证

主要发生于脑卒中、颅脑外伤、帕金森病等神经系统疾病导致的神经源性吞咽障碍的患者。

分类

1. 根据病因　分为结构性、神经源性及精神性。
2. 根据阶段　分为口腔期、咽期及食管期。

评估

1. 吞咽功能评定　是否存在吞咽障碍;原因、阶段、程度、确定进食方式和进食的内容,如鼻饲或者经口进食,然后给出护理及治疗的方案。
2. 洼田饮水试验　患者于坐位时饮 30 mL 温水,观察全部饮完的状态及时间。

表 8-1　洼田饮水试验

分级	内容
1 级	可一口喝完,不超过 5 s 的时间,无呛咳、停顿
2 级	可一口喝完,但超过 5 s 的时间;或是分 2 次喝完,无呛咳、停顿
3 级	能一次喝完,但有呛咳
4 级	分 2 次以上喝完且有呛咳
5 级	常发生呛咳,难以全部喝完

注:正常为 1 级;可疑为 2 级;异常为 3、4、5 级。

操作步骤

（一）口颜面器官功能训练及舌运动

1. 抿唇训练　见图8-75。

2. 舌前伸训练　见图8-76。

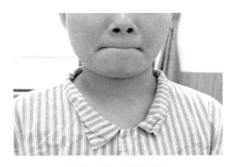

图8-75　抿唇训练

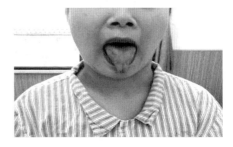

图8-76　舌前伸训练

3. 舌左、右伸训练　见图8-77。

4. 拢唇训练　见图8-78。

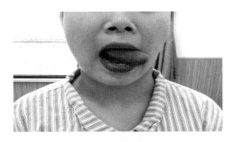

图8-77　舌左、右伸训练

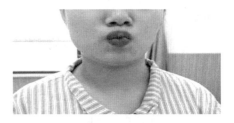

图8-78　拢唇训练

5. 舌左右摆动　见图8-79、图8-80。

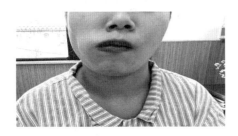

图8-79　舌右摆动

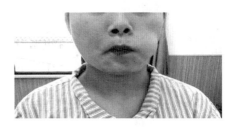

图8-80　舌左摆动

6. 弹舌训练　见图8-81。

7. 鼓腮压腮训练　见图8-82。

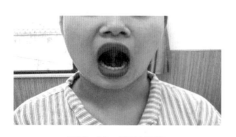

图8-81　弹舌训练

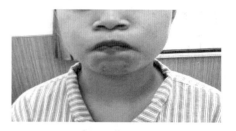

图8-82　鼓腮压腮训练

（二）呼吸训练

练习腹式呼吸、缩唇呼吸训练、有效咳嗽。

（三）进食训练

1.仰头、点头吞咽，清除会厌部残留食物（图8-83、图8-84）。

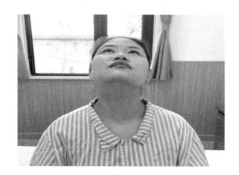

图8-83　仰头吞咽训练

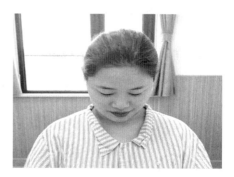

图8-84　点头吞咽训练

2.转头或头旋转吞咽清除梨状窝残留食物（图8-85、图8-86）。

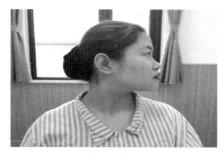

图8-85　侧方吞咽训练一

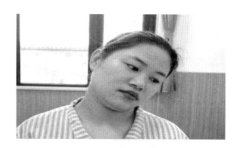

图8-86　侧方吞咽训练二

（四）其他训练

（1）吹哨子、吹气泡练习。

（2）紧闭唇部，经鼻吸气和呼气。

（3）咬牙胶练习。

（4）发"t、d"音，训练舌尖与牙槽快速的接触与收缩。

（5）发"ch、s、sh"音，训练舌与软腭的侧面接触。

（6）发"k、g"音，训练舌向后运动与软腭的接触。

（7）发"da、ga、la"音，训练舌与软腭的协调性。

注意事项

（1）进食后30 min内不宜翻身拍背吸痰等。

（2）当患者发生剧烈咳嗽时，应停止喂食，让患者至少休息半小时以后再试，严密观察。

（3）若发生哽咽、呛咳情况，应立即将食物排出，以手挖出、拍背或用吸痰管吸出。

（4）痰多患者，先清理呼吸道再进食。

（5）有义齿的患者，进食时应先佩戴上再进食。

（6）口腔感觉差者，食物送入口时，可适当增加汤匙下压舌部的力量，有助于刺激感觉。

（7）进餐后保持口腔清洁，清除口腔残留物、漱口。

（8）餐后保持舒适的半卧姿势或坐位30～40 min。

吞咽功能训练

第八节 助行器的使用训练

目标

掌握助行器的使用方法。

操作目的

减轻关节的负荷，缓解疼痛及改善步行能力，提高患者的活动能力。

适应证

适用于步行时下肢负重引起关节疼痛明显或肌肉无力不能负重者。

禁忌证

关节剧烈疼痛时禁用。

评估

1. 评估患者

（1）全身情况：目前疼痛程度、意识状况、配合程度。

（2）局部情况：膝关节部有无肿胀、伤口。

（3）心理状态：对操作的配合程度。

2. 评估环境　环境宽敞安全，无障碍物。

操作步骤

（一）助行架协助患者行走技术

1. 解释操作目的　操作者站于患者右侧，向患者解释操作目的及注意事项。

2. 由坐到站　患侧手扶助行架扶手，健侧手扶椅子扶手，身体重心向前，用力站起（图8-87）。

3. 将助行架向前　起步时，先将助行架向前放一步（图8-88）。

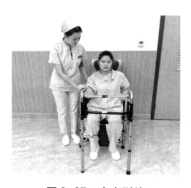 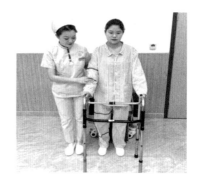

图8-87　由坐到站　　　图8-88　将助行架向前

4. 迈患肢　患肢向前迈出一步（图8-89）。

5. 迈健肢　最后健肢迈出（图8-90）。

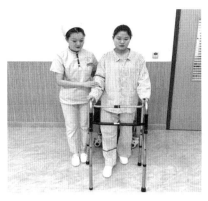

图 8-89 迈患肢

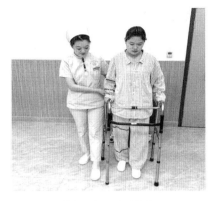

图 8-90 迈健肢

(二)四脚拐杖/拐杖协助患者平地走技术

1. 由坐到站 患侧手扶椅子扶手处,健侧手扶四脚拐杖/拐杖的手柄,身体重心向前,用力站起(图 8-91)。

2. 四角拐杖/拐杖向前起步 先将四角拐杖、拐杖向前放一步(图 8-92)。

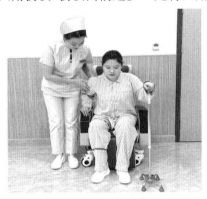

图 8-91 由坐到站

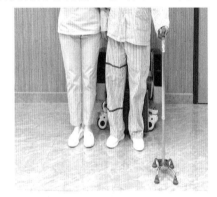

图 8-92 将四角拐杖/拐杖向前

3. 迈患肢 患肢向前迈出一步(图 8-93)。

4. 迈健肢 最后健肢迈出(图 8-94)。

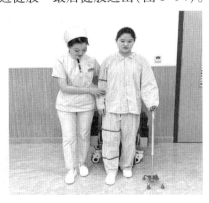

图 8-93 迈患肢

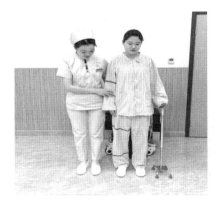

图 8-94 迈健肢

（三）四角拐杖/拐杖协助患者上下楼梯技术

1. 放四角拐杖/拐杖上楼梯　上楼梯时双脚靠近楼梯,将四角拐杖、拐杖放于上一级楼梯上,另一只手扶住楼梯(图8-95)。健侧肢体先上,放在楼梯上(图8-96)。最后踏上患侧肢体(图8-97)。

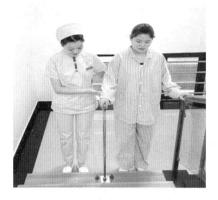

图8-95　将四角拐杖/拐杖放于上一级楼梯

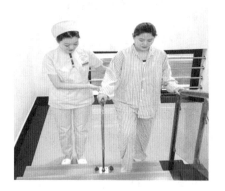

图8-96　迈健肢

2. 放四角拐杖/拐杖下楼梯　下楼梯时双脚靠近楼梯,将四角拐杖/拐杖放于下一级梯子上,另一只手扶住楼梯扶手(图8-98)。先将患侧肢体放在下一级楼梯上(图8-99)。最后健侧肢体放在下一级楼梯上(图8-100)。

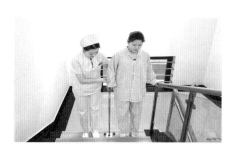

图8-97　迈患肢

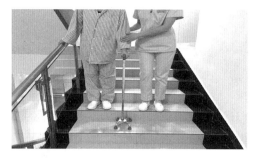

图8-98　将四角拐杖/拐杖放于下一级楼梯

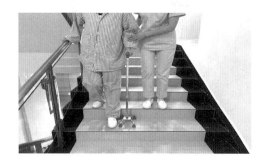

图8-99　迈患肢

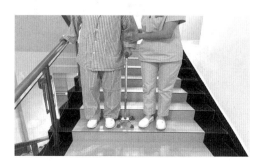

图8-100　迈健肢

操作步骤

（1）打开助行架的时候，要听到"啪"的一声后确保助行架已经稳固，不会左右晃动。

（2）助行架不能协助患者上下楼梯。

（3）助行架手柄处可以加防滑垫包裹。

（4）拐杖底部胶套磨损后及时更换或者维修。

（5）关节处剧烈疼痛时，应以休息为主、避免膝关节负重的运动（如上下楼梯、跑步等），关节疼痛肿胀明显缓解后才能继续锻炼。

（6）缓慢步行时注意腿要慢抬、轻放，避免关节面撞击，控制在每分钟60步以内，每日约半小时，坚持2个月左右，步行强度以肌肉轻度酸痛但休息后很快恢复为宜。

助行器的使用训练

第九节 协助患者翻身及有效咳嗽训练

目标

掌握翻身及有效咳嗽训练的目的及方法。

操作目的

（1）协助不能自行移动的患者更换卧位，减轻局部组织的压力，预防并发症。

（2）对不能有效咳痰的患者进行叩背，促进痰液排出，保持呼吸道通畅。

（3）改善肺通气，从而增加肺功能，预防及治疗呼吸并发症。

适应证

不能自行移动、更换卧位的患者，不能有效咳痰的患者。

禁忌证

（1）腰穿术后6 h内，病情及耐受力不能承受的患者。

（2）有活动性出血、咯血、气胸、肋骨骨折、肺水肿、低血压的患者。

操作步骤

（一）操作前准备

1. 环境准备　环境清洁、安静,光线充足,遮挡患者,病床处于刹车状态。

2. 物品准备　治疗车、口杯(内盛适量温开水)、吸管、弯盘、清洁纱布、手消毒液、污物桶。

3. 护士准备　仪表整洁、洗手,站于患者的患侧。

4. 患者准备　向患者讲解翻身及有效咳嗽的重要性及患者的配合要点。

（二）操作方法

（1）肩被动屈伸训练,病情许可者放平床头及床尾,固定床脚刹车,盖被折叠于床尾,评估翻身体位,妥善安置各种管道,拉起对侧床档(图8-101)。

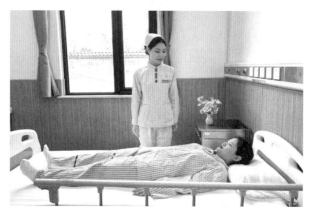

图8-101　摆放体位

（2）协助患者双手放于腹部,将肩部、臀部、双下肢抬移至护士侧床边,协助屈膝;一只手托肩,一只手扶膝部,翻转面向对侧(图8-102、图8-103)。

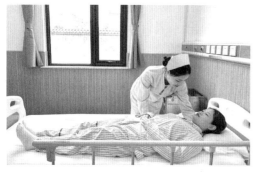

图8-102　身体移至床边

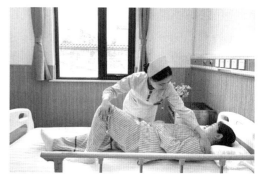

图8-103　协助翻身

(3)暴露患者背部,观察其皮肤及管道固定情况,拉起近侧床档。

(4)操作者位于患者同侧,皮肤定位,上至肩部下至第10肋间,两手手指弯曲并拢掌侧呈杯状,抖动腕关节,从肺底自下而上,由外向内,快速有节奏地匀速叩击背部,双手交替每次叩拍8下,两个循环,频率120~180次/min,避开肩胛部、脊柱,边扣边观察患者面色及呼吸情况,并询问其感受,拉起对侧床档(图8-104、图8-105)。

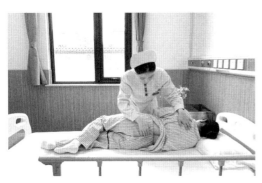 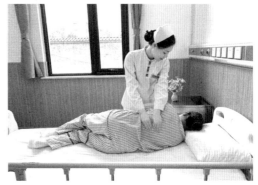

图8-104 检查皮肤　　　　　　　　图8-105 叩击背部

(5)根据患者病情协助取坐位或半坐位,指导有效咳嗽、咳痰,缩唇口呼气,深吸气后屏气3 s,用力咳嗽,观察痰液颜色、性质和量,漱口,纸巾擦拭面部(图8-106)。

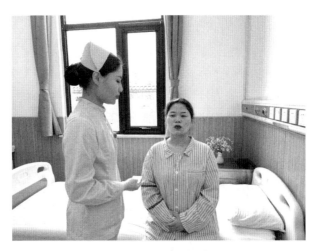

图8-106 有效咳嗽

(6)协助患者取舒适卧位,拉起近侧床档,整理床单位。

注意事项

(1)活动过程中观察患者神志、面色、呼吸及耐受等情况。活动手法宜轻柔,不可使用暴力或蛮力。

（2）缓慢、圆滑、循序渐进地做大范围、无痛性的关节活动。

（3）在患者肌力和关节活动度允许的条件下,鼓励其进行主动关节活动训练并坚持。

协助患者翻身及有效
咳嗽训练

第十节 呼吸功能训练

目标

能够正确使用呼吸运动和治疗技术。

操作目的

改善呼吸功能,恢复有效的腹式呼吸,预防肺部并发症。

适应证

（1）慢性阻塞性肺疾病,主要为慢性气管炎和肺气肿。

（2）慢性限制性肺疾病,包括胸膜后和胸部手术后。

（3）慢性肺实质疾病,包括肺结核、尘肺等。

（4）哮喘及其他慢性呼吸系统疾病伴呼吸功能障碍。

（5）高位脊髓损伤伴呼吸功能较弱。

禁忌证

病情不稳定的、感染未控制的,呼吸衰竭、胸廓病变,训练时可导致病情恶化的其他临床情况,严重的认知缺陷及影响记忆和依从性的精神疾病。

评估

1. 全身情况　目前病情、意识状况、自理能力、配合程度。

2. 局部情况　腹部有无伤口、管道。

3. 心理状态　对操作的认识和配合程度。

操作步骤

1.缩唇呼吸训练　患者用鼻腔缓慢深吸气,屏住呼吸数秒,然后撅起嘴像吹笛子一样缓慢呼气,呼吸比1∶2,每天练习3~4次,每次15~20 min(图8-107)。

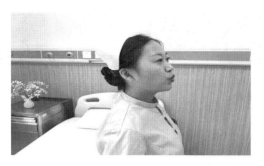

图8-107　缩唇呼吸训练

2.腹式呼吸训练

(1)患者取平卧位双腿屈膝,一只手放在腹部,一只手放在胸部,吸气时将腹部隆起,屏气1~2 s(图8-108)。

(2)配合缩唇呼吸,腹部尽量回收,缓慢呼气4~6 s,重复3~5组(图8-109)。

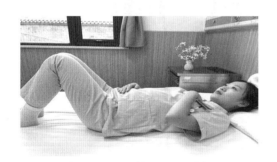

图8-108　吸气时腹部隆起

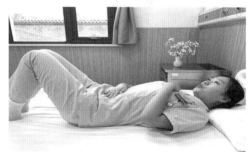

图8-109　呼气时腹部回收

(3)双手交叉于胸前,吸气扩胸,呼气回位,重复3~5组(图8-110、图8-111)。

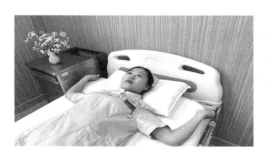

图8-110　吸气扩胸

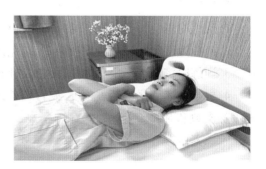

图8-111　呼气回位

3. 膈肌训练　患者取平卧位,可以在腹部放置沙袋,重物重量可以根据患者体力量力而行,2.5~5.0 kg即可。吸气时鼓腹将沙袋顶至最高,尽可能保持该姿势,随后用缩唇呼吸的方式呼气,沙袋随腹部动作缓慢放下(图8-112、图8-113)。

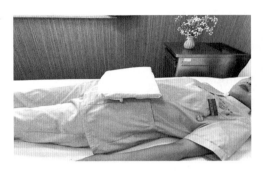 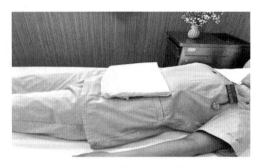

图8-112　吸气时鼓腹　　　　　　　图8-113　呼气时腹部缓慢回收

4. 深呼吸训练　深呼吸是动用所有的吸气肌一起用力,即用力深吸气。患者放松站立位,双手掌心向上放于胸前,深吸气,双手掌心向下,缓慢呼气(图8-114、图8-115)。

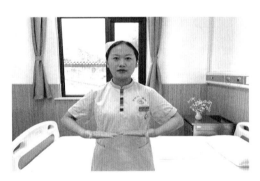 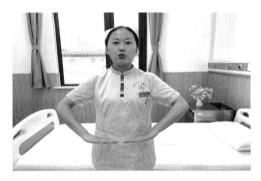

图8-114　吸气时,掌心向上　　　　图8-115　呼气时,掌心向下

注意事项

1. 训练时避免情绪紧张,选择合适体位。

2. 避免过度憋气和减慢呼吸频率,以免诱发呼吸性酸中毒。

3. 训练时密切观察生命体征、面色及神态,如有不适,及时停止。

4. 根据个体的病情轻重程度,制订训练计划,开始训练次数不宜过多,掌握方法后逐渐增加次数和时间。

呼吸功能训练

第十一节 骨质疏松症康复训练

目标

掌握并学会应用骨质疏松症康复训练方法。

操作目的

促进骨的新陈代谢和全身的血液循环,增强骨组织对所需营养,有效提高骨质的硬度和韧性,增加骨密度,缓解疼痛。

适应证

骨质疏松症患者及各种原因所致的腰腿痛患者。

禁忌证

胸腰椎及双下肢骨折者禁用,胸腰椎畸形患者选择性使用。

评估

1.评估患者
(1)全身情况:目前病情、意识状况、自理能力、配合程度。
(2)局部情况:有无胸腰椎受损、畸形。
(3)心理状态:对操作的认识和配合程度。
2.评估环境 周围环境是否宽敞,有无无障碍设施。骨质疏松症患者及各种原因所致的腰腿痛患者。

操作步骤

1.侧体运动 患者取站立位,双足分开与肩同宽,全身放松,向上举起左上肢,左上肢及上身尽量向右侧屈,右手紧贴于身体,手指指向地面。坚持 5 s 后复原,左右侧交替进行重复 5 次,2～3 次/d(图 8-116)。

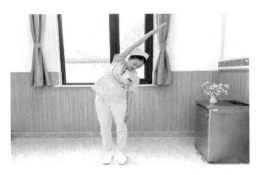

图 8-116　侧体运动

2. 站立位腰背伸展训练　①患者坐于椅子上或站立位,抬头、挺胸,双上肢屈肘90°双手握拳(图 8-117)。双肩缓慢从前往后展,反复前后画圈(图 8-118)。②伸展动作:患者坐于椅子上或站立位,抬头挺胸,全身放松,双手十指交叉放于患者枕后部(图 8-119)。③深呼吸训练:患者深吸气,同时双肩后展,双肩放松还原的同时深呼气(图 8-120)。

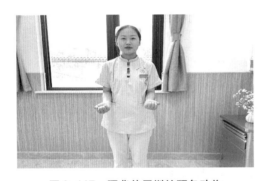

图 8-117　腰背伸展训练预备动作

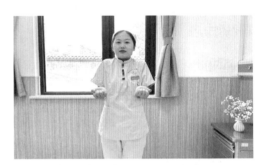

图 8-118　腰背伸展训练

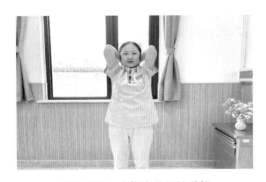

图 8-119　十指交叉于枕后部

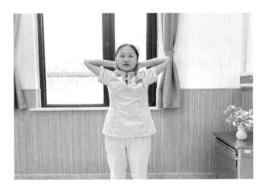

图 8-120　深呼吸训练

3. 转体运动　患者坐于床边,全身放松,曲臂平举,双手于胸前重叠(图 8-121)。上半身转体向右,目视右肘,坚持 5 s 后复原,左右侧交替进行,重复 5 次,2~3 次/d(图 8-122)。

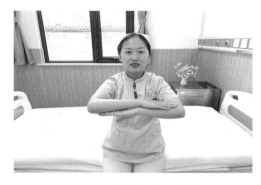

图 8-121　转体运动预备动作

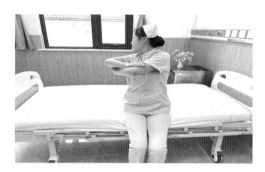

图 8-122　转体运动

4.改善腰伸肌和臀大肌的训练　患者取掌膝跪位,趴于床面,双手掌撑于床面,双下肢膝跪于床面(图 8-123)。屈膝交替抬髋,一侧下肢保持膝跪位,另一侧下肢伸膝抬起,左右交替(图 8-124)。

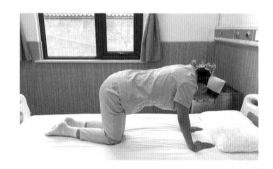

图 8-123　掌膝跪位

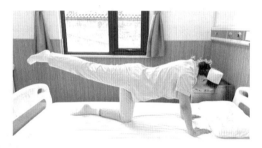

图 8-124　屈膝交替抬髋

5.俯卧位腰背伸展训练　患者取俯卧位,双上肢放于身体两侧,胸腹部垫枕头,全身放松,腰背伸展,头向后伸,同时双上肢尽量向后向上(图 8-125)。

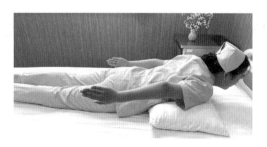

图 8-125　腰背伸展训练

6. 等长牵伸腹肌训练 患者取仰卧位,双上肢放于身体两侧,双下肢并拢,脚尖绷直。双下肢尽量抬离床面,维持5 s左右后放松(图8-126)。患者恢复仰卧位,屈髋屈膝,膝关节屈曲角度约90°,双上肢放于身体两侧,头尽量向上抬起,维持5 s左右后放松(图8-127)。

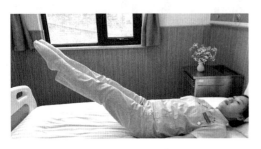

图8-126 等长牵伸腹肌训练一

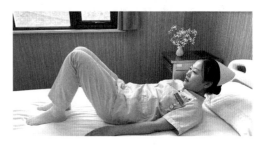

图8-127 等长牵伸腹肌训练二

注意事项

(1)运动量应由小至大,循序渐进。根据患者自身情况调整训练的时间和强度。病情较重或体弱者运动时间和量应酌情减少。

(2)医疗体操的训练应持之以恒,保持锻炼的连续性。

(3)锻炼时学会自我监控。患者在锻炼中要注意自我保护,学会自我监测,以防止运动损伤或骨折的发生。

骨质疏松症康复训练

第十二节 髋部骨折术后康复训练

目标

掌握髋部骨折术后康复训练的目的和方法。

操作目的

(1)预防长期卧床的并发症:深静脉血栓、压力性损伤、肺部感染、尿路感染等。

(2)改善和恢复髋关节活动范围,增强肌力,防止关节脱位,减轻髋部疼痛。

(3)恢复患者独立的日常生活能力,提高生活质量。

适应证

(1)年龄在60岁以上,髋关节有严重疾患,伴有疼痛,关节活动。

(2)影响日常生活,非手术治疗无法缓解者。

(3)原发性或继发性骨关节炎。

(4)髋关节发育不良。

(5)类风湿性关节炎。

(6)强直性脊柱炎。

(7)股骨颈囊内骨折。

(8)髋臼骨折,脱位。

(9)创伤性骨关节炎。

(10)股骨头无菌性坏死。

(11)某些类型的骨肿瘤。

(12)慢性炎症性髋关节病。

禁忌证

(1)各种急性炎症病变或髋部有感染灶者。

(2)髋部神经性病变。

(3)髋部肌力不足。

(4)骨骼发育未成熟者。

(5)重要脏器疾病未受到控制者。

(6)难以配合治疗者。

(7)病理性肥胖。

(8)下肢患有严重血管性疾病。

评估

1.评估患者

(1)全身情况:目前病情、意识状况、自理能力、配合程度。

(2)局部情况:髋关节置换部位有无肿胀、渗液、伤口有无疼痛等。

(3)心理状态:对操作的认识和配合程度。

2.评估环境 病床处于刹车状态,不易滑动。

操作步骤

1.上肢练习 患者取平卧位,上肢上举,坚持2 s后放下,上肢平伸外展,坚持2 s后还原,每次锻炼 10~20 min(图 8-128)。

2. 踝泵运动　踝关节先屈曲 5 s,然后伸直 5 s,重复上述动作,锻炼 10~20 min (图 8-129)。

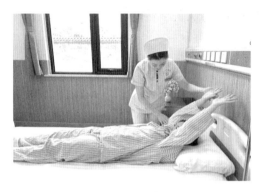 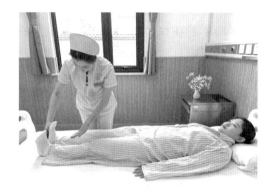

图 8-128　上肢练习　　　　　　　　图 8-129　踝泵运动

3. 股四头肌等长伸缩　双腿伸直,用力绷紧大腿肌肉 5 s,放松 5 s,重复上述动作,锻炼 10~20 min(图 8-130)。

4. 髋膝关节练习　屈髋小于 45°,逐渐增加屈度,避免大于 90°(图 8-131)。

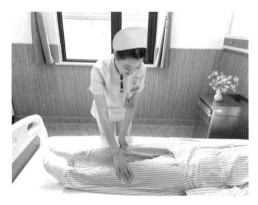 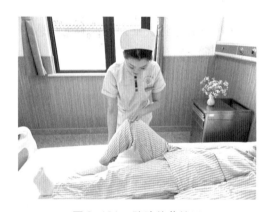

图 8-130　股四头肌等长伸缩　　　　图 8-131　髋膝关节练习

5. 直腿抬高练习　患者取平卧位,单侧腿直腿抬高,坚持 10 s,换另外一只腿,重复上述动作,锻炼 10~20 min(图 8-132)。

6. 床上坐起　半卧位时,床头抬高 35°~40°,膝关节最大活动 90°,髋关节活动 25°~90°,禁止弯腰取放床尾物品(图 8-133)。

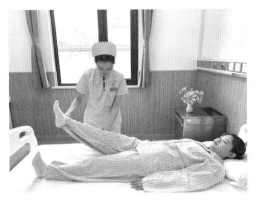

图 8-132　直腿抬高练习

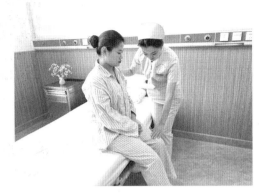

图 8-133　床上坐起

7. 指导患者　上下床、站立训练、坐位训练、行走训练,勿使髋关节屈曲、内收、内旋(图 8-134)。

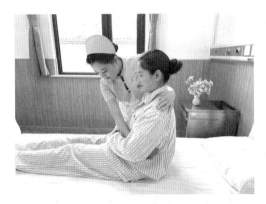

图 8-134　指导患者下床

注意事项

(1)必须使用拐杖至无疼痛及跛行时,方可弃拐。

(2)术后 6～8 周内避免性生活。

(3)避免重体力活动,以及参加需要髋关节大范围剧烈活动的运动项目,以减少发生关节脱位、骨折、假体松动。

(4)避免将髋关节放置在易脱位的体位。

(5)避免在不平滑、不平整路面行走。

(6)保持患肢经常中立位外展位,屈髋不要超过 90°。

髋部骨折术后康复训练

第十三节　颈椎病康复训练

目标

掌握颈椎病康复训练的方法。

操作目的

增强颈部与肩胛带肌力,增加颈部各韧带弹性,活跃颈椎区域血液循环,改善颈椎各关节功能,达到巩固疗效,防止复发的目的。

适应证

各型颈椎病症状缓解期或术后均可应用。

禁忌证

颈椎病术后 3 个月之内者;血压不稳,舒张压>90 mmHg 或收缩压<90 mmHg,并有自觉症状者;心功能不全伴心源性哮喘,呼吸困难者;发热、体温高于 38 ℃;静息状态下,脉搏>120 次/min 或有心绞痛发作者;体质特别虚弱者;近期曾发心肌梗死者。

评估

1. 评估患者

(1)全身情况:目前病情、意识状况、自理能力、配合程度。

(2)局部情况:有无颈椎受损、颈部有无伤口。

(3)心理状态:对操作的认识和配合程度。

2. 评估环境　地面平整、宽敞、无障碍物。

操作步骤

1. 颈部捏按　左手置于颈部,从上向下,连续捏按,3 次为一组,做 8 组(图 8-135)。

2. 左顾右盼　颈部缓慢转向左侧,保持 3 s,再缓慢转向右侧,保持 3 s,重复 8 次(图 8-136)。

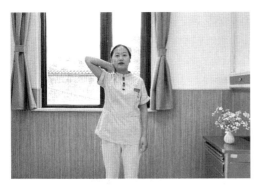

图 8-135 颈部捏按

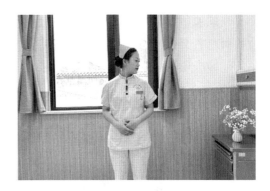

图 8-136 左顾右盼

3. 前俯后仰 低头时使上额向前胸靠近,保持 3 s,再抬头后仰,保持 3 s,重复 8 次(图 8-137)。

4. 左右侧屈 颈部缓慢向左侧侧屈,保持 3 s,再缓慢向右侧侧屈,保持 3 s,重复 8 次(图 8-138)。

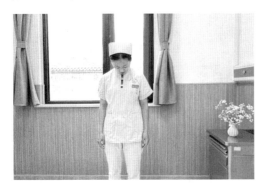

图 8-137 前俯后仰

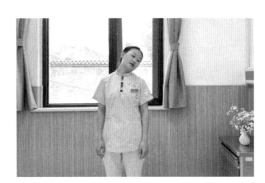

图 8-138 左右侧屈

5. 旋肩舒颈 双手手心向下搭肩,两臂由后向前旋转,再由前向后旋转,重复 8 次(图 8-139)。

6. 头颈相抗 双手十指交叉置于颈后,手向前,头向后,保持 3 s,重复 8 次(图 8-140)。

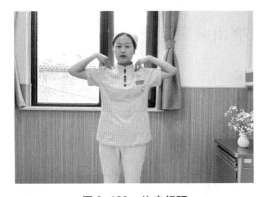

图 8-139 旋肩舒颈

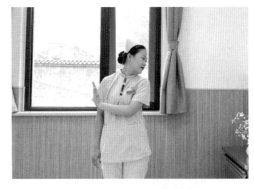

图 8-140 头颈相抗

7. 颈项争力　左手置于背后,右手置于胸前,手掌向左平行推出,颈部向右转动,保持3 s,左右交替,重复8 次(图8-141)。

8. 仰头望掌　双手十指交叉,掌心向上,上举过头,抬头双眼看手背,保持3 s,向两侧放下,重复8 次(图8-142)。

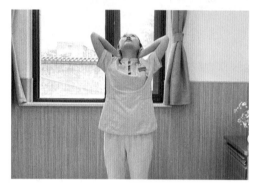

图8-141　颈项争力

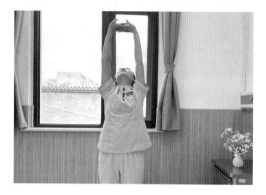

图8-142　仰头望掌

注意事项

(1)各动作要准确、缓慢,长期锻炼。

(2)运动次数逐渐增加,幅度由小逐步加大,勿过量。避免一开始即进行快速、过猛的运动。

(3)有头晕症状或颈椎骨刺增生明显则应慎重进行。

(4)平时应加强对颈椎病的预防,纠正不良姿势。

颈椎病康复训练

第十四节　腰椎间盘突出症康复训练

目标

掌握腰椎间盘突出症康复训练的方法。

操作目的

增加腰背肌力量,加强脊柱的稳定性,预防急慢性腰部损伤及腰痛的发生。

适应证

腰椎间盘突出症患者及各种原因导致的腰腿痛患者。

禁忌证

腰椎及下肢骨折者、腰椎间盘突出症急性期的患者禁用。年老体弱、腰椎畸形患者选择性使用。

评估

1. 评估患者

(1)全身情况：目前病情、意识状况、体能状况、配合程度。

(2)局部情况：有无腰椎及双下肢受损、畸形。

(3)心理状态：对操作的认识和配合程度。

2. 评估环境

(1)病床处于刹车状态，不易滑动。

(2)地面平整、宽敞、无障碍物。

操作步骤

1. 体前屈练习　患者取站立位，双足等肩宽。以髋关节为轴心，身体上部尽量前倾，双手扶于腰的两侧或自然下垂，使手向地面逐渐接近。坚持 1 ~ 2 min 后还原，重复 3 ~ 5 次(图 8-143)。

2. 体后伸练习　患者取站立位，双足等肩宽。双手托付于臀部或腰间，身体上部尽量伸展后倾，坚持 1 ~ 2 min 后还原，重复 3 ~ 5 次(图 8-144)。

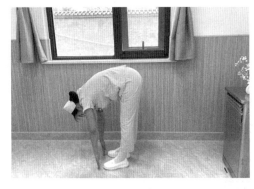

图 8-143　体前屈练习

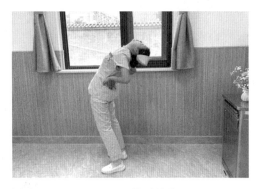

图 8-144　体后伸练习

3. 体侧弯练习　患者取站立位，双足等肩宽，双手叉腰。身体上部以腰为轴心，向左侧或右侧弯曲，重复 6 ~ 8 次(图 8-145)。

4.五点支撑法　患者取仰卧位,从头、双肘及双足着地,臀部离床,腹部前凸,稍倾放下,重复进行(图8-146)。

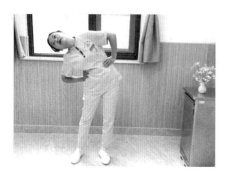

图8-145　体侧弯练习

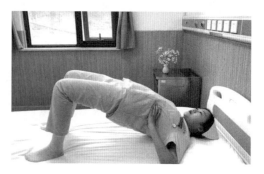

图8-146　五点支撑法

5.三点支撑法　患者取仰卧位,用头和双足支撑身体抬起臀部(图8-147)。

6.飞燕式　患者取俯卧位,双手后伸至臀部,以腹部为支撑点,胸部和双下肢同时抬离(图8-148)。

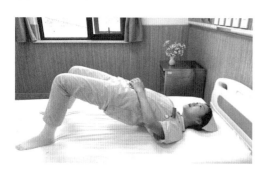

图8-147　三点支撑法

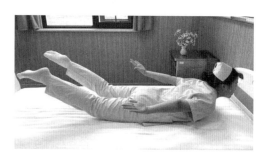

图8-148　飞燕式

注意事项

(1)各动作要准确、缓慢,长期锻炼。

(2)运动次数逐渐增加,幅度由小逐步加大,勿过量。避免一开始即进行快速、过猛的运动。

(3)有头晕症状或颈椎骨刺增生明显则应慎重进行。

(4)平时应加强对颈椎病的预防,纠正不良姿势。

腰椎间盘突出症康复训练

第十五节　腱鞘炎康复训练

操作目的

减轻疼痛及减轻炎症,恢复肢体功能。

评估

1. 评估患者

(1)全身情况:目前病情、意识状况、自理能力、配合程度。

(2)心理状态:对操作的认识和配合程度。

2. 评估环境　治疗室安静舒适。

操作步骤

1. 手指张开　患者手放松后张开,1 组 10 次,每日 3 ~ 6 组(图 8-149)。

2. 含拇紧握　患者手放松再紧握,1 组 10 次,每日 3 ~ 6 组(图 8-150)。

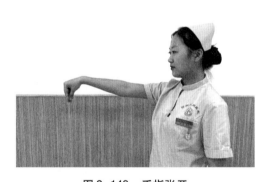　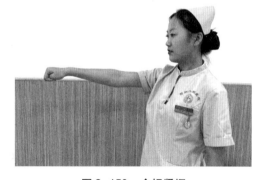

图 8-149　手指张开　　　　　　　　　图 8-150　含拇紧握

3. 鸭嘴张合　1 组 10 次,每日 3 ~ 6 组(图 8-151)。

4. 触指滑行　从示指开始,从指尖往下滑到手指的极限,1 组 10 次,每日 3 ~ 6 组(图 8-152)。

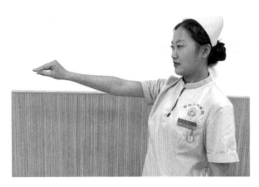

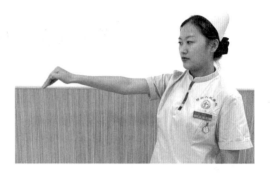

图 8-151　鸭嘴张合　　　　　　　　　　图 8-152　触指滑行

注意事项

（1）注意进行手部锻炼，做手部肌肉的力量练习，平时多注意热敷、保暖，避免受凉。

（2）保持正确姿势，定时休息，避免关节过度劳累。在活动时，避免手指、手腕用力过猛或过度弯曲等，注意保暖。

（3）补充富含蛋白质的食物，如牛奶、鸡蛋等，以促进疾病恢复。

腱鞘炎康复训练

第十六节　网球肘康复训练

目标

掌握网球肘康复训练的方法。

操作目的

增加血液循环，提供养分降低肌肉痉挛，缓解疼痛且同时促进组织的愈合。

评估

1.评估患者

（1）全身情况：目前病情、意识状况、自理能力、配合程度。

（2）心理状态：对操作的认识和配合程度。

2.评估环境　治疗室安静舒适。

操作步骤

1.患者取站立位，手臂朝上，大臂保持不动，小臂旋转，掌心朝下，手腕屈、手指抓，1组10次，每日6组（图8-153）。

2.患者取站立位，手腕向上，左手板着右手指向后静置，1组10 s，每日6组（图8-154）。

3.患者取站立位，头向一侧倾斜，握住拳向后伸展，回原位，1组10次，每日2~3组（图8-155）。

4.患者取站立位，握住一个矿泉水瓶，然后做手腕的屈伸动作，动作缓慢，1组10~15次，每日3~4组（图8-156）。

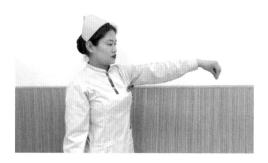

图8-153　网球肘康复训练一

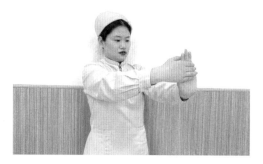

图8-154　网球肘康复训练二

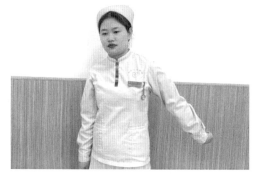

图8-155　网球肘康复训练三

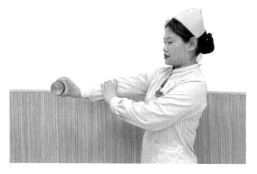

图8-156　网球肘康复训练四

注意事项

（1）注意补钙，多数网球肘是由缺钙引起，因此日常饮食中要适当摄入牛奶、豆浆等含钙高的食物。

（2）减少劳损，即不要持续做某一个前臂动作，如敲键盘、开车、拎东西、抱小孩等。而且有些老年人在体力不足的情况下，如果持续地抱孩子，就会导致肱骨外上髁承受过大，产生无法修复的损伤，从而慢慢形成网球肘。

（3）网球肘通过服用药物或者用一些物理治疗等方法改善症状后，需要做一些对网球肘有一定锻炼作用的运动，如打拳、做一些旋前旋后等空手的关节运动，但是不要过早地进行负重锻炼。

网球肘康复训练

老年安宁疗护

安宁疗护是指通过由医生、护士、志愿者、社工、理疗师及心理师等人员组成的团队服务,为患者及其家庭提供帮助,在减少患者身体疼痛的同时,更关注患者的内心感受,给予患者"灵性照护"。让患者有尊严地走完人生最后一段旅程。

安宁医疗是指通过镇痛、控制各种症状,减轻精神、心理、灵性痛苦等多种手段,帮助终末期患者及其家属获得最好的生存治疗,给予那些生存期有限的患者及其家人全面的综合治疗和照护。

第一节 老年安宁疗护原则与模式

一、原则

1. 以患者为中心 在照护过程中,不仅仅是关注疾病本身,而是将患者当成一个完整的个体,进行整体照护。

2. 关注患者的舒适,维护患者尊严 通过舒适照顾、尊严疗法等方式,让患者能够有尊严地、舒适地离世。

3. 减少患者痛苦,不再以治疗疾病为焦点 不再通过积极方式治愈疾病,而是通过控制各种症状,缓解症状给患者带来的不适,减轻患者痛苦,提高其生活质量。

4. 接受不可避免的死亡 通过生死教育等方式,让患者及家属能够平静接受死亡的到来,并实现生命末期的愿望。

5. 不加速也不延缓死亡 安宁疗护通过症状控制缓解症状负担,减轻痛苦,最大程度地提高生活质量,顺应生命周期,而不是加速或延缓死亡。

二、老年安宁疗护模式

随着人口老龄化的加剧,社会上老年人的数量日益增加,这也意味着老年安宁疗护的需求也随之增多,与癌症晚期患者安宁疗护不同,老年安宁疗护需要根据老年患者生理、心理、社会、精神等多方面的差异性提供个性化的、全方面的整合护理方法。

（一）医院安宁疗护照护

1. 根据老年患者各种疾病的收治原则,由安宁疗护专业医师进行初步评估,判断患者是否可纳入安宁疗护服务。

2. 符合安宁疗护收治原则的老年患者、家属及其监护人需在接受安宁疗护服务前认同安宁疗护理念,签署安宁疗护服务知情同意书。

3. 医疗机构为安宁疗护的老年患者提供包括全人、全家、全队、全程、全社区的五全医疗护理照顾。通过多学科团队的合作,为老年安宁患者提供控制症状、满足精神、心理、社会等各方面的需求。

（二）居家安宁疗护照护

1. 基层医疗机构负担社区内末期病患的照顾工作,或安宁医疗团队持续性到居家末期患者家中随访,提出适合的建议和意见。

2. 若是患者病情有所变化,也可以在安宁社区、安宁疗护医疗团队的评估下安排入住医院的安宁疗护病房,实现社区医院双向转诊。

（三）养老机构安宁疗护照护

1. 具备安宁疗护服务条件的养老机构,可根据老年患者情况,由专业的医疗护理团队提供相应的安宁疗护照护。

2. 不具备安宁疗护服务条件的养老机构,可通过远程会诊、远程医疗,或与医疗机构合作开展包括舒缓治疗、安宁疗护共同照护等方式提供相应的服务。

第二节　老年临终关怀

坚持以人为本,坚持生命本体论、生命质量论与生命价值论的相统一原则,尊重临终者的意愿,尊重其人格尊严,包括对临终者宗教以及其信仰和善终方式的尊重,使人能够尊严、安逸地辞世,是对人的最大的尊重,也是人类社会的责任。

一、生前预嘱

生前预嘱是安宁疗护发展的关键步骤,其得以在临床上广泛使用,是保障患者本人临终意愿得以实施,推动安宁疗护工作快速开展的一个有效途径。

生前预嘱是指人们事先,也就是在健康或意识清楚时签署的,说明在不可治愈的伤病末期或临终时要或不要哪种医疗护理的指示文件。

（一）核心

了解患者的5个愿望如下。

1. 我要或不要什么医疗服务。

2.我希望使用或不使用生命支持治疗：注意生命支持系统只包括放弃使用心肺复苏、放弃使用呼吸机、放弃使用注食管、放弃输血、放弃使用昂贵的抗生素。

3.我希望别人怎么对待我。

4.我想让我的家人和朋友知道什么。

5.我希望谁帮助我。

（二）填写生前预嘱注意事项

1.请仔细阅读，如对其中陈述或术语不甚清楚，请弄清楚后再填。

2.您在这个表格中表达的愿望只有在以下两种情况同时发生时才被引用。①你的主治医生判断您无法再为自己做医疗决定。②且被另一位医学专家也认为这是事实。

3.无论您如何选择都是对的，没人能在伦理道德上批评你。

4.如您改变主意，文件中所有已经填写的内容可随时修改和撤销。

5.填写和使用这份文件是您本人意愿。

6.填写和履行这份文件与安乐死无关。

7.其填写和履行这份文件不违反中华人民共和国现行法律。

8.填写和使用这份文件免费。

（三）生前预嘱相关问题

1.生前预嘱拒绝"无益"的抢救措施　安宁疗护生前预嘱是让患者了解这些抢救措施是否真正有效，避免"无益有害"或"无益无害"的治疗，尽可能减少患者的痛苦。

2.生前预嘱不是"放弃治疗"　生前预嘱应在患者清醒时签署，当选择拒绝一些治疗和护理时，不意味着放弃其他所有医疗，而是选择能让患者更为舒适、更有尊严的舒缓治疗和安宁疗护等方法。

二、希望疗法

希望是一种和个体的目标紧密相联系时产生的情绪体验，当个体的目标是可达到的、可控制的，以及对个体本身具有一定的重要意义，并能为社会或道德所接受时，个体就会产生一种情绪体验，这种情绪体验就是希望。

（一）希望理论

1.希望理论内涵

（1）目标：目标是个体行为的标靶，是指引行动的方针。确切的目标，个体才有追求的方向。人类的行为是目标导向，目标的厘清、设定与具体化的过程十分重要。确定中等目标对个体具有挑战，也能激发个体的希望感。

（2）方法及思考路径：想到目标后，有一连串的心理反应，如何达成、可能达成的方法。高希望感者能设定出具体的目标和可行的方法，不断地修正以达成目标。

2.培养希望感的三步骤

(1)发现希望:以说故事的方式帮助个案从过去经验以及期待未来中发现个案的希望思考型态,了解个案的希望如何产生与消长,包含个案如何产生目标、如何诠释此目标、个案的情绪与态度如何、迈向目标的过程可能遇到哪些困境、面对情境时可能引发哪些情绪等。

(2)连接希望:如滚雪球一样,希望会带来希望,因此,发展正向的咨询关系,营造信任、温暖可被理解的咨询环境,可帮助案主从述说的生命故事过程中找到希望感。咨询师本身散发出正向积极的态度也会带动案主对自己的生命产生能量,激发案主长出希望感,咨询师要检视自己对个案的希望感,并透过示范帮个案注入希望。

(3)增进希望:希望疗法是一个学习的过程,目的在于改变个案追求目标时的无效习惯,咨询师可以照希望理论中的目标、方法、心理意志三步骤协助个案发展有效的习惯。①促进目标发展的技巧。包含随身携带小卡片提醒自己。②强化方法部分。运用渐进法将大目标分解成小目标,并且具象化,增进希望。③增进自我效能感。强化个案过去的成功经验,以不同的观点重新诠释过去的挫败经验,以积极的语言取代消极的语言,改变其负向的自我认知,增进正向自我对话等。④保持希望。透过对过去成功故事的回忆,与重新整理架构,以及对希望感增加的过程的回馈,来帮助个案在谈话结束后能够保持正向积极状态,能发展问题解决的行动力。

(二)希望理论在安宁疗护中的应用

1.回顾提纲　回顾您的一生,有哪些事是快乐的、有成就的,有哪些事是挫折、如何重新看待他们?　如果有机会重新过这一生,你将为自己做哪些事儿呢?

2.进行文化熏陶　可通过观影、阅读等方法进行。

3.了解完成未了心愿　想见的人、想做的事、想去的地方等未完的心愿。

4.死亡准备　需要什么样的医疗、葬礼、送老衣等。

三、安宁疗护适宜技术

(一)实施技术

1.个案实践　实行"全人、全家、全队、全程、全方位"五全照护,根据患者实际情况制定具体的护理措施,实行"一人一案",充分利用各种评估工具。

2.具体方法　生命教育、预立遗嘱、安心卡游戏、心理痛苦温度计、中医适宜技术、芳香疗法、音乐疗法、绘画治疗、沙盘游戏、制作生命故事相册、开展巴林特活动、进行冥想放松等心理护理和身体照护技能,提高终末期患者的生活质量。

3.探索志愿者活动模式　通过生命回顾制作生命故事相册,帮助患者找寻生命的价值,进行"道谢、道歉、道爱及道别"等四道人生,完成未了心愿,让更多终末期患者有尊严、有质量、无遗憾地谢世;并向患者家属提供必要的哀伤辅导,帮助患者家属平静地面对离世,达到生死两相安。

(二)量表评估

安宁疗护的患者可以通过各种量表评估,正确全面地评估安宁疗护患者包括生存周期、生存质量、心理痛苦、社会支持等各个方面的问题及需求。因此,对于安宁疗护的患者,医护人员应根据患者情况选择相对应的量表进行全面评估,从而能够更好地掌握患者病情,为患者提供相应的舒缓治疗、姑息治疗等治疗方法。

第三节 老年安宁共照模式建立

安宁共照是建立在安宁疗护理念全院化,是增进非安宁疗护病区医护人员、患者及其家属的照顾能力,是跨场所、跨科别的安宁疗护照护模式。其依托医院安宁学组,以会诊的形式对入住在非安宁疗护病房的生命终末期患者提供照护意见。构建医院标准、规范并富有特色的安宁疗护实践模式,为终末期患者及其家属提供专业照护的同时,促进安宁疗护理念的推广和实践的提升。安宁共照需要组建安宁疗护多学科共照团队,可以尝试医院—社区—居家的三级联动模式。

一、人员培训

1. 医疗人员培训 由具有丰富临床经验的安宁疗护专家,为核心组医疗成员开展安宁疗护专业知识讲座,课程包括预期生存期评估、症状管理、疾病诊断、介入性治疗、道德伦理困境、特殊人群管理和多学科团队合作等。

2. 护理人员培训 由护理质量管理委员会对专科小组护理人员每年进行专业知识和案例分析考核,针对安宁疗护专科护士建立安宁共照会诊资质准入和年审机制。

3. 全院医护人员培训 ①针对新入职护士,岗前培训安宁疗护基础知识并全员考核;②针对在职护士,进行有计划的安宁疗护专业技能培训并纳入层级考核;③针对护理在校学生,开展院校合作项目"认识安宁,生命教育"课程,使安宁教育走进校园。

二、实施流程

1. 会诊 临床科室提交有安宁疗护需求的会诊案例至医务科,医务科负责组织安宁共照小组进行会诊,由姑息科医师和会诊案例的主治医师共同进行预期生存期评估,了解患者和家属需求,判断该案例是否需要安宁疗护。

2. 转介 安宁共照小组对受案进入安宁疗护的患者和家属,通过沟通谈话或家庭会议等形式,与其达成共识,为其提供安宁疗护服务场域。

3. 制订共照计划　完成各项安宁疗护文件签署,根据患者具体情况,制订安宁疗护共照计划,与原治疗团队共同提供安宁共照服务。

4. 实施安宁共照服务　对于进入安宁共照病床的案例,安宁共照小组和原治疗团队共同按照计划,提供安宁疗护服务,定期评估和修订措施。

5. 结案　患者离世后,安宁共照团队协助现治疗团队,书写整理案例,共照小组负责汇总案例,编入案例收集档案册,每季度召开组内会议,分析回顾案例,总结经验。

三、服务内容

1. 症状管理　在安宁共照团队会诊时,可根据患者的临床症状,得到各专科护理小组—专科医疗团队—专家组三层级的多学科团队支持,共同探讨适合终末期肿瘤患者症状的最佳管理措施。

2. 舒适照顾　舒适护理是安宁共照的基本操作,在共照团队的指导下,清洁护理、体位摆放与口腔护理均成为常规操作。安宁疗护病区根据护理经验和临床实践,制作适合临终患者各种卧位的体位枕。

3. 心理、社会支持　医院为安宁疗护患者提供舒缓、释放情绪的场所,设置阅览区域、绘画区域、家庭会客室、娱乐区域等开展沙盘减压、手工制作、瑜伽放松、音乐香薰、八段锦锻炼等多样的活动,引导肿瘤患者及家属舒缓压力,释放情绪。

4. 哀伤辅导　采用卡片书写的方式,鼓励家属在亲人离世后即书写卡片寄托哀思,卡片可留在患者离世的病区作为纪念,亦可由家属带回家中珍藏;同时,在患者离世后1个月,共照团队辅助原治疗团队,书写慰问卡片寄给家属,表达关怀。

5. 灵性照顾　在进行舒适照护时,安宁疗护专科护士与患者和家属适时沟通,取得信任,通过安宁疗护沟通技术,采用尊严疗法、安心卡等方法进行死亡教育,鼓励"四道人生"(道歉、道爱、道谢、道别),帮助患者完成人生心愿。

四、临床实践安宁共照新模式

1. 成立安宁疗护小组义务床边指导,特别是一些非专业科室的临终患者的指导,达到全院安宁疗护患者的统一管理。

2. 症状管理。通过躯体症状的管理,尽可能减少患者的痛苦。

3. 组织"关爱病友,陪伴同行"主题活动。

4. 开展病友志愿队服务。

5. 灵性支持照顾与家属悲伤辅导。

6. 音乐疗法。可根据患者的文化程度、喜好、接收程度等选择合适的音乐,从而达到舒缓精神的目的。

五、安宁共照达到的目标

1. 患者安详,血亲安宁、亲属安顺。

2. 评殡、评葬、评哀伤、评成长是否达到满意的效果。

3. 逝者生前是否满意。

4. 血亲家属是否满意。

5. 团队合作是否满意。

6. 政策互融是否满意。

7. 对自己工作是否满意。

六、安宁共照的意义

1. 改善医护人员的安宁疗护认知和态度。

2. 为安宁疗护的高质量发展奠定了重要基础。

3. 改善了终末期患者的安宁疗护结局,提高终末期患者及其家属的满意度。

4. 构建三级联动模式,促进基层医疗机构安宁疗护的规范开展,提升区域终末期患者的照护品质。

第四节　老年安宁疗护病房日常护理标准流程

一、入院护理

入院护理是指生命末期患者经医生诊查后,住院做一些缓解不适的治疗时,经医生签发住院证后,由护士为患者提供的一系列护理工作,以减轻患者的焦虑和恐惧。

(一)工作目标

1. 准确迅速地评估生命末期患者的病情和不适。

2. 患者顺利、安全入住。

(二)工作规范

1. 遵循查对制度,符合标准预防、安全原则。

2. 遵循消毒隔离制度。

3. 熟悉生命末期患者入院护理的流程及特点。

4. 注意保护患者的个人隐私。

（三）工作流程

1. 评估

（1）快速评估患者病情。

（2）评估患者接受安宁疗护的意愿及需求。

2. 准备

（1）操作者自身仪表端庄,掌握入院护理相关知识。

（2）患者理解并配合医护工作。

（3）保持环境安静、舒适、清洁。

（4）生命体征测量用物准备齐全,备好新病历及相关记录用品。

（5）铺好备用床,用物放置合理,方便使用。

3. 实施

（1）责任护士做好入院接待,妥善安置患者,并认真核查住院信息,为患者戴好手腕带,立即通知医生,做好相应的准备。

（2）测量生命体征,密切观察生命末期患者病情变化并做好记录,进行入院评估及相关风险因素评估,初步了解病情、心理状态及家庭情况。昏迷的患者或不能表达的患者,向家属及陪护询问相关病情。

（3）向患者和家属做好安宁疗护病房的入院告知。

（4）向患者和家属介绍安宁疗护病房环境、设施,责任医生及护士,病房制度、作息时间、膳食服务、探视陪伴、安全管理等规节制度。

（5）填写入院登记、诊断卡、病历、医保表格及相关资料。

（6）完成卫生处置,执行入院医嘱。

4. 评价

（1）患者对入院病室环境熟悉,相应制度了解并遵守。

（2）患者及家属对安宁疗护的理念及相关知识了解程度加深。

（四）操作要点

1. 热情接待患者,与患者及家属做好沟通,消除紧张、焦虑等消极心理。

2. 能正确评估患者,为制订准确的护理计划提供依据。

3. 传染病患者或疑有传染病患者应送隔离病区。

4. 有跌倒或坠床危险的患者应进行防跌倒、防坠床等相关知识宣教。

5. 操作过程中要动作轻柔、避免加重患者的不适。

二、入院评估

入院评估是指在患者入院时全面动态地评估患者的病情、现存及以后可能出现的不适、治疗和护理需求,并以此为依据制订针对性的照护计划,缓解生命终末期患者的不适,提高生命末期生活质量。

(一)工作目标

1. 评估患者的不适及需求。

2. 评估客观、真实、准确。

(二)工作规范

1. 遵循查对制度,符合标准预防、安全原则。

2. 遵循消毒隔离制度。

3. 熟悉生命末期患者入院评估的内容、方法及流程。

4. 注意保护患者的个人隐私。

(三)工作流程

1. 评估

(1)评估患者床号、姓名、住院号、手腕带信息是否正确。

(2)评估病房环境是否合适。

2. 准备

(1)操作者自身仪表端庄,掌握入院评估相关知识。

(2)患者理解并配合医护工作。

(3)保持环境安静、舒适、清洁。

(4)用物准备:生命体征测量用物、听诊器、压舌板、疼痛评估表、心理痛苦温度计、社会支持评定量表等,备好新病历及相关记录用品。

3. 实施

(1)核对患者住院号、姓名,介绍责任护士和主管医生。

(2)生命末期患者一般情况的评估:患者入院时间、入院诊断、入院方式、陪同者、过敏史、大小便、导管、伤口等一般情况。

(3)测量生命体征,密切观察生命末期患者病情变化并做好记录。

(4)评估患者目前的主要症状及程度、用药情况。

(5)评估患者目前的心理痛苦状况及主要的因素,可使用心理痛苦温度计。

(6)评估患者家庭情况、主要经济来源、主要决策人等,绘出家系图。

(7)评估患者目前社会支持状况,评估患者家庭支持情况,可使用社会支持评定量表。

(8)评估患者对病情及预后的掌握程度,以及对生命末期医疗处置的意愿。

(9)对于昏迷的患者或不能表达的患者,向家属及陪护询问完成评估工作。

(10)根据入院评估做好记录。

(11)诊断生命末期患者存在的护理问题并将护理问题按优先等级进行处理。

4. 评价

（1）评估客观、真实，记录准确。

（2）保护患者隐私，观察细致、重点突出。

（3）沟通良好，关心体贴患者。

（四）操作要点

1. 能正确评估生命末期患者，为制订准确的护理计划提供依据，在评估过程中发现患者有异常情况及时报告医生处理。

2. 评估交流中用语恰当，能与患者和家属进行有效的沟通交流，评估应采用开放式提问，而不是诱导回答。

时令养生

评估量表

参考文献

[1]宋重军,许荣梅,王柏利,等.宗教信仰对老年人身心健康的双重作用[J].中国老年学杂志,2021,41(7):1539-1542.

[2]化前珍,胡秀英.老年护理学[M].4版.北京:人民卫生出版社,2017.

[3]孙红,尚少梅.老年长期照护规范与指导[M].北京:人民卫生出版社,2018.

[4]王艳.康复评定学[M].2版.北京:人民卫生出版社,2018.

[5]庄洪波,张润洪,王红新.康复功能评定技术[M].北京:中国协和医科大学出版社,2020.

[6]孙权,梁娟.康复评定[M].3版.北京:人民卫生出版社,2019.

[7]许奇伟,顾晓超,刘春龙.康复评定技术[M].上海:同济大学出版社,2020.

[8]钱菁华.康复评定技术[M].北京:科学出版社,2022.

[9]刘立席.康复评定技术[M].2版.北京:人民卫生出版社,2016.

[10]苏萍,晋松.康复评定技术实训指导[M].北京:科学出版社,2022.

[11]郭琪,金凤.康复评定临床实用手册[M].上海:上海交通大学出版社,2022.

[12]张海峰,黄力平.康复评定学[M].北京:高等教育出版社,2018.

[13]王利春.康复评定与临床康复治疗[M].长春:吉林科学技术出版社,2017.

[14]刘初容,曾昭龙.神经系统疾病康复评定与治疗[M].郑州:河南科学技术出版社,2022.

[15]冯珍,宋为群.意识障碍康复评定与治疗学[M].北京:人民卫生出版社,2022.

[16]张玉梅,宋鲁平.康复评定常用量表[M].2版.北京:科学技术文献出版社,2019.

[17]梅求安.临床康复评定与治疗[M].2版.长春:吉林科学技术出版社,2019.

[18]陈岩波,方芳.日本针灸的发展及特点研究[J].针灸临床杂志,2019,35(5):73-77.

[19]蔡扬帆,张仁雄,杨丽艳,等.腹针联合盐酸文拉法辛胶囊治疗帕金森病抑郁38例[J].中医研究,2023,36(7):46-49.

[20]潘江梅,熊胜琳,李淑怡,等.农泽宁基于脐针疗法治疗荨麻疹急性期病变[J].中医药临床杂志,2023,35(4):714-718.

[21]唐家威,谢芳.撳针疗法的临床应用研究进展[J].中医研究,2023,36(1):92-96.

[22]中华医学会老年医学分会,中华老年医学杂志编辑委员会.老年人慢性胃炎中国专家共识[J].中华老年医学杂志,2018,37(5):485-491.

[23]郭家钰,巫振坤,贺岩,等.选择性SGLT2抑制剂的研究进展[J].中南药学,2021,19(9):1766-1776.

[24]张帆.针灸结合康复技术治疗肩周炎的临床分析[J].世界最新医学信息文摘,2017,

17（90）：90.

［25］张晓宁，张晶.康复技术结合推拿治疗 80 例肩周炎患者的疗效观察［J］.临床医学研究与实践，2016，1（19）：119，124.

［26］李晓琴，戈蕾，龚贤.老年住院患者走失风险管理的研究进展［J］.当代护士（下旬刊），2022，29（12）：14-17.

［27］崔沙沙.浅析老年人用药失误及不良反应的影响因素及应对措施［J］.南国博览，2019（3）：14.

［28］张永树.正确认识针灸适应症［J］.中国针灸，2001（12）：43-45.

［29］张少君，骆钧梵，鲍圣涌，等.针刺方向初探［J］.吉林中医药，2007（2）：5-6.

［30］李鸿鹏，张迪，刘志祥，等.筋膜触发点浮针治疗对腰椎间盘突出症疼痛及腰部活动度影响的随机对照研究［J］.针刺研究，2024，49（5）：512-518.

［31］张红雨，韩伟锋.艾灸临证体悟［J］.新中医，2014，46（5）：245-246.

［32］许梁洁，王清峰，寇绍杰，等.中医特色情志疗法对焦虑抑郁合并失眠患者睡眠质量、心理调适及单胺类神经递质水平的影响［J］.河南医学研究，2024，33（10）：1874-1878.

［33］包丰源，招辉.中医情志疗法的理论创新与实践应用［J］.江西中医药，2022，53（8）：17-20.

［34］MORALES MS F E，TINSLEY G M，GORDON P M. Acute and long-term impact of high-protein diets on endocrine and metabolic function，body composition，and exercise-induced adaptations［J］. Journal of the American College of Nutrition，2017，36（4）：295-305.

［35］DROSSMAN D A. Functional gastrointestinal disorders：history，pathophysiology，clinical features，and Rome IV［J］. Gastroenterology，2016，150（6）：1262-1279. e2.

［36］CHEN B F，LI L L，DONOVAN C，et al. Prevalence and characteristics of chronic body pain in China：a national study［J］. Springer Plus，2016，5（1）：938.

［37］AMAR A O S，HYLDSTRUP L，NIELSEN J，et al. Intensive screening for osteoporosis in patients with hip fracture［J］. Archives of Osteoporosis，2019，14（1）：63.

［38］COBDEN A，COBDEN S B，CAMURCU Y，et al. Effects of postoperative osteoporosis treatment on subsequent fracture and the 5-year survival rates after hemiarthroplasty for hip fracture［J］. Archives of Osteoporosis，2019，14（1）：100.

［39］SHEIKH H Q，HOSSAIN F S，KHAN S，et al. Short-term risk factors for a second hip fracture in a UK population［J］. European Journal of Orthopaedic Surgery & Traumatology，2019，29（5）：1055-1060.